U0295559

2024年新疆维吾尔自治区科协资助学会重点科技咨询需求项目

——以新疆区域为代表的丝绸之路经济带骨科与创伤联盟建设与发展战略研究

公立医院绩效改革实践

主审 ◎郭永瑾

主编 ◎王婷婷 彭理斌

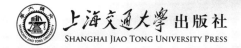

上海交通大学出版社
SHANGHAI JIAO TONG UNIVERSITY PRESS

内容提要

本书围绕"坚持公立医院的公益性质,把维护人民健康权益放在第一位"的公立医院改革的指导思想,旨在对公立医院实施有效的绩效管理。主要内容包括公立医院绩效改革的背景和主要原因,医疗改革、绩效管理理论及如何用科学的评价标准将医院绩效全面公正地体现出来,定岗定编的意义和医院绩效改革的方法学介绍,促进收入分配更科学、更公平,实现效率提高和质量提升,并进一步根据医院绩效改革实例提出公立医院绩效改革"十步法",促进公立医院综合改革政策落地见效。本书结合不同医院内外部环境差异,总结改革工作的异同点,为全国各级公立医院绩效改革提出新的解决思路和参考。本书可供对我国公立医院管理体系及绩效管理有兴趣的人员参考阅读。

图书在版编目(CIP)数据

公立医院绩效改革实践/王婷婷,彭理斌主编.

上海:上海交通大学出版社,2024.11 —ISBN 978 - 7 - 313 - 31625 - 7

Ⅰ. R197.322

中国国家版本馆 CIP 数据核字第 20246QP509 号

公立医院绩效改革实践
GONGLI YIYUAN JIXIAO GAIGE SHIJIAN

主 编:王婷婷 彭理斌			
出版发行:上海交通大学出版社		地 址:上海市番禺路 951 号
邮政编码:200030		电 话:021 - 64071208
印 制:上海锦佳印刷有限公司		经 销:全国新华书店
开 本:787mm×1092mm 1/16		印 张:17.5
字 数:356 千字		
版 次:2024 年 11 月第 1 版		印 次:2024 年 11 月第 1 次印刷
书 号:ISBN 978 - 7 - 313 - 31625 - 7		
定 价:98.00 元		

编 委 会 名 单

前　言

　　公立医院作为社会医疗卫生服务体系的基石,其运行效率和服务质量直接关系到人民群众的健康权益和国家的长治久安。在医疗卫生体制改革的大背景下,公立医院绩效改革成为推动医院现代化、提升医疗服务水平的关键一环。

　　近年来,我国公立医院综合改革全面推进,改革进入新阶段。除了进行公立医院薪酬制度改革试点外,部分地区对医疗服务价格进行了科学调整,逐步提高诊疗、手术、康复、护理、中医等体现医务人员技术劳务价值的医疗服务价格,降低大型医用设备检查治疗和检验等价格,推动建立以公益性为导向的补偿新机制。

　　2019年,我国启动了公立医院绩效考核。2019年1月,《国务院办公厅关于加强三级公立医院绩效考核工作的意见》下发,三级公立医院绩效考核拉开序幕。从医疗质量、运营效率、持续发展、满意度四个维度对三级公立医院和二级公立医院进行考核,推动医院取消"以药补医",实现医疗服务能力的提升。

　　医院绩效改革的主要任务包括加强公立医院建设和管理考核。这里的"建设"不仅包括硬件设施建设,还包括软件建设。管理考核的核心任务是通过经济管理年活动和绩效考核工作,促进公立医院走向高质量发展的道路,实现"三个转变和三个提高"。第一个转变是从发展方式上走向内涵建设为主,提高质量;第二个转变是从管理上走向内涵式、集约型、高效的管理,主要通过信息化手段来提高效率;第三个转变是从资源配置上逐渐向人力资源发展倾斜,提高医务人员的积极性和待遇。

　　收入分配制度是经济社会发展中的一项基础性制度安排,是社会主义市场经济体制的重要基石。改革开放以来,我国收入分配制度改革不断推进,适应基本国情和发展阶段的收入分配制度基本建立。当前,我国要继续深化收入分配制度改革,优化收入分配结构,调动各方面积极性,促进经济发展方式转变,维护社会公平正义与和谐稳定,实现发展成果由人民共享,为全面建成小康社会奠定扎实基础。

　　在公立医疗机构中,绩效管理是连接医院战略与医护人员的重要纽带,也是激励医护人员的有效管理方式之一。绩效管理通过标准考核审核医护人员对职务职责的履行程度,实现同质化绩效考核。国务院《关于深化收入分配制度改革的若干意见》中提出,要在医疗系统全面推行按劳分配与按生产要素分配相结合的医院绩效分配。

2017 年 7 月 25 日，国务院办公厅发布《关于建立现代医院管理制度的指导意见》（国办发〔2017〕67 号）（简称《意见》），标志着医疗体制改革进入实质阶段。习近平总书记在全国卫生与健康大会上强调，要加快建立现代医院管理制度，处理好医院与政府关系，实行政事分开、管办分开，推动医院管理模式和运行方式转变。

在绩效管理方面，《意见》要求各级卫生机构坚持以人民健康为中心，保持公立医院的公益性，探索创新，将社会效益放在首位，落实习近平总书记提出的"两个允许"：允许医疗卫生机构突破现行事业单位工资调控水平，允许医疗服务收入扣除成本并按规定提取各项基金后主要用于人员奖励，逐步提高医务人员薪酬水平，激发改革积极性。同时，要改革完善医院内部的收入分配方式，体现岗位差异，兼顾学科平衡，实现多劳多得、优绩优酬，切断医务人员个人收入与医院科室业务收入的利益联系，使医务人员收入阳光、体面、有尊严。

根据医疗改革时间表和路线图，公立医院药品和卫生耗材加成已全部取消，医疗保险支付方式改革对医院影响深远。分级诊疗制度的实施重构了看病就医的新秩序，推动患者下沉，城市公立医院普通门诊和常见病、多发病住院患者减少。医师多点执业的实施增加了医院对医师管理的难度。医疗服务价格调整不到位和财政投入不足，加剧了医院经营困难。医疗市场竞争加剧，使得医院对患者的让利增多，市场营销成本上升，投入产出比下降，宏观卫生经济政策收紧，医院发展受限。在这种情况下，医院要生存和发展，必须通过提高效率、提升质量、降低成本、控制费用，向管理和服务要效益，改变管理方式。

本书基于以上情况，以笔者团队参与的三家公立医院绩效改革工作为范例，对公立医院绩效改革工作基本思路进行细致梳理，总结提出了公立医院绩效改革"十步法"，结合不同医院内外部环境差异，总结改革工作的异同点，为全国公立医院绩效改革提出新的解决思路和参考。文中尚有不足之处，还需在今后的工作中逐步探索完善。

编　者

二〇二三年十二月

目 录

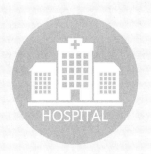

第一章
公立医院绩效改革的背景和原因

　　中国的两次医改通过不同的改革措施,显著改善了医疗服务质量和资源配置。第一次医改强调市场机制和财政自主权,推动了医疗服务质量的提升,但也引发了医疗费用快速增长和公共卫生服务削弱的问题。新医改则在全民医疗保险覆盖、基层医疗服务能力提升和政府投入增加方面取得了显著成效,强调了政府在医疗服务中的主导作用。

　　这些改革经验表明,医疗体制改革需要在市场机制和公共服务之间找到平衡,既要提高医疗服务质量,又要确保其公平性和可及性。未来的改革应继续加强对基层医疗服务的支持,完善医保制度,确保所有居民都能享受高质量的医疗服务。

第一节　公立医院绩效沿革

一、公立医院的定位

"公立"的概念,主要是针对所有权和投资主体而言的。"公立医院"的定义在学术界至今还没有具体、统一、明确的认识,即便是在最新出台的医疗改革(简称"医改")文件中,也并未对此进行明确定义。通过文献查阅,公立医院主要分为狭义和广义两个方面:狭义的公立医院主要是指由政府部门所属的县级医院、城市医院等;而公立医院的广义范围包含了所有的集体医疗机构,如国家所有的、政府主办的、社会主办的、集体所有的等一切公有形式。而传统意义上,一般将公立医院理解为:不以营利为目的、主要是由国家投资、由国家承担亏损或盈利责任,并面向大众开放、为所有公民提供最基本的医疗服务的医院。由此可以看出,公立医院的投资主体是国家,当公立医院出现运营不善、资金短缺等问题时,国家承担公立医院的资金问题并帮助医院进行清偿。对于公立医院的理解,发达的资本主义国家与我国的不同点在于:不论是私人所有或者管理,还是政府所有或者管理的医院,只要可以对所有国民提供普遍服务,或者拥有公共资源支持的医院都可以被称为公立医院。这说明发达国家的公立医院的"公立性"主要体现在:可以得到政府预算支持的或者可以由社会医疗保险支付的医院,这些医院的投资和运营主体既可以是国家,也可以是私人。

1. 责任定位

从公立医院的责任定位可以归结为一句话:以较低的价格为全民提供基本医疗卫生服务,提高公民健康指数,维护公民健康公平。

事实上,政府对于公立医院的属性非常明确,即医院资产不是为了盈利,其"所有权"内不包括所有者收益权;国家投资主办公立医院的目标并不是为获得国有资产收益,而是通过主办公立医院直接实现政府的政策目标,实现社会利益最大化;政府与医院之间的关系不是产权关系,而是赋予权利和义务的责任关系,即政府给予公立医院资本、财政投入和必要的政策,要求公立医院提供符合社会、公众利益的医院服务,来体现政府的相关政策目标。

这种社会效益绩效要大于仅仅依附在资本上的产权关系所产生的资产收益绩效,而这正是公立医院之所以在绩效考核评价方面应当区别于工商企业的根本所在。政府部门与国有工商企业之间存在明确的产权关系,不仅有管理权和经营权的问题,同时还要行使基于所有权的国有资产收益权,这也决定了国有企业的运营机制和绩效评价体系追求盈利目标最大化。

明晰了这两者之间的区别后,就会理解将工商业或者国有企业的运营机制、绩效评价机制和绩效评价工具套用于公立医院是何等的不合时宜。

2. 职能定位

依照医院卫生体制改革的指导文件所确立的指导思想,公立医院作为切实保障基本医疗卫生服务的知识密集型健康医学服务机构,其职能定位是通过对医疗服务资源的规划、运用和调整,达到医疗资源的最优化配置,为尽可能多的社会人群提供尽可能优质的医疗卫生服务。具体而言,其职能定位如下。

从公立医院分类管理原则来看,部分二级公立医院承担为弱势人群提供基本医疗服务的职能,部分三级大型公立医院主要承担科研教学和疑难杂症治疗等职能。

从体现政府政策目标来看,公立医院主要承担四个方面的职能,即提供医疗卫生服务、基本医疗保障、医疗资源运营、平抑医疗费用等。

综合而言,一方面,政府在对公立医院的调控上,应该尽可能赋予公立医院更多的自主权。当然,作为事业单位法人,公立医院始终不过是一个典型的公共服务部门,其自主权必须由政府委托授权,并非独立性的自主权。另一方面,公立医院本身应着眼于强化内部治理,构建适宜公立医院内部治理模式的绩效考评机制,同时将绩效考核评价的关注点放在促进营运机制良性、健康有序地运行,即高效率、高质量地运行,充分彰显公立医院在基本医疗服务过程中的主导作用,充分体现政府的政策目标——"坚持公益性"绩效水平的实现度。

在本书中,我国的公立医院是指由政府财政和社会集体财政投资建立,并由政府监督管理的、承担公共医疗卫生服务职能的非营利性医疗机构。公益性是我国公立医院的基本特征,主要体现在:公立医院承担着提供最基本的医疗卫生服务与维护公民健康等社会责任。

公立医院作为医疗服务体系的重要内容、我国维护和保障国民健康的一项重要制度,自然也是医改的重点对象。由政府举办的纳入财政预算管理的医院,比如国营医院,是我国事业单位的重要组成部分。国营医院分为社区医院、县(区)级医院、市级医院三个等级。原卫生部部长陈竺指出:"公立医院是体现公益性、解决基本医疗、缓解人民群众看病就医困难的主体,矛盾问题比较集中。要加强其公益性,就要扭转过于强调医院创收的倾向,让其成为群众医治大病、重病和难病的基本医疗服务平台。"大部分学者认为,要保证公立医院的公益性,必须既要保证效率和医疗卫生服务质量,也要平衡好医疗服务的适宜性、公平性和可及性。

如果要清楚、完整地理解我国公立医院所涉及的范围并区分发达资本主义国家公立医院和我国公立医院的不同之处,就必须从公立医院的财政补偿机制入手,即了解国家财政对公立医院的补偿机制。我国自 20 世纪 50 年代初期以来,就开始逐步建立公立医院体系,由国有的企事业单位医院和卫生行政部门所属的医院组成。中华人民共和国成立初期,由于计划经济的实施,公立医院由国家全权包揽。国家对公立医院实施"全额管理、差额补助"的政策,政府对医院的补助占医院的 20% 左右。自 20 世纪 60

年代开始,改为"全额管理、定项补助、预算包干",也就说全体医务人员的工资都由国家预算支出,政府补助水平进一步提高。1980年开始,国家实行预算包干,医院按国家核定的收入和支出,确定补助差额,包干使用;其他的则由医院医疗服务收入支出,剩余部分留作单位自行支配。

二、公立医院发展历程

我国公立医院的改革史在反映我国医疗卫生服务体制的方向和进程的同时,也与我国的经济体制的发展密切相关。中华人民共和国成立后,我国实施的是根据政府计划调节经济活动的计划经济体制。在此背景下,我国的公立医院建立了包括机关事业单位的公费医疗制度和国有企业的劳保医疗制度,是较为早期的职工医疗保障制度。在这个时期,公立医院基本是由政府扶持,为企事业员工提供医疗服务。1982年,我国开始实施混合经济模式,向市场化转变。因此,医疗行业也开始改革探索,旧有的公费、劳保医疗体系逐步废除,取而代之的是医疗保险制度。公立医院在管理方面也逐步开始走上市场化经营的道路。

我国的公立医院改革依照时间顺序可以分为改革开放前的传统管理阶段和现代化的经营管理阶段。其中,改革开放以后,又经历了不同的探寻与摸索,从自主化办医到市场化改革。2009年国家陆续颁布了《中共中央国务院关于深化医药卫生体制改革的意见》《关于公立医院改革试点的指导意见》等文件,标志着新医改启动,公立医院改革也进入了新的阶段。

1. 传统管理阶段

中华人民共和国成立后,在计划经济体制的背景下,我国医疗卫生体系的核心制度是职工医疗保障制度。1951—1952年,政务部门先后公布了《中华人民共和国劳动保险条例(草案)》和《关于全国各级人民政府、党派、团体及所属事业单位的国家工作人员实行公费医疗预防的指示》,在此基础上我国建立起公费医疗、劳保医疗制度。其中公费医疗制度主要是针对国家工作人员,医疗卫生服务部门在制度规范内向这一部分人群提供免费的医疗服务;劳保医疗指的是为国有企业的职工以及职工家属提供部分或者全部医疗费用的"企业医疗保险制度"。

在传统管理阶段,我国公立医院在管理体制上实施党委领导下的院长负责制。基层党组织必须严格执行党的方针、政策,一切重大问题的决定,要经上级党委批准。医院同政府部门是隶属关系,在重大决策、人事任免、业务活动、资产处理、分配等方面受到政府的严格管理和控制。

在这一时期,医院主要由政府领导。公立医院的管理主要是由政府决定,医院党委、院长等受上级政府领导部门的指令,医院的主要管理层也是由政府任命,人事任免以及事项决策上由政府主导。在医院内部体制上,医院仿照政府内部部门的管理体制进行管理,医院内部各级管理者下级服从上级,按上级指示办事。

在这种管理体制下,国家能够确保在医疗制度保障中的人有效地享受到全面的医疗保障。但是这种体制也存在一定的弊端:一是在保障体系外的人群无法享受到价格优惠的医疗服务,医疗费用对于这部分人群来说相对高昂;第二,医院主要财政来源是政府,但是政府财力有限,在长期发展中无法向医院提供有效支持,导致公立医院发展缓慢,在医疗设备、技术水平等方面都比不上欧美等发达国家。

2. 现代化管理阶段

改革开放后,我国的经济开始向市场化转变,公立医院原有的公费医疗和劳保医疗难以存续。由此开始,我国的公立医院开始逐步向现代化管理阶段迈进。

我国在改革开放初期,政府将"个人分担部分医疗保险费用机制"和"职工大病医疗费用社会统筹机制"引入医疗保障体系。建立社会主义市场经济后,我国在医疗领域开始建立社会统筹与个人账户相结合的社会医疗保险制度。在此制度中,患者、社会保险机构、社会医疗机构三位一体,医疗领域中的医疗服务市场和医疗保险市场开始走向现代化管理。

市场进入医疗领域带来的问题导致公立医院的改革迫在眉睫。一是市场引入医疗领域后,失去了政府的扶持,医疗器械、医疗设备和药品等价格上升,医院运营成本提高,旧有的价格难以维系医院的运营;二是医务服务工作者的薪资及福利并未像其他行业的人员一样提升,导致医务工作者积极性不高。

3. 自主化办医阶段

1980 年,国家卫生部下发了《关于允许个体开业行医问题的请示报告》,开始探讨允许私人个体进入医疗行业,公立医院垄断医疗领域的局面被打破,医疗服务提供主体开始向多元化发展。随后,政府先后颁布了《医院经济管理暂行办法》《全国医院工作条例》等文件,规定对医院按照经济管理的办法进行管理,具体明确规定了医院——主要是公立医院的领导体制、医疗预防、教学科研、技术管理、经济管理等内容。之后,国家又陆续颁布了《关于卫生工作改革若干政策问题的报告》《关于扩大医疗卫生服务有关问题的意见》等文件,对包含支持个体开业行医、开展办集体卫生机构、收费制度改革等在内的公立医院改革做了更加详细的规定。这些新的政策文件的颁布对公立医院的积极性起到了一定的调动作用。

这个时期的改革使公立医院的人员工作积极性和医疗水平有了一定的提高。但是对公立医院的定位并不明确,没有进行系统、完整的变革,只是小范围内的局部调整。

4. 市场化改革阶段

在社会主义市场经济改革和国有企业改革不断深入的背景下,市场机制自然也被引入到医疗领域。

1992 年,国家发布了《关于深化卫生改革的几点意见》,对医疗领域的一些问题进行了明确的分析。一是提升医疗服务的整体效率和产能,改革卫生管理体制;二是拓宽卫生筹资渠道,完善医院补偿机制;三是改变医院运行模式,推进劳动、人事及工资改革；四是加强经营开发，增强卫生经济实力；五是改革医疗保健制度，完善健康保障体系；六是扩大对外开放，开拓国际医药卫生市场。在"以工助医、以副补主"的指导思想之下，公立医院积极创收，提出了特殊护理、特殊病房等诸多可以提高医院收益的项目，并不断向全国各个地区拓展。

1994 年，国家批准在江苏镇江和江西九江进行职工医疗保险制度改革试点，此次试点也被称为"两江"试点。"两江"试点是以社会调配和个人账户二者结合的形式对原有的职工医疗保险制度进行试点改革。随后，患者、医疗机构、政府三位一体构成了现代医疗体系，公立医院的定位也逐步明确。

在此时期政府和医院的关系与前阶段相比更为和谐，政府将医院财政的结余使用权限归还给医院，政府对医院的管控也进一步放松，激活了医院内部的活力，医师及医院有动力创造更多的收益，医院内部的市场化行为比较明显。市场机制引入医疗领域后，各医院之间的竞争也加大了，对人才的需求增加，人员福利待遇相应提升，医院对于人才的吸引力也不断增强。尽管政府对医院的管控放松，可医院在人员编制、领导任命、床位数量、价格等方面仍是由政府管控的。因此，总的来说，政府对公立医院的管理仍是起主导作用。

5. 改革深入阶段

21 世纪伊始，国务院发布《关于城镇医药卫生体制改革的指导意见》，意见要求医疗机构建立新的分类管理制度，将医疗机构分为非营利性和营利性两类进行管理，并"鼓励各类医疗机构合作、合并"，"共建医疗服务集团、营利性医疗机构医疗服务价格放开，依法自主经营，照章纳税"。同时，《关于卫生事业补助政策的意见》出台，首次提出允许卫生机构对"技术含量较高，资金回收能力较强的项目，试行银行贷款、财政贴息等办法"。这些规定预示着医改要朝着更"市场化"的方向发展。

2000 年初，国家出台了《关于深化卫生事业单位人事制度改革的实施意见》，对公立医院的人事制度和补偿机制进行新的规定。在此意见的基础上，2000 年末我国卫生部结合医疗卫生领域的实际情况，参考《深化干部人事制度改革纲要》，制定了《关于卫生事业单位领导干部选拔任用制度改革的指导意见》《关于卫生事业单位内部分配制度改革的指导意见》《医疗事业单位年薪制暂行办法》《关于医疗卫生机构后勤服务社会化改革的指导意见》《卫生事业单位工作人员考核暂行办法》五个相应的文件。这些政策的出台对我国公立医院的人事管理制度改革起到指导作用。

2001 年，《关于完善城镇医疗机构补偿机制落实补偿政策的若干意见》出台，对于降低医疗服务费用有着重要的作用。该意见提出医院运营中应调整药品收入在总收入中的比重，医疗机构需要按照医疗服务地的社会平均成本，并结合供需等因素调整价格。该意见还提出，技术劳务性服务要提高价格，核磁共振等大型医疗设备检查服务要降低价格。为了改善医疗领域的市场环境，避免乱收费行为，也为了扶持非营利性医院，政府对医疗服务价格设置基准价和上下浮动区间，增加对医疗卫生事业的投入，同时贯彻政府针对公立医院等非营利性医疗机构的补偿机制和补助政策。推进医疗行业内部改革的步伐,在医疗领域实施准入机制,对核磁共振等大型医疗设备、医疗行业从业人员、医疗机构及一些医疗技术的应用进行严格管控。对人事及分配制度进行改革,精简机构,裁减冗员,实现减员增效。这些举措的最终目的都是为了降低医疗成本,减轻政府及百姓的经济负担。

随着经济体制改革的不断推进和卫生行业外部环境的改变,医疗领域的改革也逐步向宏观发展。在此背景下,公立医院的核心工作主要是控制降低医疗费用、改善医务人员服务态度、提高医疗服务质量。社区卫生服务站蓬勃发展,部分地区提出"小病在社区、大病去医院",对医院服务起到了有效的补充。

改革不是一帆风顺的。医改在医疗领域起到了一定的正向作用,但随着改革的不断深入,改革进入深水区,一些问题也开始浮出水面。在竞争激励机制的作用下,医师诱导需求的现象严重。为了获得自身利益的最大化,医师诱使患者过度检查或是开"大处方",患者面临"看病贵"的难题。在这样的背景下,有些人提出了医院的产权制度改革。

部分地区和机构率先对公立医院进行改革尝试。在江苏宿迁、江苏无锡、河南新乡、山东潍坊、北京海淀区等地区都有相应的改革试点。

在公立医院进行机构改革的这一阶段,政府与公立医院的关系也开始发生改变。"管办分离"的形式被很多地区所认同,改变政府之前既是"裁判员"又是"运动员"的身份。公立医院的所有权仍归国家政府所有,将经营权归还给公立医院,但是国家仍然保留对公立医院的监督权。政府由大包大揽的"家长"角色转变为监督指导的"老师"角色,政府不再是公立医院的举办主体。

公立医院的改革步伐紧跟着改革开放的步伐,国家对公立医院的管理开始向现代化管理制度转变,包括公立医院在内的医疗领域的改革都是为了解决20世纪70年代和80年代遗留下来的"看病难"问题。这一阶段改革的一系列举措是为了扩大医疗供给,提高医疗行业积极性,发挥市场杠杆作用,调整医疗领域的问题,是给公立医院松绑的一个阶段。对公立医院的松绑一定程度上缓和了医疗服务短缺的局面,调动了医院和医师的积极性,激活了医院内部的活力,但也遗留了一些问题。医院在市场化的影响下,逐步忽视了公益性的本质,过度追求效益,导致医师给患者过度检查、过度开药,药品收入成了医师收入的重要部分,医师开"大处方"、以药养医。百姓"看病难"和"看病贵"等现象成为常态,医疗行业的改革任重道远。

6. 新医改阶段

2009年3月,国家出台《中共中央国务院关于深化医药卫生体制改革的意见》,标志着新医改的正式启动。同年,又陆续下发了《医药卫生体制改革近期重点实施方案(2009—2011年)》《关于2009年实施国家基本药物制度工作方案》《关于公立医院改革试点的指导意见》等文件。这些文件明确了公立医院改革试点问题,要求"改革公立医院管理体制、运行机制和监管机制,积极探索政事分开、管办分开的有效形式。完善医院法人治理结构。推进公立医院补偿机制改革,加大政府投入,完善公立医院经济补偿政策,逐步解决'以药补医'的问题。加快形成多元办医格局,鼓励民营资本举办非营利医院。大力改进公立医院内部的管理问题,优化服务流程,规范诊疗行为"。

《关于公立医院改革试点的指导意见》确定将"坚持公立医院的公益性质,把维护人民健康权益放在第一位"作为公立医院改革的指导思想,"政事分开、管办分开、医药分开、营利性和非营利性分开"作为改革的基本原则。按照"适度规模、优化结构、合理布局、提高质量、持续发展"的要求,统筹配置医疗资源,促进公立医院健康发展。在具体措施方面,提出了以下九项意见:一是完善公立医院服务体系;二是改革公立医院管理体制;三是改革公立医院法人治理机制;四是改革公立医院内部运行机制;五是改革公立医院补偿机制;六是加强公立医院管理;七是改革公立医院监管机制;八是建立住院医师规范化培训制度;九是加快推进多元化办医格局。这些措施旨在构建公益目标明确、布局合理、规模适当、结构优化、层次分明、功能完善、富有效率的公立医院服务体系,促进公立医院管理体制、补偿机制、运行机制和监管机制的科学化、规范化。

2009 年,国家确定将以下 16 个城市作为公立医院改革的试点城市,它们分别是辽宁省鞍山市、上海市、江苏省镇江市、福建省厦门市、山东省潍坊市、广东省深圳市、黑龙江省七台河市、安徽省芜湖市、安徽省马鞍山市、河南省洛阳市、湖北省鄂州市、湖南省株洲市、贵州省遵义市、云南省昆明市、陕西省宝鸡市、青海省西宁市。

2010 年,根据卫生部公立医院改革协调工作小组办公室提供的资料,鞍山、上海、镇江、深圳、七台河、马鞍山、遵义、昆明 8 个城市区划内所有二级以上公立医院都参与试点工作。芜湖、洛阳、鄂州、株洲 4 个城市在全部或部分市属医院中进行试点,其中洛阳选择资产属市政府的市区 18 家公立医院为试点,株洲市改革试点范围重点在市直管的政府举办的 7 家公立医院。宝鸡市分别选择 3 家市级、3 家县级公立医院先行试点。潍坊市以实施公立医院集团化运营为切入点,分别选择城区和青州市、诸城市开展试点工作。西宁市则分别选择青海省人民医院、西宁市第一人民医院、湟源县人民医院、湟源县中医院为试点医院。

自 2009 年以来的新医改取得了重大进展,在公立医院改革方面的工作有一定的成效,但是并不显著,对改革"深水区"的涉足还十分有限。在试点医院推进改革的过程中,各地面临不同的困境。对于如何在追求利益的同时保证公益性,如何打破多元化办医的僵局,以及如何突破医院内部的治理等问题都需要在实践中继续探索。

2015 年 9 月 11 日,《国务院办公厅关于推进分级诊疗制度建设的指导意见》(国办发〔2015〕70 号)明确了城市三级医院的功能定位,主要提供急危重症和疑难复杂疾病的诊疗服务。明确城市二级医院主要接收三级医院转诊的急性病恢复期、术后恢复期及危重症稳定期患者。明确县级医院主要提供县域内常见病、多发病诊疗,以及急危重症患者抢救和疑难复杂疾病向上转诊服务。县域内就诊率提高到 90% 左右,基本实现大病不出县。

2017年,《国务院办公厅关于建立现代医院管理制度的指导意见》(国办发〔2017〕67号)(以下简称《意见》)提出的主要目标:到2020年,基本形成维护公益性、调动积极性、保障可持续的公立医院运行新机制和决策、执行、监督相互协调、相互制衡、相互促进的治理机制,促进社会办医健康发展,推动各级各类医院管理规范化、精细化、科学化,基本建立权责清晰、管理科学、治理完善、运行高效、监督有力的现代医院管理制度。

为落实该《意见》,指导和规范各级各类医院制定章程工作,依据《医疗机构管理条例》《事业单位人事管理条例》及其实施细则、《民办非企业单位登记管理暂行条例》《公司法》等有关法律法规和国家有关规定,2018年国家卫生健康委员会(简称"国家卫健委")办公厅和国家中医药管理局办公室制定了《关于开展制定医院章程试点工作的指导意见》(国卫办医发〔2018〕12号)。12月21日,五部门联合下发《关于开展建立健全现代医院管理制度试点的通知》(国卫体改发〔2018〕50号),确定了148家试点医院名单。

2019年1月30日,《国务院办公厅关于加强三级公立医院绩效考核工作的意见》(国办发〔2019〕4号)提出,实施健康中国战略,建立健全基本医疗卫生制度,加强和完善公立医院管理,坚持公益性,调动积极性,引导三级公立医院进一步落实功能定位,提高医疗服务质量和效率,推进分级诊疗制度建设,为人民群众提供高质量的医疗服务。强化绩效考核导向,推动医院落实公益性,实现预算与绩效管理一体化,提高医疗服务能力和运行效率。①强调:通过绩效考核,推动三级公立医院在发展方式上由规模扩张型转向质量效益型,在管理模式上由粗放的行政化管理转向全方位的绩效管理,促进收入分配更科学、更公平,实现效率提高和质量提升,促进公立医院综合改革政策落地见效。②要求:充分运用考核结果。各地要建立绩效考核信息和结果部门共享机制,形成部门工作合力,强化绩效考核结果应用,将绩效考核结果作为公立医院发展规划、重大项目立项、财政投入、经费核拨、绩效工资总量核定、医疗保险政策调整的重要依据,同时与医院评审评价、国家医学中心和区域医疗中心建设以及各项评优、评先工作紧密结合。绩效考核结果作为选拔任用公立医院党组织书记、院长和领导班子成员的重要参考。12月3日,《关于印发公立医院章程范本的通知》(国卫办医函〔2019〕871号)下发。

2019—2022年公立医院改革目标如下:

2019年,深化公立医院综合改革。促进社会办医;发展"互联网＋医疗健康",加快建立远程医疗服务体系;抓好传染病、地方病、青少年近视防治。

2020年,深化公立医院综合改革。发展"互联网＋医疗健康";建设区域医疗中心。

2021年,深化公立医院综合改革。扩大国家医学中心和区域医疗中心建设试点;支持社会办医,促进"互联网＋医疗健康"规范发展。

2022年,深化公立医院改革。规范医疗机构收费和服务;继续帮扶因疫情遇困医疗机构;补齐妇幼儿科、精神卫生、老年医学等服务短板。

2023 年,深化医药卫生体制改革,促进医保、医疗、医药协同发展和治理。

三、绩效与绩效管理

绩效指的是工作的业绩和效率。可以按照主体的不同将绩效分为两类,一是个人绩效,二是组织绩效,二者相互联系,不可分割。组织绩效的完成是以个人绩效的完成为先决条件的,个人绩效是以组织绩效为目标制订的,每个人的个人绩效达到预期,组织绩效就达到了。在一些情况下,也会出现个人绩效完成而组织绩效没有达到的现象。

绩效管理指的是管理者为了实现企业的目标,和员工一起确定、完善以及工作的过程,其中也包括管理者对员工完成其个人绩效的督促、优化的管理过程。在绩效管理中,第一要解决的是结果问题,即要达成怎样的目标,达成怎样的效果;第二要解决的是方法问题,即通过什么样的途径、怎样的方法才能达到预期的目标和效果。绩效管理的最终目的是使组织生产率最大化。在此过程中,要在与员工不断磨合沟通和以组织目标为导向的基础上,合理运用薪酬以及其他激励方式来激发员工的最大生产力,最终实现组织目标。这就对管理者的能力提出了更高的要求,比如管理者要有很好的协调沟通能力,对业务及流程较为熟悉等,这样才能做到绩效管理的有效实现。组织目标管理的实现需要有效的绩效管理作为支撑,这也是现代管理体系中重要的一个部分。

有效的绩效管理既可以帮助实现组织目标,也可以有效地促使个人工作目标的实现。有效的绩效管理体系内容主要包括:绩效文化的创建;根据组织的需要安排岗位;工作责任与目标细分;合理划分考核内容;沟通与反馈机制,如员工拥有申诉权;明晰的岗位职责划分。首先,组织要确定上层的战略目标,然后将组织目标的实现分解到各个部门,由部门管理者再拆分到员工个人。其次,在员工实现个人绩效时,管理者的作用如前文所说,在于监督和促进员工的工作,并及时对员工工作中的偏差和错误行为予以纠正和调整,使员工在实现个人绩效的过程中不偏离组织的战略目标。

绩效考核是对员工工作是否完成以及完成情况的一个考核,考核的依据以及标准一般是以确定的绩效考核计划为准。绩效考核的周期根据实际工作情况主要分为月度考核、季度考核、半年考核以及年度考核。需要说明的是,绩效考核结果的产生并不代表绩效管理的完成,绩效考核结果产生后的追踪与反馈也是绩效管理中一个重要的过程。一方面,管理者在获得反馈的过程中,需要与员工进行有效的沟通,了解绩效管理过程中自身做得不到位的地方,并复盘改进;另一方面,员工也可以在与管理者反馈的过程中意识到个人在实现工作绩效中的不足,并在以后的工作中加以完善和改进。

四、公立医院绩效管理

医院绩效的概念主要是由绩效的概念延伸出来的,可以依照绩效的定义对医院绩效的概念进行理解。医院的绩效主要包含两个方面:一是通俗意义上的"治病疗伤",即医院提供保障患者健康的医疗服务,也就是"健康产出";二是医院为了提高自身诊疗服务水平而开展的各种活动,如医学研讨会、各类科研活动等,通过举行这些活动不断提高医务工作者的技术水平以及工作效率。与绩效的概念相比,医院的绩效除了重视医院运营发展的结果,医院运行发展的过程也是重中之重。

目前,国内外的学术界对于"医院绩效"还没有一致的概念。尽管没有统一的定义,但大部分学者都认同医院绩效不是一个单一的概念,而是一个复合的概念。以下是几种学者们认同度较高的定义:①医院绩效是指医院业绩和效率的总称;②从管理学的角度,对于外部而言,医院绩效是医院对于社会和经济产生的效益。社会效益主要体现为医院为各个方面的影响对社会所输出的效益,如国民健康水平、个人的生命质量等;经济效益则指医院通过提高技术水平和服务效率,降低成本为大众提供高质量的医疗服务。社会效益和经济效益相辅相成,互为影响。③美国医疗机构评审联合委员会(Joint Commission of Accreditation on Healthcare Organization JCAHO)认为医院绩效是个人、群体或组织执行某种程序或步骤,以增加所预期结果的能力。笔者认为,医院绩效是运用一定的主观标准来衡量客观实践而得到的一种结果。它包括了各种要素,如医疗技术水平、医疗服务效率、医疗服务质量、医院产能和服务经济性等。医院所提供的服务是客观实践活动,而医院绩效的评价标准是主观的,国家环境与政策的改变、医院上级机构标准的不同、评价人的知识层次理解能力等都会对医院绩效的评价产生影响。如何用科学的评价标准将医院绩效全面公正地体现出来将在下文进行探讨。

公立医院绩效管理包含三个方面:医院、部门和员工,它是三个层面互相配合完成确立目标的一个持续过程。公立医院绩效管理是一个持续全面的绩效管理体系,医院、院内各个部门以及所有员工需要进行持续有效的沟通,医院管理层将绩效目标分解后下发到部门,部门管理层在与员工沟通的基础上为员工提供指导支持和必要的帮助,三方共同努力完成医院绩效目标。其中,部门绩效管理和员工绩效管理是医院绩效管理的核心部分。

公立医院经济和运营分析的目的是为其经济活动和运营管理服务的,因而在公立医院规模化扩展的发展模式和粗放式管理的运营模式下,经济和运营分析更多地侧重于规模性和粗放式指标,如资产规模、负债规模、净资产规模、收入规模、费用规模、本期盈余规模、人力资源规模等,根据这些指标对医院进行横向和纵向比较,进而确定其发展水平。

(一)医院部门绩效管理

医院内各个部门与科室相互沟通,共同为完成医院整体目标所做出的行为是完成医院绩效目标中医院与员工之间绩效管理的纽带。医院部门绩效管理采用的基本手段为戴明循环(又称 PDCA 循环),具体内容见第五章。

1. 绩效计划:确定目标与达成目标的方法

公立医院的战略目标最终都是要通过一项项具体的措施来达到最终目标。在绩效管理循环当中,就像是完成一个大乐高,医院确定总体战略目标,然后将其分解成若干部分,并分配给各个部门。

战略目标一般需要长期才能逐步达成。医院管理者会将这些需要3年、5年甚至更长时间的长期目标按阶段变成短期目标。公立医院一般在年初,依照上一年计划完成情况确定本年度的计划,再将整体绩效管理目标分配到具体的医技、临床、职能科室等各个部门。

部门管理者对部门内的岗位、人员等进行详细分析,定岗、定责后再将部门目标分解并发放给员工。员工在确定个人绩效目标后,根据岗位特点分析规划个人工作进度与工作内容,如为何要做此项工作,不同的工作与医院整体战略目标有何关系,根据医院总体进度个人的工作应该在何时完成等。当然,员工配合医院完成总体目标,医院和各部门管理层也需要与员工一起探讨并在必要时为员工提供帮助,以完成计划。

2. 绩效计划实施

部门和员工在实际工作中将医院的绩效计划具体落地执行。然而,绩效计划不是一成不变的,部门和员工在实施计划的过程中随着工作的逐步推进,其过程中会出现一些问题,这就要求医院的绩效管理部门具有迅速的反应机制,本着基于实践发现并解决问题的原则,在实际工作中针对出现的问题做出相应的调整措施。

对各部门的绩效考核贯穿医院绩效考核的始终。临床科室、医技部门等医院内所有部门的管理者都需要对本部门员工的工作情况进行及时的沟通与反馈,指导帮助员工调整工作计划,以避免个人绩效最终达成却与医院总目标产生偏差。同时,医院根据部门的反馈结果做出反应,如及时修改医院绩效计划、修订员工工作职责等。

部门管理者在员工和医院之间起着桥梁的作用,是两者之间的沟通者。两者在部门的协调、沟通下增进了解,互通有无,最终实现医院的绩效计划。

3. 绩效评估

公立医院的绩效评估主要针对员工,医院和部门管理者根据制订的绩效考核方案中的指标对员工的工作行为及工作结果进行评估。其中,考核指标既包括定性指标也包括定量指标,医院各部门依据员工的工作情况打分,最终得到员工的绩效考核结果。将员工的绩效考核结果进行计算得到部门绩效分值。

绩效评估结果作为个人和组织部门薪资发放的依据,是目前我国公立医院绩效管理中最核心的部分。另一方面,绩效评估也是下一阶段绩效目标计划制订的参考之一。

4. 绩效反馈

反馈的过程也是沟通的过程。医院管理者和部门管理者需要与员工不断沟通。沟通反馈是为了让员工能够清楚医院的要求,全面认识自己,明白自己的工作对医院及个人绩效的作用。两者间的沟通也是员工向医院和部门针对自己工作中遇到的困境请求指导和支持帮助的机会。

绩效反馈的作用不只是为了得到结果以作为员工薪酬分配的依据,其最终的目的是发现问题从而对绩效计划进行调整改进。同时,绩效评估的结果也是对员工实施培训计划的依据,医院及部门管理者参照绩效评估结果,了解员工的不足,有针对性地为员工提供培训课程以弥补不足。

然而,这仅仅是医院绩效管理的起步。医院现在的绩效管理流程,虽基本包含绩效管理的这四个环节,但其过程忽视 PDCA 循环,存在一定脱节的现象。

(二) 医院员工绩效管理

员工是医院绩效管理过程中很重要的参与者之一。绩效管理是医院和部门管理者与员工一起研究和讨论医院总体目标的机会之一,员工参与探讨绩效管理计划可以增强员工的参与感,有利于绩效计划的开展及推进,提高员工帮助完成医院战略目标的积极性。在与员工进行探讨的过程中,员工会不自觉地对自身进行评估,有利于员工认识并总结自己在实施个人绩效过程中将会遇到的阻碍因素。这些都会增加医院与部门管理者之间的信任,减少绩效反馈的负面结果。

医师是公立医院等医疗机构的主体,是人民群众健康的守护者,担负着救死扶伤的重要使命。医师绩效评价是对医师过去工作中德、勤、能、绩的综合客观考量,且发挥着规范和导向医护行为的作用,对医师工作的积极性、主动性与创造性起着调动功能,影响着医师、医院的发展以至人民的健康。医师绩效评价对医院规范管理、提高工作效率、体现公平等发挥着重要作用。一方面,对医师绩效的科学合理评价,能促进医院管理的科学化,便于准确掌握医师队伍状况,为医院及其医师队伍的管理提供科学依据;另一方面,绩效评价也决定着医师的晋职、薪酬、解聘、岗位转换、培训计划等。因此,对医师绩效评价在医院管理中发挥着指挥和考核的作用。如何公平、合理、科学地对医师进行绩效评价直接决定着医院高效运转和发展命运。

目前,医院对员工的绩效管理流程较部门绩效管理相对简单。年初,各部门按照本部门的绩效计划将目标分派到具体的员工个人,有些不适合将目标进行分解的部门只需要告知本部门的工作人员。工作人员依此目标制订个人年度计划。部分医院对个人年度计划并没有强制规定,因此,不排除没有计划的工作人员。

绩效考核表是公立医院绩效考核的重要手段,由医院成立的绩效考核小组进行编制,依据绩效考核计划的考核周期按要求填写。绩效考核小组一般由医院的党政正副职、工会主席以及一定数量的员工代表组成。考核小组中的员工代表的数量一般不少于医院总人数的 2%。

反馈和处理是医院员工绩效考核的最终阶段。考核评估的结果关乎员工个人的薪资分配、晋升、奖金奖励,以及医院决定是否与员工续签劳动合同的依据。

(三) 存在的问题

1. 公立医院运行稳中有忧

2020 年 7 月 1 日,国家卫健委发布《关于 2018 年度全国三级公立医院绩效考核国家监测分析有关情况的通报》，指出三级公立医院中有 22.65％的三级公立医院出现了收支结余为负数，另有约 1/3 的医院资产负债率＞50％，说明公立医院经济运行稳中有忧。

2. 公立医院内部科学管理水平有待提升

从国家卫健委通报的三级公立医院绩效考核有关情况中可以看出，公立医院内部科学管理水平仍然存在诸多问题。例如，医院信息化建设整体水平不高，与目前正在推进的智慧医院相比仍有很大差距，很多公立医院大型医用设备管理工作不到位，部分医院甚至没有大型医用设备维修保养计划，还有临床合理用药水平等方面仍需提高。

3. 疫情防控突显公立医院运营中的问题

2020 年一场突如其来的新冠疫情让很多公立医院措手不及。在物资保障、预算安排、绩效管理等方面都突显很多问题，为此国家卫健委提出《关于开展"公立医疗机构经济管理年"活动的通知》（国卫财务函〔2020〕262 号），用一年时间，通过梳理分析存在问题，及时整改堵塞漏洞，进一步加强公立医疗机构经济运行管理，夯实管理基础，推进业务财务融合，促进经济管理提质增效，持续改革创新，健全经济管理长效机制。

4. 各级管理层应了解并掌握运营中存在的问题和应对措施

每家医院都是一个经济体，在坚持公益性的同时，也要实现整体经济体的良性循环。所以每个运营期间的运营结果要进行经济运行分析就显得更加重要，站在政策的角度。做到科学管理、精准施治，实现公立医院健康、持续的良性发展。

1）公立医院改革关键任务的推进措施

国家卫生健康委体制改革司原司长许树强认为，现阶段公立医院改革的核心是完善公立医院运行新机制，关键任务是动态调整医疗服务价格，理顺医疗收入结构。这项任务要从以下三个层面一体推进。

（1）"破"了之后要"立"。取消药品耗材加成后，医疗服务价格补偿要落实到位。根据各地的改革方案，公立医院取消药品耗材加成后减少的政策性收入，大部分地方是要求 80％靠调整医疗服务价格，10％靠增加政府投入，10％靠降低医院运行成本等渠道进行补偿。2021 年的一份统计资料显示，至当年 6 月，这项改革并没有按原设计的比例完成，叠加新冠疫情影响，公立医院运行压力持续增大，初步分析发现价格补偿不到位的省份，公立医院亏损的比例也相对较大。

（2）"立"了之后要"可持续"。一方面，要落实医疗服务价格动态调整机制，理顺医疗收入结构。目前医疗服务价格调整不到位，公立医院医疗收入结构优化进展缓慢，医疗服务性收入占比提升缓慢，2012—2022 年，平均每年提升 0.4 个百分点；另一方面，要落实药品耗材集中带量采购医保资金结余留用制度。药品耗材集采节约的资金，按政策要求节约资金的 50％可以医院留用，但目前无论是执行的批次，还是已经落实的资金规模，都远远滞后于集采的进度和节约资金的规模。这两项制度落实不到位，公立医院可支配收入没有保障，公立医院靠"做量"来维持运行，虹吸现象与逐利动机仍然存在,给公立医院高质量发展带来了压力。

（3）贯彻落实党的二十大精神,深化以公益性为导向,推动公立医院高质量发展,用改革的举措破解高质量发展中的难题,为公立医院高质量发展激活力、增动力。

2）公立医院高质量发展的重点任务

2021年5月14日,国务院办公厅印发《关于推动公立医院高质量发展的意见》,标志着公立医院改革进入了高质量发展的新阶段。新阶段,要聚焦构建新体系、引领新趋势、提升新效能、激活新动力、建设新文化"五个新"的高质量发展重点任务,突出重点领域改革,强调改革的系统性,做到精耕细作、落小落细、系统集成、落地见效。

（1）构建新体系。重点是医院运行机制改革要到位。只有把运行机制调整顺畅了,才能逐步减小公立医院的逐利机制,遏制公立医院的虹吸现象,回归公立医院的功能定位。具体要同步推进以公益性为导向的公立医院运行机制,国家区域医疗中心运行机制,紧密型城市医疗集团和县域医共体的运行机制,促进三医协同发展和治理机制,医防融合、医防协同的机制等。

（2）引领新趋势。重点是改革科技创新体制机制。用创新促进并不断满足人民日益增长的对医疗专业技术的需求。要坚持"四个面向"的战略方向,形成科技体制改革的全面系统布局。形成高水平医院在科技创新中"做主体""起主导""当主帅"的改革机制,以激发科研人员和创新主体的积极性、创造性为主要着力点,优化科技资源配置方式,完善科技创新治理体系,营造良好创新生态。

（3）提升新效能。核心是通过改革举措,培养使用大批专业化的医院运营管理人才,提高医院管理水平。要转变意识,解决医院运营管理人才技术薄弱的难题。探索增加对公立医院效能提升的绩效考评导向,增加管理效能和水平的考核指标。改革医院管理专业人才的培养、聘用、考核、晋升等人事薪酬制度。

（4）激活新动力。重点是全面加强党对公立医院的领导,通过深化改革将运营压力与困难转化为结构调整的动力,将廉政风险转化为深化公益性的动力,将提升人民群众的获得感转化为提质增效的动力。

（5）建设新文化。重点是通过改革不断强化以人民为中心的发展理念,倡导公益性文化、职业精神文化,关心关爱医务人员的文化;通过文化创新,凝聚改革共识,推动公立医院改革落地见效,让人民群众有获得感,让医务人员受鼓舞。

目前,在国家层面点面结合,统筹协调推进公立医院高质量发展,在省级层面加强组织领导,因地制宜推动公立医院高质量发展。各级各类公立医院不断提升质量安全、服务能力和管理水平,公立医院高质量发展的共识更加凝聚,行动目标更加明确。但是,公立医院的改革仍在路上,还有不少硬骨头要啃,高质量发展的任务仍然任重道远。我们要在党的二十大精神的指引下,不断深化以公益性为导向的公立医院改革,推动公立医院高质量发展,更好地解决人民群众看病就医的"急难愁盼"问题,更好地满足人民群众日益增长的美好健康生活需要。

3）公立医院绩效考核指标的调整

从公立医院绩效考核指标来看，公立医院的关注重点已经从以往的手术量、收治患者量等数量指标转变为四级手术占比、微创手术占比等质量指标。河北医科大学第四医院作为以肿瘤为专业特色的三甲综合性医院，在公立医院绩效考核这根"指挥棒"的引领下，医院从手术量、到手术精度和难度等指标均有所提高。

在充分发挥绩效考核"指挥棒"作用的同时，也应推动财政、发展改革、教育、人力资源和社会保障、卫生健康、医保、中医药等部门建立协调推进机制和考核结果应用机制，及时出台政策措施，绩效考核结果可以作为公立医院发展规划、重大项目立项、财政投入、经费核拨、绩效工资总量核定、医保政策调整的重要依据，还可以与医院评审评价、国家医学中心和区域医疗中心建设以及各项评优评先工作相关联。在给公立医院"加压"的同时，也应在政策上给予适当的"松绑"，进一步推动公立医院高质量发展。

公立医院绩效考核是引领医院高质量发展的"指挥棒"，更是学科发展的"指挥棒"。以手术占比、四级手术占比、微创手术占比等指标为例，其动态调整的机制使得绩效考核指标可以与时俱进，不断收录学术前沿的新兴技术作为考核内容之一，以提高相关学科进一步钻研高、精、尖医疗技术积极性。例如，介入科、外科微创等学科或技术的更新，均可成为医院加强学科建设的抓手，对于增强医院核心竞争力大有裨益。

与此同时，作为医疗卫生体系和公共卫生体系中的主力军，公益性是公立医院发展的第一要义。公立医院绩效考核中公益性考核维度，侧重以患者为中心、优化服务流程、规范医疗行为、提供给百姓人人可以享有的基本医疗服务等领域，缺乏对于在突发公共卫生事件中公立医院公益性的考量。例如，在此前传染病疫情防控以及危重症救治工作中，公立医院收治了大量危重症患者，在充分体现公立医院公益性和社会效益的同时，却出现药品占比增加、手术占比降低等指标不理想现象，从而导致"国考"成绩下滑。公立医院绩效考核可结合实际，在相关方面调增公益性指标，发挥好"国考"的指挥棒作用，进一步引导调控公立医院的公益性，更好地体现人民健康优先发展的战略导向。此外，部分医院由于历史原因，很难打破院内已形成的固有结构，如何平衡"老医院""老结构"中的特色与发展，在高质量发展过程中形成更加个体化的发展方案，不仅是摆在医院管理者眼前的课题，更是未来绩效考核指标调整需要考虑的内容。

第二节　医疗改革历程及医疗保健机构情况

一、医改历程的成果和启示

（一）计划经济时期（1949—1977 年）

我国的医疗体系在 1949—1978 年改革开放之前的 30 年时间里，在提高中国人民健康水平上所取得的成绩堪称奇迹。在这个我国处在低收入水平的阶段,人民健康水平显著提高是因为新中国成立后建立了非常出色、有效的卫生医疗体系。从经济模式来说,经历了从计划经济体制向市场经济体制转变的过程;从历史分期来说,我国的医疗保障体系发展可大致分为:创建时期(1949—1955年)、探索时期(1956—1966年)、稳定时期(1966—1978年)和改革时期(1978年至今)四大历史阶段。

数据显示,1950年全国卫生系统从业人员61.3万人,其中私人开业人员48万人,占从业人员总数78.3%;集体所有制卫生机构0.3万人,占从业人员总数的0.5%;全民所有制卫生机构13万人,占从业人员总数的21.2%。

在城市,医疗服务主要由公立医院提供,费用主要是通过公费医疗和劳保医疗支付。公立医院作为国家事业单位机关,其工作人员享受国家职工待遇,通过工资制发放报酬。在这一时期,政府对公立医院的补贴额占医院预算额的15%~35%,基本保证公立医院的社会功能得以实现。

在农村,医疗服务主要由赤脚医师提供,费用通过农村合作医疗制度支付。赤脚医师主要来源于农村略懂医术的中医、有一定知识文化水平的农村居民,经过1~2个月的短期培训后就开始为村民提供最基本的预防服务(如健康教育、卫生防疫、环境卫生、公共卫生运动)和基本医疗服务。赤脚医师的薪酬主要来源于集体经济组织,采取工分制的计酬方式。

1966—1976年,基本每个社区都配有卫生中心。依托已存在的农村卫生设施,农村三级卫生网络初步建立,即初级保健、二级卫生机构(县)以及高级转诊医院。这一网络扩大了农村医疗服务和药品的供应,改进了疾病预防和医疗服务的疗效,强化了农村卫生队伍,降低了感染性疾病的发生。我国人均预期寿命从新中国成立前的35岁提升到1978年的67.8岁。1978年,世界卫生组织在阿拉木图召开国际会议,发表了《阿拉木图宣言》,将中国的经验介绍给其他发展中国家,建议他们参考借鉴中国的卫生医疗体系,改善各自的医疗卫生服务,提高人民的健康和预期寿命。

这段时期以公立医院和乡村医师为主体的医疗卫生服务体系是国家、个人都可承受的,也是有效的。居民可以得到价格低廉的基本医疗卫生服务。医院通过政府补助、保险机构支付获得经费支持,保险机构从政府、集体和单位得到财政支持。这种模式确保了居民得到医疗服务的权利,政府的责任就是对医院的支出进行补偿。然而,这项政策的一个主要困境就是政府承担了巨大的财政负担。当政府的补偿不能完全弥补医院的实际成本时(非全额补偿),医疗卫生资源的短缺现象就会出现。

(二) 改革开放前期(1978—1996年)

改革开放之前,我国医疗卫生机构的费用支出基本上来源于国家财政。在公费医疗和劳保医疗接近免费的制度激励下,居民有消费更多医疗卫生服务的动机,医疗需求不断膨胀,浪费现象非常严重,“一人参保、全家无忧”的现象非常普遍。与此同时,公立医院的所有权、经营权集中于国家,实行严格的政府管控,医院缺乏经营自主权。医师以国家职工身份行医,享受固定化、低水平的职务等级工资制,缺乏控制医疗费用、提高服务效率的激励。其结果是医疗卫生支出占政府支出的比例较高,政府财政负担不断加重。医疗供给水平无法满足日益增加的医疗服务需求,患者"看病难、住院难、手术难"成为当时突出的问题。

1978 年,中国开始实行从计划经济向市场经济转型的改革开放,1978—2019 年间,国内生产总值(gross domestic product,GDP)年均增长 9.4%,人均 GDP 年均增长 8.4%。在人类历史上,从未有任何一个国家或地区以如此高的速度持续如此长时间的增长,是人类经济史上的奇迹。1978 年以前,医院的所有投资和开销都来自政府财政。1978 年改革开放后,为了减少政府财政投入,医院开支中大约只剩下 10% 来自财政拨款,医院须通过医疗收入维持运转。与此同时,为了保留医院的公共服务性质,我国的医疗体系出现了"以药养医"的现象,即医院通过药品加价和高检查费用获取收益少。

(三) 发展调整期(1997—2008 年)

鉴于我国改革开放后卫生领域产生的一些问题,1997 年 1 月国家发布了《中共中央、国务院关于卫生改革与发展的决定》,明确提出了新的卫生工作的方针,即"以农村为重点,预防为主,中西医并重,依靠科技与教育,动员全社会参与,为人民健康服务,为社会主义现代化建设服务"。尤其强调了"为人民健康服务、为社会主义现代化建设服务"是我国卫生工作的根本宗旨,是卫生工作必须坚持的正确方向。在《中共中央、国务院关于卫生改革与发展的决定》中,也明确了我国的卫生事业是政府实行一定福利政策的社会公益事业,要求我国卫生改革和发展必须适应社会主义市场经济的发展,遵循卫生事业发展的内在规律,逐步建立起宏观调控有力、微观运行富有生机的新机制,以调动卫生机构和卫生人员的积极性,不断提高卫生服务的质量和效率。这一时期,我国政府改变了对公立医院包办的观念,实行了"核定收支、定额或者定项补助、超支不补、结余留用"的预算管理办法。2000 年,财政部、国家计委、卫生部在《关于卫生事业补助政策的意见》中明确:公立县及县以上非营利性医疗机构以定项补助为主,补助项目包括医疗机构开办和发展建设支出、事业单位职工基本养老保险制度建立以前的离退休人员经费、临床重点学科研究经费、由于政策原因造成的基本医疗服务亏损。这一时期政府对公立医院的投入占公立医院收入的比例大幅度降低。

由于这一时期财政投入不足,我国公立医院的运行面临着巨大的经营压力。虽然我国明确了卫生工作的根本宗旨和卫生事业的性质,但公立医院为了自身的生存与发展,进一步引入市场机制,以患者为中心的服务理念、竞争意识进一步增强。这一时期,我国公立医院继续推动人事分配制度改革,加快医疗服务的专科化,加强重点学科建设和人才培养,增加了高端设备的配置,许多公立医院的门诊楼、住院楼和医技楼进行了改进、扩建和新建,大学附属医院更加重视医学教育与研究,使医院医教研一体化发展。

公立医院借助市场机制和医疗服务的特点,在满足多层次患者服务需求的同时,取得了不断发展。2008年,我国医院总数达19712所,其中三级医院1192所(占6.05%),二级医院6780所(占34.40%),一级医院4989所(占25.31%);医院床位228.27万张,公立医院床位占医院总床位的97.90%;医院的规模不断扩大,800张及以上床位的医院从2000年占医院总数的0.6%增加至2008年的2.48%;医院诊疗人次数为178167万人次,其中公立医院为147510万人次(占82.79%)。但是,随着社会办医的发展,公立医院占医院总数的比例从2003年的54.57%降至2008年的49.60%。

1. 医改成果

(1)财务自主权:公立医院获得财务和管理自主权,推动了人事分配制度改革,加快了医疗服务的专科化,重点学科建设和人才培养得到加强。

(2)设施和设备:增加了高端设备的配置,许多公立医院的门诊楼、住院楼和医技楼进行了改进、扩建和新建。

2. 医改启示

(1)引入市场机制提高了医疗服务质量,但也带来了过度诊断和医疗费用增长的问题。例如,数据显示,2000—2008年,公立医院的诊疗人次从126亿次增长到178亿次,显示出医疗需求的急剧增加。

(2)财政自主权与公共卫生服务:需要平衡公立医院的财政自主权与其公共卫生服务角色。虽然自主权促进了医院的发展,但也加剧了资源分配不均和部分医院的过度商业化。

(3)公立医院在市场竞争中,医疗服务环境不断优化,医疗服务的效率与技术水平显著提高,但医疗服务的费用也明显增加,部分费用的增长与公立医院"大处方、大检查",诱导患者需求有关。而且,随着政府、社会、患者对医疗服务期望的增高,医疗服务的质量和费用成为社会的关注点,"看病难、看病贵"似乎成为社会的共识,医患关系日趋紧张,公立医院被质疑过于市场化、公益性淡漠。

(四)公益性回归期(2009年至今)

2009年,在中共中央、国务院通过的《关于深化医药卫生体制改革的意见》中,明确提出了我国深化医药卫生改革的指导思想就是从我国国情出发,着眼于实现人人享有基本医疗卫生服务。改革的基本原则:①坚持以人为本,把维护人民健康权益放在第一位;②坚持立足国情,建立中国特色医药卫生体制;③坚持公平与效率统一,政府主导与发挥市场机制作用相结合;④坚持统筹兼顾,把解决当前突出问题与完善制度体系结合起来。改革的总体目标:建立健全覆盖城乡居民的基本医疗卫生制度,为群众提供安全、有效、方便、价廉的医疗卫生服务。在《深化医药卫生体制改革的意见》指导下,2010年2月卫生部等五部委联合发布的《关于公立医院改革试点的指导意见》进一步明确了公立医院改革试点的指导思想、基本原则、总体目标、主要任务、实施步骤、主要内容和组织领导。

当前,公立医院正在进行管理体制与机制的改革,政府在逐步增加对公立医院投入的同时,加强了宏观管理与监督。政府通过区域卫生规划,合理确定公立医院的发展规模与定位;通过增加对公立医院的投入,逐步去除公立医院"以药养医"的运行机制;探索通过公立医院管办分开的体制改革,确保公立医院发展方向;通过加强对公立医院的绩效考核,提高公立医院的运行绩效。一些公立医院也开始引入医院发展战略规划,进一步加强文化建设,加强医院的成本核算与成本控制,对医院职工的绩效进行全面的评价,并与薪酬相联系,不断增强公益性。

截至 2021 年,我国的医疗保健供给结构仍然保持其独特特点,超过 85% 的医疗从业人员在公共卫生机构工作,公立医院提供了约 86% 的住院服务和 89% 的门诊服务,重症患者通常需要转诊到更高级别的医院。1949—1980 年,城市地区的医疗保健服务组织过程类似于公司的结构,这种模式在现代也有所延续。尽管政府加大了对中西部贫困省份的财政投入以缩小地区间的医疗资源差距,但东部地区如北京、上海和天津的医疗资源仍显著高于西部地区。

1. 医改成果

(1)医保覆盖。全民医疗保险覆盖率显著提高,2013 年覆盖率达到 95% 以上。2023 年,城乡居民基本医保参保人数超过 13 亿,参保率稳定在 95% 以上。

(2)分级诊疗。分级诊疗制度初见成效,基层医疗服务能力增强。2020 年,全国共建成家庭医师签约服务团队超过 38 万个,签约服务覆盖率超过 75%。

(3)政府投入。政府对公立医院的投入增加,去除了"以药养医"的运行机制。2019 年,中央财政补助地方公立医院改革资金达 600 亿元。

(4)医院管理。公立医院引入发展战略规划,绩效考核机制得到加强,提高了医院的运行效率和服务质量。

2. 医改启示

(1)政府的主导作用。政府在医疗服务中的主导作用和资金投入是提高全民健康水平的重要保障。根据《卫生事业发展统计公报》数据,政府卫生投入占卫生总费用的比例从 2008 年的 24.8% 提高到 2020 年的 30.5%。

(2)制度完善。需要进一步完善医保制度和控制医疗费用增长,加强对基层医疗服务的监管和支持,确保改革政策的落实和效果。数据显示,2020 年,全国医疗保险基金收入达 2.4 万亿元,支出 2.1 万亿元,保障了医疗体系的稳定运行。

二、医疗保健机构

(一)当前的医疗保健机构和所有者

过去十年来,为改善医疗保健服务而制定的政策导致医疗保健机构数量显著增加。

医院数量从 2003 年的 17 764 家增加到 2023 年的 39 000 家。尽管公立医院仍占总数的 60%，但私立医院的比例稳步上升。公立医院通常规模较大，无论是床位数还是入院人数，都远超私立医院。医院既为住院患者提供住宿，也为门诊患者提供咨询服务。

医院网络得到越来越多初级保健设施的补充，包括城市医疗中心（约占 3.6%）、农村医疗中心（约占 4.1%）和门诊（约占 20.1%）。然而，这一增加掩盖了重要的地理因素的不平等配置。绝大多数医疗保健机构只是基础医疗机构（占 72.2%），几乎没有大型设备，提供的护理质量较低。例如，北京市的人均医院数（每 1 000 万人口 429 所医院）比广西壮族自治区（每 1 000 万人口 88 所医院）多 5 倍。床位数分布也存在类似的地区差异。

（二）乡村诊所和乡镇医院

经济改革开始后，医疗体系的第一个改革是授权私人诊所并支持其发展。随着原有医疗制度的改变，私立医院迅速发展。许多私人诊所成为第一层医疗中心。同样，一些二级乡镇医院也变更为私人营利性医院。从 20 世纪 90 年代末开始，完全私有化的趋势大大放缓。这主要由于财政约束和公众认为私立医院的质量不高所致。一些医院恢复公有制，但许多医院选择了公私合营的模式。在这种模式下，所有权在公共机构、私人和投资机构之间共享。这些公私合营医院更常见于城市而非农村地区。

衡量所有权对医疗保健价格和质量影响的研究结果并不一致。有研究表明，公共和私人机构都倾向于过度诊断和开处方，但两者都有能力开展疾病预防活动，关键因素在于开展这些活动的经济动机。所有权类型并非关键，因为即使公立医院也享有广泛的财务自主权，能够产生部分利润。

某些情况下，在私有化过程中"公共卫生"的作用与乡镇卫生中心分离，使得比较不同所有权对研究的影响变得困难。2003—2012 年，改革的各个阶段推动了医疗活动更加以福利为导向的政策。

除了所有权外，农村地区还对按服务付费（fee-for-service，FFS）支付的替代方式进行了测试。例如，在新疆的两个县，当地的新农合办公室每月为每位村民提供固定费用。作为回报，乡村医师提供包括免费治疗在内的初级保健服务。在贵州省的一个乡镇，乡镇卫生院管理所有签约的村民从业人员。支付给乡村医师的费用包括基本工资、基于家访次数的绩效奖金以及基于患者满意度和成本控制的奖金。

过去十余年中，由于政府的大力推动，农村地区的初级保健服务显著增加。然而，这并不一定意味着它可以满足所有需求。新成立的私人保健中心面临吸引患者的困难，床位占用率非常低，乡镇卫生院的床位占用率低于 40%，这种情况也反映在医疗服务本身上。

这些中心对医师的培训不足以及患者对这些中心的医疗质量缺乏信任，是其吸引力低的主要原因。此外，在免费医疗保健消失后的过渡时期，患者制订了其他获取医疗保健的策略。一方面,保险覆盖率不够高;另一方面,人口流动性的提高使替代解决方案变得更加可行。

综上所述,中国医疗保健机构的数量和类型在过去十年中发生了显著变化,但地区间的资源配置不均衡仍然存在。尽管政府的政策推动了农村初级保健服务的增加,但其质量和可及性仍有待提高。未来的改革需要更加关注医疗人员的培训和基础设施的改进,以提升农村医疗服务的整体水平,确保所有居民都能公平地享受到高质量的医疗服务。

(三)社区卫生服务机构

早在1997年,政府就把在城市地区建立初级保健网络的需求列为优先事项。在各个城市进行了创建第一个社区卫生中心的试点实验。2006年,国务院颁布了《城市社区卫生服务发展指南》,大量地方一级或者二级医院已转移到社区卫生中心(community health center,CHC)。自2008年底以来,所有中国城市和98%的城市地区都设有社区卫生中心。社区卫生中心由卫生中心(health center,HC)和卫生站(health station,HS)组成。卫生中心覆盖了30 000~50 000居民区,平均配备了50张病床供住院。卫生站覆盖大约3 000名居民,并且不具备收治住院患者的服务设施。社区卫生中心负责疾病预防、治疗、护理、康复、健康教育和计划生育,是最常见的一级医疗卫生机构。社区卫生中心的主要目标是将确定导致患者住院的因素作为主要的医疗服务内容,最终目标是通过将门诊医疗服务与住院患者的医院活动分开,减少三级医院的患者拥堵情况。

20世纪80年代以后,随着农村地区医疗系统(community medical system,CMS)的削弱以及庞大的国有企业被分割为较小的部门,医疗保健体系的第一层消失了。因此,社区卫生中心改革的目标是重建既可以将基本医疗与住院分开的卫生系统,并促进医院与社区卫生中心之间的合作。目前,社区卫生中心倾向于与三级医院联系合作。

1. 三种主要协作形式

(1)松散的合作模式:卫生中心与医院之间的合作协议并不具有约束力。医院没有参与社区卫生中心活动的财务或管理事务,但提供医疗服务或支持。这是最常见的合作形式,但并非特定于我国。它是一种垂直集中的简约形式,在诸如法国这样的以福利为导向的国家的医疗保健体系中得到了推广。

(2)医疗联盟模型:这是一个围绕三级医院建立的医疗网络,该中心由服务中心(包括某些社区卫生中心)支持,这些中心作为合作伙伴获得资金。具有约束力的合同意味着医院将介入这些中心的管理。这种模式与美国的医疗保健管理组织非常相似,但在中国仍不常见。

(3)直接管理模式:医院和相关的社区卫生中心都是由地方政府管理,没有任何管理上的自治权。地方政府负责其人力资源、医疗资源以及最终的财务。社区卫生服务中心可视为医院的异地单位。目前,这种非常集中的组织模式在我国尚处于试点阶段。

过去几年中,由于针对发展初级保健的政策推动,社区卫生中心的数量大幅增加。社区卫生中心的结构与英国、加拿大等国家类似,只有少数医师和护士提供初级保健和口腔保健。然而在中国,对全科医师的培训相对较新且不普遍,聘用合格的全科医师成为这些机构发展的主要障碍之一。社区卫生中心的组织和治理也有所不同。作为新创建的实体,与现有结构相比,它们的治理方式通常非常新颖,目的是使组织、资金和管理适应当地的社会经济环境。

2. 三种主要模式

(1)公共机构模式:雇用政府财政拨款人员(占 36.5%)。这些社区卫生中心由地方政府直接管理,作为非营利性医疗机构运作。

(2)合同工模式:雇用合同工(占 35.7%)。这些社区卫生中心是公共部门的一部分,但以私人实体方式管理,通常与公立医院共用建筑。

(3)私人结构模式:营利性公司(占 27.8%)。这些社区卫生中心可能获得有限的政府补贴,但必须遵守严格的药品销售规定。

自 2010 年以来实施的新预算程序称为收支分离政策,将收入支付给地方财政局,再由财政局根据成本分配资金。这一系统减少了过度诊断和过度处方的诱因,但也意味着地方政府可能需要弥补社区卫生中心的潜在损失。

对于合同工和私人结构的社区卫生中心,筹资计划是按服务付费,每次操作按常规价格补偿。这些模式的社区卫生中心与公立医院联系紧密,得益于中央和地方政府的财政支持。

重建适当的转诊系统是提高医疗保健系统效率的关键。然而,当前的情况是患者缺乏通过转诊系统就医的动力。尽管社区卫生中心数量增加,其服务质量仍未达到大多数患者的期望,医师素质和设备水平低于二级或三级医院。媒体和互联网报道的不当诊断和护理案例也严重影响了公众对社区卫生中心的信任。

中国患者已经习惯于使用提供全套设备和服务的医疗机构,这些机构集中提供诊断、科学和放射学检查。免费医疗的结束与通信渠道的改善(包括道路运输和信息网络)使患者能够选择更高质量的医疗机构。

2009 年,中国政府启动了新的医改,包括国家基本药物计划(national essential medicines programme,NEMP)。目前,基层医疗机构开具的药品限于基本药品清单(essential medicines list,EML),并实行零加价政策,旨在减少过度处方现象和减轻患者负担。

在医疗中心,医务人员的薪水是固定的,并根据利润获得奖金。患者无须预先注册,只需支付固定费用,其中包括体检和药品费用。尽管这些中心的影响尚未完全显现,但理论上,由于医师没有直接动机进行过度诊断和开处方,药品成本和设备使用率应有所下降。然而,医师基于利润的奖金制度可能会刺激他们增加咨询次数,从而导致医疗支出的变化仍需进一步研究。

综上所述,中国初级保健服务的发展在政策推动下取得了显著进展,但在质量和患者信任度方面仍有待提升。未来的改革应更加关注全科医师的培训和基础设施改进,以确保所有居民能够公平地享受高质量的医疗服务。

三、组织结构与资金

(一)公共卫生机构

大多数医院都在国家卫健委的直接监管之下,并得到地方卫生行政部门的支持。然而,有些仍然依赖国有企业或军队。其他管理机构也参与了县和乡一级的妇幼保健中心。无论管理机构是什么,医疗保健供应都是由行政机构管理并提供的。

目前,农村和城市地区的保健中心分为公共和私人两部分。在农村地区,社区诊所大多是私立的,而城市县医院则大多是公立的。

公立医院主要受国家卫健委监管,但并非完全受国家卫健委监管。仍有一定数量的管理机构、部门或国有公司直接参与医院的管理。例如,中国人民解放军和一些大型国有企业(如铁路系统),都有自己的医院和医学院。中国人民解放军所属的医学院和医院通常被认为是为特定人群提供高质量服务的医疗机构。

这种分散的管理结构阻碍了医院改革的实施,因为涉及多个主要部委:国家发展和改革委员会、人力资源和社会保障部、财政部和国家卫健委。这些部委的目标不尽相同,导致医疗保健提供者之间缺乏协调,改革的效果可能因此受到影响。

2003 年的严重急性呼吸综合征(severe acute respiratory syndrome, SARS)疫情暴露了公共卫生体系存在的缺陷和不足。

为解决医疗体制改革的复杂性,2006 年国务院成立了一个跨部门小组,以促进医院改革的实施。2008 年,国务院对这一小组进行了重组,旨在协调所有利益相关者的医改工作,从省级政府到相关部委和行政部门。该领导小组由卫生部、财政部、人力资源部、国家发展改革委等 20 个部委的代表组成。各主要部委各自负责改革的具体部分,而其他理事机构的资源则用于更专门的方面。每个省都成立了一个地方医改团队,负责完成国务院的具体任务清单。自 2009 年以来,所有改革由一个直接向国务院医改办报告的专门单位协调,而非卫生部单独协调。该部门没有执行决定的能力,需依靠各部门自行执行。这些改革涉及大量管理机构,国家发改委以及财政部尤为关键。

不同部门之间有时会出现管理冲突。例如,卫生部负责城市地区的医疗保险,而民政部则管理包括基本医疗保险在内的弱势群体。同时,中国银行保险监督管理委员会的任务是鼓励私营健康保险市场的发展。

日常治理也非常复杂,例如公立医院的投资决策由卫生部以及国家发展和改革委员会共同负责。因此,公立医院可能会收到相互冲突的政策和法规。此外,政策执行还涉及许多其他机构:省级、区级和市级机关,劳动和社会保障局,卫生局和财政局。如此庞大的利益相关者显示出中国医院改革的复杂性。

综上所述,中国医疗体系改革的复杂性和多样性体现在其多层次的管理结构和各部门之间的协调挑战。未来的改革需要更有效的协调机制和更加统一的政策方向,以实现更高效、公平的医疗服务体系。

(二) 资金的演变

20 世纪 80 年代初,中央政府支付了 60% 的医院费用。1979—1991 年,政府在医疗机构引入了共同支付制度,旨在提供更高的灵活性以鼓励机构提高服务质量并使医务人员专业化。1992 年,卫生部发布正式文件,授予公立医院更大的自主权。国务院《关于医改的指示》第六条赋予公立医院有偿服务和盈利的权力,但要对其亏损和债务承担责任。他们必须自筹资金进行设备和基础设施投资以及员工的工资奖金。此外,他们还可以与私营公司建立合资企业,包括在公立医院内部设立营利部门。这一改革提高了医院的质量。

从那时起,中国的公立医院既表现出公司的特质,通过投资和定价来实现利润最大化,同时又像传统的公共结构一样受到管理。到 2003 年,中央政府的拨款已下降到医院开支的 8%。国家财政的减少被医药费和诊断费的收入所抵消。在中国,患者通常在医院门诊部而非私人诊所咨询医师,诊疗结束时提供处方。总费用包括诊疗价格和处方药价格,患者没有明确地可以选择不接受医师的处方。处方价格的变化弥补了医院中央资金的下降。

在中国最近的医改中,这种做法受到了质疑。目前,处方药费用约占医疗费用支出的一半,过度用药和高科技设备的过度使用被认为是医疗费用快速增长的原因之一。当前的医疗保健体系被认为既昂贵又复杂,超出了医学上的必要性。

1992 年改革后,一些医疗中心实行按服务付费。这些营利性机构将其业务重新定位到利润最高的医疗保健领域,不必提供公共服务任务,忽视了卫生预防计划,如流行病控制、健康教育和妇幼保健。

2003 年的 SARS 疫情突显了公立医院在公共卫生中的重要角色,金融自主性的负面影响也随之显现,导致了医疗业务和医院管理职能的明显分离。

尽管如此,2008 年医药产品的卫生支出仍占卫生总开支的 43%,而经济合作与发展组织国家的平均份额为 17%。人均医药费达到 574 元。2015 年,中国进行了近 4 000 万例手术,几乎占全球外科手术总数的 1/6。最大的手术比例在妇产科,其次是消化系统手术。1978—2011 年,人均卫生支出从 11 元人民币增长到 1 801 元人民币,增长了近 164 倍,而消费物价指数仅增长了 5.65 倍。这其中很大一部分资金用于高科技检测和不必要的药品。

到 2023 年,医疗支出的结构还在不断变化。政府继续推进医改,旨在通过减少过度医疗和提高公共卫生服务的质量来优化医疗资源的分配。新的改革措施包括引入更严格的处方药监管和提升基层医疗机构的服务能力,以期减少对高科技检测和昂贵药品的依赖。

综上所述,中国医疗体系的资金演变反映了从中央政府主导到更多依赖市场机制和自筹资金的转变。这一变化带来了医院管理和服务质量的提升,同时也引发了医疗费用增长和公共卫生角色淡化的问题。未来的改革需要在控制成本的同时,确保医疗服务的公平和质量。

(三)提高医疗质量,降低医院费用

20 世纪 80 年代,监管机构的主要目标是使医院能够获得技术并提高其质量水平。同时,其目的也是减轻医院支出资金的负担。三大系列改革的主要内容:①公立医院的财务自主权;②部分公立医院员工的管理自主权;③医师盈利的经济激励。

监管机构赋予公立医院财务自主权的一个影响是其在医疗实践中失去了一定的权威。医院可以自主管理资金、投资设备和基础设施,并制订员工的薪酬和奖金。这一自主权使医院在提供高质量医疗服务方面有了更多的灵活性,但也导致了过度诊断和处方等问题。

医院对其营利性活动拥有自主权,这部分活动的人员不受监管机构的管理和控制,导致了官方公布的工资和营利性活动的工资之间出现了差异。医务人员可以在不透明的基础上获得额外的福利,这会导致许多问题。追求利润可能成为头等大事,而之前这方面的考虑较少。医务人员的目标收益包括利润最大化的部分。

在公立医院,医师的薪酬待遇包括政府补贴,确保他们有固定收入,独立于其活动量。然而,固定收入通常较低,医师存在通过增加门诊次数、提供过度诊断或处方等方式来增加营利活动的动机。在这种情况下,医务人员和医院管理者都能从中受益,但也助长了贿赂和腐败现象。

截至 2023 年,尽管进行了多次改革,医疗费用的高企和医疗质量问题仍然存在。政府继续推行多项改革措施,以平衡质量和成本。例如,新的处方药监管政策和提升基层医疗机构的服务能力旨在减少过度医疗和昂贵药品的依赖。

四、私营卫生机构现况

(一)私营卫生机构发展历程

"私营"这个词,是指除了公立医院以外的所有医院结构,无论是通过合资企业、合作社还是私人机构,资本主要来自我国港澳台地区及其他国家。

1980 年以前,中国在法律上无法支持建立私立医院。自那以后,中国社会改革开放一系列制度为私立医院的设立带来了可能,并同时赋予公立医院一定的财务自主权。截至 2005 年,15.9% 的医疗机构登记为私人机构,其中大多数是专门机构。尽管如此,私立医院的平均规模远小于公立医院。2008 年,私立医院的平均住院床位数仅为

42 张,与公立医院平均 228 张床位数形成鲜明对比。

《2021 年我国卫生健康事业发展统计公报》显示,按所有制对医院进行分类时,医院中,公立医院 11 804 个,私立医院 24 766 个。公立医院床位占 71.4%,私立医院床位占 28.6%。2021 年总诊疗量中,医院 38.8 亿人次(占 45.8%),基层医疗卫生机构 42.5 亿人次(占 50.2%),其他医疗卫生机构 3.4 亿人次(占 4.0%)。2021 年公立医院诊疗人次 32.7 亿(占医院总诊疗人次的 84.2%),私立医院诊疗人次 6.1 亿(占医院总诊疗人次的 15.8%)。根据 2023 年的统计数据,全国共有公立医院约 1.2 万个,私立医院约 2.5 万个。公立医院床位占比为 70%,私立医院床位占比为 30%。2023 年总诊疗量中,医院总诊疗人次约为 40 亿人次,其中公立医院诊疗人次为 32 亿(占医院总诊疗人次的 80%),私立医院诊疗人次为 8 亿(占医院总诊疗人次的 20%)。

(二)私立医院发展现况

国家卫健委在各种场合表示要发展私营医疗机构。2017 年 5 月 3 日,国务院常务会议提出支持社会办医和健康旅游发展的措施,以满足群众多层次多样化健康需求。公立医院在其地理区域内基本处于垄断地位,公共资金的减少导致对医疗保健定价的放松管制。政府希望通过增加公立医院和私立医院之间的竞争来规范医疗价格。

在中国,"十二五"规划(2011—2015)和"十三五"规划(2016—2020)都强调了私立医院的发展。然而,与公共机构竞争的私立医院面临吸引高技能专业人员的困难,以及公众对无医疗记录和社区认可的新医疗机构的抵制。公立医院通过其高水平的设备和训练有素的人员,仍然在质量和可靠性方面占据优势。

难以招聘高技能专业人员是私立医院发展的主要障碍之一。公立医院的医师地位和福利,以及各种形式的额外工资,往往是医务人员向私人机构转移的阻碍。私立医院无法聘请到知名医师,只能聘用经验不足的年轻医师,这使得私立医院成为患者和专业人士的第二选择。例如,北京一家一级医院的知名医师透露,在私人机构工作可以改善他们目前困难的工作条件。在公立医院,他们必须面对工作时间的延长、过多的患者以及患者与医院工作人员之间的医患矛盾。然而,私立医院设施规模太小,无法吸引足够的患者,医疗设备也有限,专业环境缺乏足够的刺激和成长空间。招聘难是这些专业人士反复提到的主要原因。来自中国社会科学院的王震博士列举了 2012 年在深圳创建私立医院的例子。该医院是香港大学与深圳市之间的合作。2015 年,这家先进的医疗机构未能成功招聘所缺的医学职位,在 300 个全职职位中,还有 100 个职位有待填补,以至于该公司正在认真考虑将编制转为公共职位,以解决招聘问题。

另一个障碍是公共保险报销医疗费用的限制性条件。大部分患者只能通过公共保险支付医疗费用,这将很多人排除在私立医院之外。尽管在某些情况下,私立医院的部分费用可由公共卫生部门报销,但尚未普及这一措施。

截至目前,尽管政策支持和改革措施不断推进,私立医院在发展过程中仍面临诸多

挑战,包括吸引高技能专业人员和获得公共保险支持。未来需要进一步优化政策和提高医疗服务质量,以实现更为均衡的发展

(三)私营卫生机构监管和准监管环境

1. 新系列政策

自 2009 年以来,我国陆续出台了一系列新政策,旨在降低私人医疗机构的准入门槛,创造更充分的商业环境,提高其在医疗市场中的份额。2010 年发布的《关于进一步鼓励和引导社会资本参股医疗卫生机构的通知》促进和鼓励社会资本办私立医院,并降低了外资私营医疗机构的准入门槛。作为试点,一些地方政府取消了对公立医院的部分限制,如试行公立医院私有化。

2. 民营专科医院的示范连锁

目前,民营医疗市场已形成以民营专科医院连锁为基础的模式。私营部门主要提供口腔、眼科、整形外科和诊断实验室等医疗服务,这些专业领域容易市场化且利润较高。例如,安康市妇幼保健院在北京的高端妇幼保健市场占据了约一半的份额。2014年,美国华平投资集团投资了 1 亿美元支持安康市妇幼保健院扩建。

咨询公司罗兰贝格报告指出,外资医院连锁投资商、本地金融投资者、房地产公司和制药公司正在进入中国民营医院市场。其中,像上海复星制药集团这样的公司通过建立医院或参与公立医院私有化来拓宽其价值链。

3. 公共基金和私人医疗机构

在一些省市,私立医院可以直接获得补贴。需要注意的是,中国医疗体系具有分散结构。中央政府规定总体方向和目标,但各省、自治区、直辖市在执行中有很大的自主权。2023 年,国家卫健委和商务部在多个省份允许完全外资拥有的私立医院。

4. 私营卫生机构面临的挑战

未来,私营医疗机构需要发展的关键因素包括:①患者认识到私营医疗机构的可信度;②获得技能和声誉俱佳的医务人员;③充分纳入医疗保险计划。私营部门的发展基础是高水平的医疗保健质量,利润最大化不应影响其医疗质量。

尽管发展速度较慢,私营医疗机构正显示出显著的增长。根据国家卫健委的数据,2008—2014 年私立医院的患者就诊量增长了 12.5%,超过了公立医院 7.9% 的增长率。

自 20 世纪 80 年代以来,关于中国卫生体制的发展方向,始终存在两种观点。一种支持市场化,提倡市场自由主义以提高医疗质量和效率;另一种支持政府在卫生服务生产和分配中扮演重要角色,优先考虑公平问题以减少社会不平等。自 2013 年以来推行的改革极具市场化特征,期望市场在资源配置中起决定性作用。

在优惠政策的支持和政府的持续承诺下,私营部门有望实现迅速增长。这将给公立医院施加压力,促使其提高质量和运营效率,同时缓解三级公立医院的拥挤状况。

然而,收入不平等可能会使负担不起医疗保健服务的人口增多。一个行之有效的替代方案是提供通用的医疗保健服务,尽管这对社会而言成本较高,但可以避免市场在提供平等医疗服务方面的失灵。

第三节　公立医院绩效改革的原因

作为与医院发展战略相契合的关键点,绩效管理既是激励医护人员最重要和最有效的方式之一,也是医院与医护人员之间的利益交换方式和联系纽带。一套优良的绩效管理模式在人力资源管理方面具有多种作用。例如,用于人员调配工作、指导员工培训与能力开发、医院人力资源规划和配置等。毋庸置疑,它同时也是激励员工的重要杠杆,医院可以据此确定医护人员的薪酬、奖金支付标准、发放水平、核算方式等薪酬分配要素,从而充分调动员工的积极性和创造性。但是,存在缺陷的绩效管理也完全有可能偏离医院的发展战略,从而错误地激励员工的努力方向和努力成果。为避免这一问题,医院需要建立科学、透明的绩效评估体系,确保绩效管理与医院整体战略目标一致,从而真正发挥绩效管理的激励作用,提高医院的整体运营效率和医疗服务质量。

一、医疗环境现状

当前,我国改革持续深入,人民群众的物质生活水平不断提高,因此人们对自身健康的关注也越来越密切,对广大医院和医务卫生工作者的服务提出更高的要求:不仅要能提供及时有效的科学诊断并对症治疗,还要提供便利的公共交通、优雅的医院就诊服务环境、舒适的临床治疗服务过程和公开透明的医疗康复服务价格等。现如今,国内的健康医疗服务环境有以下几个主要特点。

(一) 医患矛盾突出

我国社会上经常出现医患关系紧张的局面。随着医患矛盾的日益突出,医疗纠纷甚至恶性事件频频出现,医务人员处于前所未有的心理压力中,患者对医务工作者的不满和不信任关系比例相对较高。由医患关系因素而引发的纠纷也很多,其中不少甚至演变成暴力事件,在很大程度上影响着社会的和谐稳定。频繁的故意伤害医务人员事件间接地反映了现阶段经济社会快速稳步发展的经济状况下医患之间存在的诸多矛盾,来医院检查就诊的患者往往存在各种顾虑,医师行医小心翼翼,医患关系双方往往缺少信任,这给社会稳定发展带来了较大的影响。现在医疗卫生服务行业正处于向上发展的阶段,公立医院必须坚持提高服务质量、完善绩效管理体制,才有可能具备向上发展的基础。

(二) 医疗卫生改革不断深化

回顾我国医疗卫生管理体制改革的发展历程,政府和医疗行业从业者一直在不断探索、艰难前行。2009 年新医改正式启动,到 2012 年 3 月国务院出台《"十二五"期间深化医药卫生体制改革规划及实施方案》等相关文件,标志着我国医药卫生体制改革开始向深水区迈进。同时,也充分表明了我国政府在着力解决中国医疗卫生管理体制改革中可能存在各种突出问题的重大战略决心和坚定信心。近年来,我国各界都就深化医疗卫生管理体制改革问题进行了思考、讨论,随后推行了取得较为显著成绩的"新医疗卫生体制改革"改革方案。

虽然我国医疗卫生管理体制改革已经取得了一定成果,但这仍然是一个具有普遍性的世界性重大难题。如果将一个发达国家的医疗卫生体制统称作"模式",那么"中国模式"就是符合国情、近现实、适应发展、惠及全体的"人道模式"。世界其他的国家为我国的医改提供了经验,而庞大复杂的中国医改工程在为中国建立和谐健康社会作出贡献的同时,也为全世界许多国家推进医疗卫生管理体制建设改革发展提供了宝贵的实践经验。

(三) 医疗服务机构人才竞争激烈

随着大量国外医疗机构涌入我国和国内医院产权制度的改革,民营企业资本进入医疗服务市场,医疗服务市场竞争正愈发激烈。医院用人管理机制变革引起卫生专业人才的快速流动。当前我国公立医院在医疗服务领域中仍处于垄断地位,但其中普遍存在用人管理机制单一、制度僵化等不可忽视的问题。在人才资源方面,人才储备在一定程度上已经满足不了医院的激烈竞争以及广大普通人民群众的优质医疗服务需求。因此,针对公立医院内部人事制度优化改革已势在必行。公立医院必须尽快改变传统混乱僵化的医院人事管理工作模式,提高公立医院成员人力资源综合管理水平和技术开发资源利用的合理程度,这样医院才能在激烈的医疗服务市场竞争中最终得以独立生存并健康蓬勃发展,才能更好地为广大患者提供优质医疗保健服务,最终建立"以患者为中心"的国家现代化综合服务型公立医疗机构。如何快速获取和有效培养高技术素质的医疗技术专业人才、医疗管理人才并有效留住他们,建立成熟、完善的医院人力资源绩效管理制度的创新探索是公立医院各级管理层应密切关注的重点。

二、医疗行业改革成效

回顾我国 30 多年的医疗体制改革发展历程,所取得的改革成效比较显著,这体现在多个重要方面:我国医疗卫生资源配置总量规模不断扩大、医疗卫生科技应用水平和技术进步不断加快、人民健康生活水平普遍得到较大程度提高、医疗卫生管理机构自身能力建设发展也更加迅猛。而我国的医疗卫生管理体制,在先后经历了"市场化"和"公益性回归"两次重大体制变革后,一些问题也愈加清晰、成熟了。

公立医院制度是当前我国完善医疗卫生服务体系的重要核心,公立医院制度改革自然而然就是当前我国推进医疗卫生关系体制结构改革的重中之重。总体而言,自新医改试点政策正式推行以来,国内各级公立医院改革试点工作正在有序推进。2012 年 8 月国务院医改办出台的《深化医药卫生体制改革三年总结报告》提到,三年来,开展全国公立医院体制改革创新试点的 10 个国家改革试点中,示范城市累计 17 个,省级改革试点示范城市累计 37 个,试点城市公立医院建设数量已超过 2 000 家。在医疗体制管理机制改革创新模式探索、便民惠民改革措施、多元化的办医服务格局等多个方面已初步积累了一定成效经验。公立医院制度改革目前取得的一些阶段性显著成效主要体现在以下几个方面。

(一) 确立了中国医疗卫生信息服务行业回归社会公益性的重要价值指导取向

在新医改政策的指引下,对于我国公立医疗行业改革发展的价值观和取向,全国社会各界已达成广泛共识,明确将公益性作为医院改革发展的首要目标。政府更是不断加大政策支持和资金投入力度,彰显了要促使我国公立医院改革回归基本公益性的重大决心。三年多以来,中央累计投入 630 多亿元,用于支持 3.3 万所县级人民医院和若干个城乡各类基层居民医疗卫生服务机构的建设与发展,各级人民政府也进一步不断加大专项资金投入,以确保改革目标的顺利实现。

(二) 建立起五大运行新机制

2009 年,国家九部委发布了《关于印发〈关于建立国家基本药物制度的实施意见〉的通知》,要求开始实施药品销售零差价政策,国家基本药物制度初步建立。到 2011 年底,这项改革重点任务便基本完成,我国建立了五大服务运行模式新机制,即公益性的服务管理体制、竞争性的用人管理机制、激励性的收益分配机制、规范性的医疗药品市场采购管理机制、长效性的风险补偿管理机制。在新机制的帮助下,基层医疗卫生服务机构"以药补医"的历史终于结束了。

(三) "看病难、看病贵"问题得到一定缓解

药价大幅度降低、看病报销增多,是三年以来基层卫生医改工作给人民百姓健康带来的最显著的成效。统计数据显示,2010 年以来,我国居民个人卫生服务支出占卫生服务总费用的比重由 2008 年的 40.4% 降到 2010 年的 35.5%。此外,2011 年全国城镇居民基本医保和新农合年度政府卫生补助收费标准提高了 1 倍,从 2008 年的每人每年 80 元增至 200 元(2012 年大幅提高到 240 元),这些都预示着"看病难、看病贵"问题已得到一定程度的缓解。

三、改革出现的问题

(一) 公立医院价值取向上的公平与效率失衡

公立医院价值观和取向上的严重失衡,是我国公立医院制度改革中最突出且备受社会关注的一个问题,也是新一轮医改的重点之一。现阶段,我国基层公立医院管理在

价值定位上出现了公平与管理效率的严重失衡,主要原因是缺乏公益性和未受限制的挑战。公立医院的医疗公益性主要体现在以下三个方面:一是公立医院提供的医疗服务质量应当高;二是医疗费用应当低廉,让每个中国公民都能承担得起;三是公立医院应当在不同行政区域和各个城乡间公平合理布局,提供便捷的医疗服务,使每个中国公民都能在一个可以被接受的就医路程和规定时间内快速获得所需的医疗保健服务。然而,目前我国公立医院在公益性方面的失衡问题具体表现为:人民群众基本医疗服务负担过重、就医时间成本高和医院地理位置可及性差以及医患关系恶化等三个方面。

1. 群众医疗费用负担过重

如今,人民群众的生活物质水平已经得到了显著提升,经济能力也显著增强,但广大人民群众,特别是贫困基层群体,在面对各类疾病时的抵御能力依然十分脆弱。看病贵、看不起的问题依然受到我国广大人民的深切关注。目前,我国人民群众基本医疗负担过重是承受费用高和保障低双向作用的结果。

2. 就医时间长和地理可及性较差

患者住院就医时间长和医院地理位置可及性差是"看病难"的两个主要表现,这也是我国医疗体制改革中公立医院回归公益性的关键挑战之一。就医时间和地理可及性是从患者就医便捷性的角度考虑的。

从时间便捷性来看,"看病难"主要出现在大城市、大医院里。随着人民群众对医疗服务质量要求的提高,优质医疗资源集中在大医院,导致供需矛盾突出。尤其是专家号,往往需要提前预约,患者为了获得优质的医疗服务,不得不付出更多的时间和精力。

从路程便捷性来看,"看病难"的问题主要存在于我国中西部一些偏远城镇和农村山区。这些地区由于经济落后、地广人稀,导致医疗资源匮乏、交通不便。虽然随着我国经济、交通和现代健康医疗的发展,这一社会现象已经得到了极大程度的改善,但事实上,基础医疗和高等教育资源匮乏,当地居民仍然需要付出较大代价才能得到满意的医疗服务,并且可能还要花费较长的时间才能得到有效诊疗。

(二)公立医院外部环境中的公平与效率失衡

政府干预与市场竞争机制的调节是影响公立医院公平与医疗服务效率的两个重要外部因素。对于政府的政策干预而言,公立医院卫生管理机构运行的基本服务目标是为公民提供基本均等化的公共医疗卫生服务,以促进社会公平。而对于医疗市场而言,医院运行的目标是通过提供有差别的服务来体现市场经济规律,最大限度地提高经济效率。这种矛盾导致公立医院的经营管理者面临困境,同时政府政策干预与市场调节也未能充分发挥各自的作用。总之,我国政府的行业政策干预与市场环境竞争机制仍需进一步完善。

1. 政府政策环境不协调

政府的公共政策与经济环境的不协调主要体现在"给政策不给钱"的补偿机制与强

调"公益性"的目标政策之间的矛盾。一方面,为引导公立医院适应当前市场环境,推动医院改革其管理运作模式,提高管理效率,政府将公共性和综合性的医疗卫生管理服务体系作为医改的主要方向,明确了"给政策不给钱"的方针。全国卫生服务总费用中,政府直接投入的费用在 2000 年已不足 15.5%,尽管新医改后有所回升,但到 2010 年,这一支出也仅占 28.7%,远低于许多发达国家和部分发展中国家。另一方面,2004 年医改的相关政策开始"变奏"以后,政府再次强调公立医院要严格依法履行其社会职能,坚持公益服务性质,维护城乡居民医疗公平,为广大群众提供"安全、有效、方便、价廉"的医疗卫生服务。在医药收费方面,政府提出了"逐步取消药品加成""基本药物零差率销售""降低药品和大型医用设备检查治疗价格"等具体措施,以阻断公立医院旧有的不合理收入渠道,推动公立医院回归非营利性的公益性质。

这两方面政策虽体现了政府对公立医院改革的美好初衷,但由于现阶段公共医疗卫生服务领域投资的主体较为单一,政府的补偿能力不足,公立医院难以在非营利性的市场运作模式下生存发展,因此,这两方面的因素必然将公立医院在追求公平和提高服务效率之间陷入困境。公立医院的定位和社会公众形象等方面不协调,结果只能是公平和效率都难以得到保障。

2. 市场竞争环境不完善

随着我国市场化经济改革的不断深入,公立医院的市场化程度也越来越高。当前我国处在市场经济的转轨发展阶段,市场经济医疗体制的社会环境还不是很完善。公立医院提供的服务是准公共产品,其运行机制与企业不同,使得公立医院在市场中的竞争力相对较弱。一方面,与公立医院相比,我国民营医疗机构的发展速度较为滞后,缺乏市场竞争的发展基础,在发展过程中仍面临诸多挑战。医疗人才短缺、国家税收政策、审批手续繁琐等客观因素束缚了民营医疗机构的进一步发展。公立医院的市场垄断地位,使得民营医疗机构举步维艰,医疗领域内有效、公平的竞争机制难以形成,行业内无法产生竞争动力。

另一方面,客观差距在公立医院之间普遍存在,公立医院之间难以真正从根本上形成平等、有序的市场竞争活动机制。我国现有的公立医院分级制度将公立医院按功能、任务不同分为一、二、三级,三级医院分工协作。等级较低的医院主要负责常规病、多发病,以便捷为主,对医疗设备技术的要求相对较低;等级较高的医院则主要负责治疗疑难杂症,因此对于医疗设备和技术的要求相对较高,但较少需要考虑便捷等因素。如此设置医疗卫生体系有利于加快城乡一体化医疗服务网络的建设,也同样有利于患者充分利用卫生医疗资源,但也导致不同医疗等级的公立医院之间在专业医疗技术人员、资源、设备上的差距。这种差距使得公立医院之间的平等竞争难以形现,大型医院人满为患,小型医院则难以持续发展和维持生存。在当前市场竞争和发展环境尚不完善的情况下,公立医院往往缺乏发展和竞争的动力,缺乏提高服务质量和运营效率的能动性,公立医院提供的医疗卫生和服务的公平与效率都较难实现。

3. 公立医院自身运作中的公平与效率失衡

目前,公立医院所处的发展环境正在发生巨大的社会性变化,要在不断更新的政策环境中努力谋求更好的发展,不仅要依靠政府及其他行政管理部门管办政策的不断革新,还需要医院加快改革内部运行机制以与医院改革的目标要求相匹配。否则,不仅医院内部可能无法真正达到改革的目标,反而会在内部产生一系列混乱,造成公平与效率的基本结构出现严重失衡。目前我国公立医院运营管理过程中存在的问题具体表现为:医院运行管理决策执行能力存在过失、运营管理成本虚高和人事问题等几个方面。

(1)管理决策过失。公立医院的掌舵者是医院的管理和决策层,他们指挥着整个公立医院的整体运行和发展方向,一旦他们所作的管理决策有所过失,改革必然难以成功。然而,现实中大多数医院的管理决策过错和失误是难以避免的。首要原因是医院管理目标与医改的目标不匹配。一些专家认为公立医院从改革决策过程中开始就偏离"公益性"经济体制改革的目标,在不合理的决策引导下,包括计划、组织、执行和风险控制在内的整个过程都步步偏离"公益性"和科学发展观的要求。第二个原因是短视效应。目前,有的医院决策层过度重视自身在医院任职期间的短期收益,哪些项目最有可能在短短的时间内取得显著的效益就开发哪些项目,致使医院持续发展缺乏长期健康的坚强后劲和动力。第三,"寻租"心理和行为存在。即国有企业改革过程中隐藏的管理者的种种不当行为也有极大的可能在公立医院的改革中再次出现。公立医院内部的部分管理决策者作为既得利益者,可能会为了维护自身利益而不愿让医院真正回归公益性,这种寻租心理和行为的存在,很可能将医院管理引向偏离"公益性"的轨道。

(2)运行成本虚高。由于政府补偿资金不足,公立医院不得不将经济效益作为重要因素考虑。经济效益是指医院的收入与成本之差。许多公立医院对收入十分重视,对成本控制却关注得很少,这就造成了一些公立医院的运营费用和管理费用成本虚高。这不仅严重影响了医院的经济效益,也给地方政府和广大群众带来了巨大的经济压力。一是过高的管理费用。目前我国公立医院内部人员管理系统庞大繁杂,冗员过多,不仅造成人员职能交叉、责任推诿、效率低下等一系列问题,同时也直接增加了医院的管理费用,进而推高了公立医院运行的总管理成本。二是医疗资源浪费严重。我国各级公立医院在内部管理运行中普遍存在医疗设备物资保管不善、医疗仪器设备维护不力等问题,这无疑增加了运营成本。三是会计信息失真。当前公立医院普遍缺乏对成本信息收集的重视,信息管理操作不规范,导致成本信息收集分析缺乏完整性、准确性和及时性。失真的会计信息不仅影响管理质量和服务效率,还可能误导相关医疗服务定价,造成医疗卫生定价标准虚高,损害社会利益。

(3)人事问题突出。人力资源是推动公立医疗卫生服务事业持续健康发展的重要因素之一,也是公立医院改革的重点。目前我国公立医院人力资源管理还主要存在以下问题:一是专业医务人员工作热情和劳动积极性不足,效率低下,难以满足新医改回归"公益性"的要求。这种个人或局部的不良风气一旦蔓延,就会影响改革成效,并难以得到广大基层人民群众的普遍认同。二是医疗人才队伍不稳定。新医改"医药分离""药品零加成"的正式实施等,间接性地导致许多公立医院的医疗收入大幅下降,也间接导致许多公立医院的医疗资源缺乏足够的财力吸引和留住优秀人才,人才流失现象严重。三是公立医院人才配置错位。目前公立医院在人才队伍建设上存在问题。例如,重视引进人才、轻视自身人才,重视优秀人才的确立、轻视优秀人才培养和教育使用,重视学历、轻视临床经验和工作实践能力等问题,导致医院临床人才短缺,乱使用人才的现象频繁发生,不仅严重浪费了医院人力资源,也不利于人才自身的发展。四是部分医务人员医德滑坡。"以患者为中心"的医疗服务理念不够,不仅严重影响医务人员队伍的整体形象,也会引起社会公众不满,使得医患关系继续恶化,医患服务纠纷等各类事件攀升。

四、公立医院绩效管理存在问题

从近年来我国公立医院对绩效管理改革的进程可以看出,大多数公立医院在绩效管理方面的探索和绩效管理实践工作起步较晚,至今许多公立医院还处于探索阶段,改革实施效果好的公立医院并不多。一般公立医院由我国各级政府主管部门举办,而医院的绩效管理要依照政府的一些绩效管理章程、部门规章和行业标准,这主要是因为公立医院自己通常没有足够明确的绩效管理的章程、绩效管理的目标和一套科学的绩效管理方法和系统。

一些医院混淆了医院绩效考核与绩效管理的概念。它们仅仅实施绩效考核,并将实际考核结果直接作为员工基本工资或其他奖金福利分配的主要依据。有些医院目前正在实施的各项绩效考核管理办法显得零散,既不系统也不科学。

(一)医院层面

1. 绩效考核的目标过度逐利,公益性弱化

目前,公立医院的绩效管理中最大的难题就是如何处理公立医院工作人员的积极性与绩效管理回归公益性之间的关系。在医疗行业市场化和改革的十余年进程里,公立医院为了自身的生存和发展,比较重视追求经济效益指标,从而忽视公益性的现象时常发生。在我国医疗卫生行业改革的进程中,医院、患者、政府三方的利益影响着国家政策的制定和实施。如果处理不好这三者之间的关系,矛盾就会更难以化解和平衡。事实上,公立医院对绩效的管理与私立企业对绩效的管理本质是不同的,企业进行绩效管理的目的是获取经济效益,而公立医院要将最大化追求社会效益、提供公共医疗服务作为宗旨。两者有不同的绩效管理评价和标准,财务出现亏损的公立医院虽然有可能是一家好医院,但是财务亏损的企业通常来说不是好的企业。企业先进的市场化绩效控制和管理的思想、办法和经验值得我们借鉴,但并不是不分青红皂白地照搬,特别是在绩效管理制度体系设计的基本原则和目标上,公立医院必须与企业有着严格的评价

标准区别。

2. 绩效控制管理的基本认识普及程度存在不足,实施绩效管理的氛围不足

如前文所说,我国公立医院的绩效管理研究起步较晚。因此,目前为止仍然存在许多的认识误区。例如,把对绩效考核的管理等同于对医院绩效的管理,认为只要是实施了一项绩效考核就直接完成了对绩效的管理;一些公立医院认为绩效考核是人力资源管理部门的工作,没有将其当作改善医院运营的重要工作,导致绩效考核时各部门相互配合程度不高,敷衍应付,绩效考核浮于表面,逐渐流于形式。部分公立医院认为绩效考核的指标往往是由公立医院自上而下地设定的,固定且具有一定的权威性,在这种情况下员工只是被动地接收,缺乏参与性与工作积极性;也有的认为医院的绩效考核本身就是对经济效益相关指标的考核,使得与患者利益相关的医疗服务水平和对医疗服务质量的绩效考核所占的比例相对较小,导致公立医院逐渐地偏离了公益性。

综上所述,医院管理决策层对于绩效管理认知的方向性偏差直接导致医院绩效管理设计的方向性错误,而医院执行层与基层员工对于绩效管理认知的方向性偏差将会直接影响其工作的积极性,使得绩效管理过程中缺乏必要的管理实施氛围,并且直接影响其管理实施的效果,使绩效的管理过程失去了原本的绩效激励引导作用。

3. 绩效管理体系不完整,各个管理环节的实施不科学

绩效管理是一个长期且持续不断的过程,包括绩效管理计划、绩效风险控制、绩效评估和绩效反馈四个绩效管理环节,其中基础环节是岗位绩效分析与岗位绩效评价。从现行的我国公立医院的绩效分析与管理体系来看,绝大多数公立医院绩效管理的方法和系统既不科学也不完整,过于关注结果而忽视管理的方法和过程。同时,割裂了绩效管理所包含的四个环节,常常只是实施了绩效考核,而忽视其他重要环节;有些大型医院即便实施了其他的环节,但由于方法不科学,使得其实施效果大打折扣。

4. 绩效管理的内容繁多,缺乏绩效信息管理技术支持

客观、高效的公立医院绩效管理信息系统离不开技术的开发和支持。如今,我国大部分公立医院重视信息化建设,许多公立医院都配备有一套功能完备的医院信息管理系统,例如医院信息系统(hospital information system,HIS)、影像分析报告和数据传送信息管理系统(picture archiving and communication system,PACS)、检验信息管理系统(laboratory information management system,LIMS)以及电子病历管理系统等。然而公立医院绩效管理的信息系统受到重视并成功构建的公立医院却少之又少,大部分公立医院在管理绩效考核和综合质量评价的工作过程中仍然采用半手工的形式。这种模式导致了绩效考核数据的不客观、计算过程复杂、统计分析缺乏深度等。为了实现科学、合理、公平的公立医院绩效管理,公立医院对绩效管理信息系统的技术支持十分必要,且需要更多的公立医院自己努力去构建。

(二)政府层面

目前,政府对现有公立医院的绩效控制力和公益性的约束力都不强。政府主管部门监控不到位,政府投入不够,是公立医院偏离公益性的重要原因之一。问题具体表现在公立医院的绩效管理上,有以下两个主要方面。第一,政府的责任承担主体地位不明确。从各级人民政府的角度来看,作为现有公立医院的合法所有者,推动公立医院的绩效控制和管理改革、完善相关机制,以及保障其公益性,是各级人民政府自身提升绩效的目标之一。然而,目前各级人民政府并未将公立医院的绩效管理纳入其绩效考核的范围,从而使公立医院在其绩效管理上往往不受政府的监管,也缺乏公益性约束。第二,规范性的政策法规尚未进一步出台。各级人民政府虽然已经先后出台一系列的政策文件明确指示了公立医院绩效管理改革的相关总体政策要求与实施方向,但具体的绩效管理改革政策路线与实施办法尚未完全明确和具体化,这使得现有的公立医院在绩效管理实践中往往缺乏必要的政策依据,容易产生公益性偏离问题。

(三) 社会层面

社会的舆论监督机制在公立医院绩效管理领域尚不健全和完善。随着群众监督意识的日益增强以及现代网络信息技术的迅猛发展,我国公民对舆论监督的重要性和作用愈发重视。但是目前很少能看到有公立医院将自己对绩效的管理完全地置于人民群众的舆论监督之下。医院既是外部绩效管理的实施主体,又是绩效评价的主体,却尚未建立起完善的外部绩效评价机制。事实上,人民群众作为医院绩效管理服务的主要利益直接相关者,他们的舆论监督参与可以对公立医院的绩效管理产生积极的影响。此外,与医院利益无直接关联的医院专业研究者,也可以为公立医院绩效管理的实施过程及评价结果提供更加专业的分析和评价,使得公立医院绩效管理更加科学。

五、公立医院绩效管理改革的意义

(一) 有助于公立医院端正目标,回归公益性初心

根据我国卫生部门卫生医疗服务状况的调查结果数据,全国约一半的成人选择有病不去医院就诊,将近 1/3 的人认为看病费用高。人民群众有病不愿意就诊、不敢去医院医治,归根结底是医疗体制市场化和改革过程中可能存在的结构性问题,造成公立医院的市场化和集体创收冲动。

在当前的市场环境下,公立医院绩效管理在配套法律和政策不健全、监管制度不规范、行业垄断等挑战中寻求发展。为了有效弥补地方政府逐渐减少的财政专项补助,提高员工的积极性,大部分公立医院管理人员实施了以医院经济效益为重点,以员工增加收入、提高效益为主要目的的市场化绩效管理制度。虽然这种模式为公立医院带来了经济收益,但在"创收挂钩考核指标,考核指标决定个人收入"的利益驱动下,公立医院逐渐脱离公益性轨道。让医务工作者在其医德与经济利益面前选择,医院环境不断恶化,"大处方、大检查"现象成为常态,由此带来的社会医患矛盾不断激化和加剧,民众对医护人员和医院的满意度明显下降。医院和个人行为规范可以通过绩效管理实现,

正确分解与细化绩效考核指标与权重可以推动医院和个人目标的正确实现。因此,实施有效的医院绩效管理,有助于公立医院管理层和员工树立正确的目标和观念,形成"帮助个体做出正确行为、个人帮助组织实现正确目标"的统一绩效整体,回归公立医院的公益性本质。

(二)有助于公立医院提高质量与效率

医院的运营中,每位员工的公共医疗和服务输出至关重要。因此,医院的组织管理绩效也同样是由医护人员的个人绩效决定的。公立医院若想提升服务质量与效率,就必须有限度地提高医院员工对其工作行为和结果进行管理,以提升整体服务质量与效率。要达到这个目的,就要通过对医院员工行为进行激励和合理约束,引导其有效行为,以更好地达到医院整体质效的提升。

激励,即组织通过满足员工需求,促使他们以高水准的努力工作实现组织目标。而约束,就是组织以明确禁止性的规范措施作为底线,限制个体的工作阻碍组织目标的实现,它们都是个体和组织在所处的环境相互作用的必然结果。公立医院员工作为"复杂人",不同的个体在不同的时期和不同的环境中会有差异化的需求,但以努力工作获取合理的劳动报酬的需求却是大部分公立医院员工对生存和安全心理需要的必然内在要求,只有员工满足了这些低层次的需要后,才会逐渐产生对自我目标实现的需求与向往。在笔者看来,激励比约束更重要,更能充分激发医院员工积极实现组织要求和目标的主动和积极性,而大部分的公立医院虽然认识到满足员工在薪资等物质上的需求是非常有效激励的方法,但在不断地探索生存、发展新的管理方式和探索医院管理新发展思路的实践过程中,为了解决当前管理体制下公立医院人员参加工作的积极性不高,医疗服务数量和医疗质量不符合需要等管理问题,公立医院简单直接地将绩效考核结果与员工个人的收入直接挂钩,陷入了以高薪吸引优秀员工、以有效利用高薪帮助员工提高效率的管理误区,引发了公立医院对创收的需求,导致将公立医院提高绩效的目标逐渐地倾向于经济效益,忽略了社会效益。

虽然绩效工资是一种激励个体员工的有效手段和举措,但是由于缺少科学有效的医院绩效管理体系制度作为其支撑,孤立的绩效管理工资制度不仅难以有效保证公立医院持续培养和提高员工的积极性,还很有可能使其成为个人利用绩效管理创收、增加福利待遇的员工福利洼地,反将严重阻碍公立医院的提质增量和提效,甚至严重歪曲公立医院原本的绩效管理目标使命和改革初衷。而科学的公立医院绩效薪资管理制度作为一种将组织的绩效管理和个体员工的绩效管理相互交叉结合的绩效管理体系,是通过组织与员工个人共同研究制订并组织实施的绩效管理计划,继而对绩效计划实施的结果及时进行绩效评估和及时反馈,以最终达到能够帮助员工个人进一步提高绩效水平、保证帮助组织有效实现目标的绩效管理过程。在这个管理体系中,绩效工资只是其中的一个环节,虽然对于员工可以产生最直接的作用,具备巨大的吸引力,但仍然由与公立医院正确的组织总体目标相关联的医院绩效管理指标所决定。绩效指标需要充分综合考虑员工的参与度、绩效结果的应用和绩效激励约束的作用等因素,以确保医院总体目标的实现。因此,科学的医院绩效指标和管理体系的建设,有助于引导和激励医院员工为促进公立医院的提质增量提效、实现正确的医院组织总体目标而努力。

(三)有助公立医院优化管理

我国大部分公立医院在其改革过程中迅速发展,提高了服务、技能、公共管理和盈利水平,但是科学的经营管理机制的缺失导致了公立医院的功能定位不清,体制保守,各项社会效益和服务质量严重滞后;监管和体制的不完善,使得部分医院和医疗机构部分人员存在利用公共资源谋取私利的现象,过分追求个人利益,从而偏离了公立医院作为公共服务机构的基本价值和取向,扭曲了方向和初衷。为了矫正这种不健康的公立医院发展战略方向和运营的模式,2009 年国家医改实施方案明确要求,公立医院必须要针对性地进行其管理体制、运行机制和公共服务监管机制的改革,强调要严格实行公立医院绩效工资制度。

综上所述,笔者个人认为医院要构建功能明确、运行高效、治理完善、监管有力的管理体制和运行机制,必须以建设高效科学的医院绩效过程管理体系作为其深化改革的方向和重点,发挥医院绩效管理的最大作用。其措施包括:将医院绩效管理过程和医院人力资源管理结合,利用绩效结果进行改进、员工激励、薪酬设计和选聘晋升;将运营的绩效结果管理和医院的财务管理指标相结合,利用医院的绩效结果管理指标和运营绩效结果管理推动医院的成本控制管理和医院预算管理水平提升,科学配置医疗资源;将绩效管理和后勤物资的管理指标相结合,运营的绩效结果管理指标和考核绩效结果能够降低医院建设和运行的成本、减轻群众的就医负担、提高医院的经营水平;将绩效管理和医疗服务流程管理指标相结合,改进门诊、急诊、住院等医疗服务流程,提高病患的满意度,减轻员工工作的负担。总之,绩效结果管理是我国各级公立医院加强和优化各项管理的有效渠道。而在目前起步阶段,医院要保证高绩效和可持续发展,就要有效执行正确的绩效管理战略发展方向。为此,可以将医院所发挥的绩效结果管理、运营绩效结果、工资制度的协同与效用相结合作为现阶段改革探索的一个重要突破口。

(彭理斌,曹琦,叶明刚,葛唯唯)

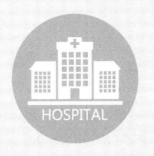

第二章
全面绩效管理理论

    公立医院全面绩效改革是当前医药卫生体制改革的重要组成部分，旨在提升医院的管理水平、医疗服务质量和运营效率，同时调动医务人员的积极性，促进医院的可持续发展。

    随着医药卫生体制改革的深入推进，公立医院面临着前所未有的机遇与挑战。在市场竞争日益激烈和医改不断深化的背景下，公立医院必须提升自身的竞争力，优化内部管理，而构建一套科学、有效的绩效考核体系成为关键。此外，人民群众对医疗服务的需求不断提高，也要求公立医院在服务质量、运营效率等方面做出改进。

    因此，医院需要不断创新绩效考核机制和方法，加强内部管理和人才培养，提高医疗服务质量和运营效率，为人民群众提供更加优质、高效、便捷的医疗服务。

第一节　绩效与绩效管理

绩效评估与管理已成为公共行政管理中最突出、最相关的研究问题之一。在过去的几十年中，有关于绩效的知识体系有了很大的发展。

绩效到底是什么？这是一个看似简单的问题，但并非如此，如果要实施成功的绩效管理系统，此问题的答案绝对是关键。

绩效在于行为和结果，绩效是两件事的结合：行为和行动（员工做什么）以及结果和产品（员工行为的结果）（图2-1）。

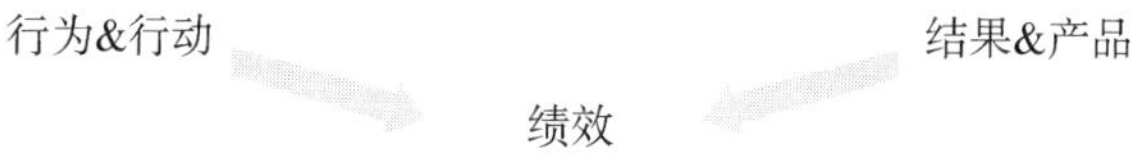

行为&行动　　　　　　　　　　　　　　　　结果&产品

绩效

图2-1　绩效在于行为和结果

如果员工分配了足够的有效时间来准备重要的客户陈述（行为），则客户会感到满意（结果）；反过来，如果客户满意（结果），这将成为将来员工继续为客户演示分配足够时间（行为）的激励因素。因此，行为和结果会形成一个良性和自我强化的循环，共同构成绩效。

本文将行为和结果的两个特征标记为"绩效"：

绩效是评估性的，这意味着可以将其视为对个人和组织有效性的负面、中性或正面评价。换句话说，这些行为和结果的价值可以根据它们对实现个人、单位和组织目标作出贡献的程度而有所不同。绩效是多维的，这意味着有许多不同类型的行为和结果可以促进或阻碍组织目标的实现。

将绩效定义为行为，即"对工作单位中其他人有效性的贡献"的行为。这组行为可以这样定义：与组织外的其他人一起工作，以提高其有效性；共享信息和资源；建立有效的工作关系；建立共识；建设性地处理冲突。可以通过使用显示各种能力水平的锚的量表来衡量对工作单位中其他人员的有效性贡献。

将绩效定义为结果。举例来说，以一个销售人员为例，其工作包括拜访客户以向他们提供新产品或服务。销售人员的主管回到了办公室，没有机会直接观察销售人员的行为。在这种情况下，销售量可以用作绩效指标。换句话说，主管假设销售人员能够产生较高的销售数字，那么销售人员可能绩效较高。

一、绩效的定义

绩效通常仅根据产出（即量化目标的实现）来定义。但是，绩效不仅关系到人们取得的成就,而且还关系到他们如何取得成就,可以是通过良好的行为,以及有效使用所需的知识、技能和能力。"绩效"是一个复杂的概念,可以从不同角度进行描述。首先,它是生产过程的结果,生产过程中的投入通过活动转化为产出,最后产生各种结果。通俗地讲,绩效是指员工在工作场所的行为方式以及他们履行应负的工作职责的程度。此外,绩效可以看作是某些公共价值的实现。通常,绩效与"3E"(经济性、效率、有效性)相关,同时绩效也与公平相关。"处理"绩效意味着首先要对其进行衡量,其次要采取行动来提高绩效。衡量绩效与评估有关的计划或已实现的绩效特定信息有关,为此通常会确定一套绩效指标。

绩效评估涉及绩效指标的度量,这些绩效指标被组织的决策者认为是具有广泛意义的且具有强相关性的。绩效管理可以看作是将绩效评估结果用于管理目的的一种特殊方式,如用于计划和控制。绩效指标目标数量与实际数量之间的差异分析是绩效管理的主要内容。

绩效衡量和管理在私营企业和公共部门都是一个重要问题,而且对于公共部门它要复杂得多,因为其绩效还涵盖了许多外部因素和影响。例如,有关特定目标群体的特定政策。从广义上看,公共部门不仅涵盖核心政府和各个公共部门组织中的活动和服务,而且涵盖公共部门以外组织提供但受到部分监管和管制的服务和活动。

二、影响绩效的因素

个体差异如何影响绩效。能力、特征和知识、技能之间的重要区别在于知识和技能更具延展性,这意味着它们更易于改变(图 2-2)。通常将导致不同水平的表现且难以延展的个体差异称为特质。例如,智力和个性被认为是特质,因为它们相当稳定。知识和技能影响绩效,除了管理时间进行认真练习,也要保持刻意练习。刻意练习不同于常规练习,是每周加时工作几个小时。在所有领域中,表现最好的人每天都要坚持不懈地、有意识地去刻意练习。

绩效还取决于员工周围的状况。例如,人力资源政策和实践会对员工绩效产生重要影响。在一家人力资源职能不强的公司工作,这意味着随着技能的过时,绩效迟早会受到影响。一个关键问题是,员工将做的事情与最大绩效(员工可做的事情)之间的关系非常薄弱。大多数组织对员工定期执行的操作更感兴趣,而不是在观察和评估执行后的短时间内员工会做什么。简而言之,绩效观察和测量的时间也会影响观察到的绩效水平。资源和执行机会也是重要的背景问题。某些员工获得的资源和机会少于其他员工,尽管员工具有相同水平的能力和其他特质以及知识和技能,但不等量的机会将直接影响其绩效。

三、绩效管理的定义

绩效管理可以定义为通过开发个人和团队绩效来改善组织绩效的系统过程。通过

知识和技能：智力、个性、动机倾向、身体特征和能力、与工作相关的知识和技能、态度和可变的激励状态

能力和其他特征：有关给定任务的要求、标签、原则和目标的信息；程序知识，这是知道该怎么做以及如何去做的结合，包括认知、身体、感知、运动和人际交往能力

相关问题：人力资源政策和程序（如薪酬制度）、管理层和同事的领导力、组织文化、有关绩效时间和时间安排的问题以及给予员工绩效的资源和机会

绩效

图 2-2 影响绩效的因素

计划中的目标、标准和能力要求，商定框架内的理解和管理绩效，这是组织、团队和个人获得更好结果的一种方式。存在建立关于要达成的目标的共有理解的过程，以及以增加短期和长期实现目标的可能性的方式来管理和发展人员的过程。

四、绩效管理的目标

绩效管理的总体目标是建立一种高效的文化。在这种文化中，个人和团队在有效领导层提供的框架内，负责持续改进业务流程以及自身的技能与贡献。它的主要目的是通过明确目标来使人们专注于做正确的事情。具体而言，绩效管理旨在使个人目标与组织目标保持一致，并确保个人维护公司的核心价值。它提供了根据角色责任和问责制（预期要做）、技能（预期有）和行为（预期有）来定义和商定的期望。目的是提高人们满足和超越期望的能力，并充分发挥其潜力，为自己和组织谋福利。重要的是，绩效管理关系到确保人们获得发展和改进所需的支持和指导。

五、绩效管理的特征

绩效管理是一个经过精心规划的过程，其要素包括协商、衡量、反馈、积极强化和对

话。它关注于以完成绩效的形式衡量产出,并与以目标表示的期望进行比较。在这方面,绩效管理侧重于目标、标准和绩效指标。它基于员工角色要求、目标和绩效改进以及个人发展计划展开。它为有关绩效的持续对话提供了条件,其中包括根据目标、要求和计划对取得的成就进行联合和持续审查。此外,绩效管理也与投入和价值有关。输入是产生预期结果所需的知识、技能和行为。通过定义这些要求,并评估个体在有效运用知识、技能以及践行社会主义核心价值观方面所展现的绩效水平,可以确定个人发展的需求。

六、绩效管理关注问题

绩效管理须关注以下问题:①关注输出(达到的结果)、结果(对绩效的影响)、过程和输入(知识技能);②关注计划的重要性;③关注绩效衡量与现实目标审查;④关注持续的发展与改进;⑤关注相关方及其沟通;⑥关注公平公正与透明度。

七、绩效管理流程

1. 绩效管理循环

绩效管理是一个自然的管理过程。根据它的定义,其基本活动可以概括为以下四点:①计划:决定做什么以及如何做;②行动:实施计划所需的工作;③监督:对正在进行的工作进行连续检查并评估结果,以评估实施计划的进度;④审查:考虑已取得的成就,并根据此成果确定需要做的事情以及如果绩效与计划不符则需要采取的任何纠正措施。

绩效管理可以描述为一个连续的自我更新周期,如图 2-3 所示,该周期遵循计划—行动—监督—审查,说明了在此周期中执行的过程顺序以及可能的结果。

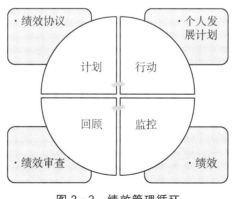

图 2-3 绩效管理循环

2. 绩效管理顺序

绩效管理顺序如图 2-4 所示。

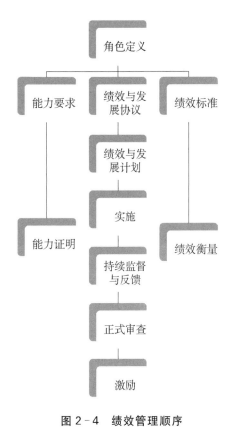

图 2-4　绩效管理顺序

（1）角色定义：商定了在关键结果领域的角色和能力要求。

（2）绩效协议：定义了期望个人必须以目标形式实现什么，如何度量绩效以及达成期望结果所需要的能力。

（3）绩效改善计划：阐明了在必要时个人应该采取哪些措施来改善其绩效。

（4）个人发展计划：其中规定了人们应采取的行动，以发展其知识和技能，并提高其能力水平。

（5）全年管理绩效：在个人继续日常工作和计划的学习活动时，应采取措施实施绩效协议、绩效改进以及个人发展计划。它包括提供绩效反馈、进行非正式进度审查、更新目标以及在必要时处理绩效问题的连续过程。

（6）绩效审查：这是正式的评估阶段，在此期间对绩效进行评估，涵盖成就、进度和问题，以此作为持续周期下一部分的基础；修订后的绩效协议以及绩效改进和个人发展计划。同时，绩效评估还可能涉及评级工作。

绩效管理作为整个工作环节的基础，是从低绩效由培训或辅导提升为高绩效，在达到高绩效后以财务、非财务或表彰等形式来加强认可。

八、绩效管理涉及人员

有四类人对绩效管理的成功至关重要：高层管理人员、一线管理层、雇员和人力资源专家。

1. 高层管理人员

高层管理人员带头，设定方向并充当榜样，定义和执行与绩效相关的核心价值。他们的工作是说服所有人，坚信绩效管理在实现业务目标中起着关键作用。他们必须通过实际行动证明绩效管理确实与管理业务有关；必须向下属说明，只有认真对待绩效管理并使用其流程以提供更好的结果，他们的绩效才是可以被接受的。高级管理人员的责任是培养一种高效的文化，这意味着确保传达出一种清晰的使命感，即以价值观为基础的一种文化，用以表达组织的本质及其与客户和员工的关系。

企业的战略目标与其部门和各级员工的战略目标之间存在清晰的视野。

定义成功、核心目标和绩效改进，并传达给每个人。告知每个人实现目标的进展以及如果绩效未达到预期水平该怎么做；发挥凝聚力，使人们对持续改进的重要意识抱有共同信念。

2. 一线管理层

一线管理层或领导层在实施和制订人力资源政策和实践方面发挥着关键作用,他们正是"将政策付诸实践"的关键力量。在设计和优化绩效管理中,一个重要的考虑因素是如何获得他们的认同,并确保他们掌握必要技能,来有效实现管理目标。

(1)高层表率:高层管理人员在实施绩效管理中起着至关重要的作用。

(2)沟通:仅仅告诉一线管理者绩效管理是件好事是远远不够的。应用某种方式必须传达的信息是,管理绩效是管理人员的期望。

(3)简单化:当一线管理者不再认为绩效管理活动是官僚琐事,那么他们则更有可能参与其中。

(4)减轻压力:如果一线管理者将绩效管理视为年度评估,那么员工会认为对绩效进行评分会决定他们的薪酬,那么管理者会感受到压力。如果重点是"全年绩效管理",则可以减轻这种压力。

(5)鼓励一线管理者作为项目组成员融入或参加试点研究,参与绩效管理流程的设计和研发。通过座谈会、意见调查来扩大这一范围。

(6)培训:对于管理人员需要使用的绩效管理技能,必须进行系统的正式培训。

3. 雇员

从组织的高层到基层的每个员工都必须接受绩效管理,其薪资和前途均受此影响。在正式的计划中,鼓励员工积极参与制订绩效协议以及衡量和审查绩效。他们可能被要求为正式的审查会议做准备,或参与360度全方位评估计划。此外,他们还将参与目标设定,并讨论角色和能力要求。

4. 人力资源专家

人事部门往往是绩效考核计划的发起人和看护人,常常受到一线管理者的忽视。直到"业务伙伴"这一理念出现,人力资源部门不再执行绩效考核计划;相反,他们的角色变成了鼓励和促进绩效管理流程。他们与一线管理者一起工作,在必要时帮助管理者发展技能并鼓励他们使用。具体而言,人力资源专家举办培训活动并开展调查以评估绩效管理的有效性。本质上,人力资源专家存在于支持绩效管理而非推动绩效管理。

九、绩效管理的作用

关于人才管理的书籍浩如烟海,但核心在于:若能有效管理自身及团队的才能,便能构建可持续的竞争优势。绩效管理系统是将人们的才能和动力转化为战略业务优势的关键工具。绩效管理是识别、衡量、发展个人和团队绩效并使他们的绩效与组织战略目标保持一致的连续过程。绩效管理之所以充满生机,是因为它起着关键作用,许多知名公司包括通用电气、微软、谷歌,均已完成从单一绩效评估向全面绩效管理体系的转型。绩效评估和审查已成为各类组织中不可或缺、日常化且持续进行的工作环节。

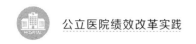

绩效管理对人才管理和组织成功至关重要,原因如下:

1. 促进组织与个人绩效的提升

全面绩效管理是一个系统的管理过程,是指设置、分解和执行组织或部门的目标。其基本逻辑是对目标、绩效以及最终结果管控的过程。这要求绩效管理系统的设置不仅要考虑垂直方向上的监督,也要在系统内的水平方向上加以关注。同时,如何权衡运营与管理是全面绩效管理的重点,反映出在绩效管理过程中除了要考虑到组织、部门、个人具有相同的目标外,还要考虑其具体职责是不同的。另一方面,绩效管理通过对员工进行评估,不仅可以及时发掘优秀人才,还能淘汰与达成组织目标不匹配的人员。通过绩效管理除了帮助内部员工发展以外,还可以吸引外部的优质人才,使组织的人力资源得以满足发展需求,促进组织和个人绩效的同步提升。

2. 促进管理与业务流程优化

企业管理包括人员和事物的管理,既包括对管理人员的激励和约束,也涉及对事物处理流程的规划与优化。所谓流程,是指事物和公司的运营方式、负责人和传递给谁等方面的问题。流程安排不同,其产生的后果将对组织的效率产生重大影响。

作为绩效管理流程的一部分,经理人可以根据公司的整体利润和工作效率提高业务效率,并不断调整和优化上述方向来运行组织,提升组织的效率以逐步优化组织的管理和业务流程。

3. 保证组织战略目标的实现

组织通常具有相对清晰的发展思路、战略、长期发展目标和计划。基于此,需要根据外部环境与内部状况的预期变化制订年度业务规划和投资计划。组织的管理者将公司的年度业务目标划分为不同的部门,分为部门的年度绩效目标,每个部门将每个职位的核心指标分解为每个职位的关键绩效指标(key performance index,KPI)。

十、实施原则

1. 目标清晰

实行绩效考核的目的是让员工实现组织的目标要求。所以组织的目标一定要清晰明确,以起到引导员工行为的作用。

2. 量化标准

需要客观的考核标准,那么量化就是最客观的表述方式。

3. 良好的职业化心态

绩效考核能够顺利推进的一个重要因素是组织需要具备相应的文化底蕴,这就要求员工也要具备一定的职业化素养。绩效考核与薪酬和晋升挂钩,这样才能够引起组织内由上至下的重视与认真对待。

4. 掌控性与可实现性

绩效考核是组织的管理行为和表达要求的方式,这个过程必须由组织所掌控和落实。

5. "三重一轻"

绩效考核必须参与到每天的日常工作环节中。①重日常积累：是考核的基础；②重成果：结果的反馈是前进的动力；③重时效：即时考，即时思，即时反馈；④轻便快捷：绩效考核方式要简明高效才便于实施。

十一、模式

1. 德能勤绩

对"德能勤绩"等方面的考核在我国应用时间很长，曾一度被国企和事业单位广泛采用，对现今组织的绩效考核也有着深远的影响。这种形式的本质特征是：业绩方面的考核指标相对"德""能""勤"方面比较少，以至于大多情况下不具备考核指标和评价标准，也不能明确绩效目标。除此之外，很多组织因刚开始接触绩效管理，往往将重点放在绩效考核上，对于部门、负责人、职责等方面的考核不完整；而且考核的内容大多是对工作要求的陈述，内容涉及组织价值观或规章制度等。在这种情况下，只有通过"德能勤绩"绩效管理才有可能发挥作用。在加强管理水平的同时还能增强员工责任感，并且在一定程度上提高工作积极性。但这种管理方式比较简单粗放，对组织和个人的绩效提升帮助有限；从表面上看来简单易行，但是具有较大的随意性。组织发展后期，对绩效管理的精细性、科学性提出更高要求，"德能勤绩"的方式将不再适用。

2. 检查评比

另一种比较普遍的绩效管理方式是"检查评比"。采用这种绩效管理模式的组织通常具有较高的管理水平，组织决策层重视对绩效的管理并且已经进行了初步的实践并积累了经验教训，但是对绩效管理一些方向层次的认识理解不足，导致绩效管理的功能不能充分发挥。

"检查评比"式的特征：按岗位职责和工作流程详细列出工作要求及标准，设置的考核项目多，按权重分配，以减分为主。因为考核项目众多，考核信息大多来自抽查；在大多数情况下，组织成立专门的考察组，对下属部门逐一进行考核，颇有检查评比的味道，有时不能体现对关键业绩方面的考核。

通过这种不定期的检查考核，员工随时都面临着压力，对提高工作效率和质量具有积极作用。但是这种模式也存在缺陷：一是绩效考核结果没有效度，换句话说，考核结果好不意味着对组织贡献多，绩效水平低不一定考核的结果就差，这样自然制约着公平目标和激励作用的实现；二是由于考核项目众多，缺乏重点，实现不了绩效管理的导向作用，员工会感到没有发展目标和方向，缺乏成就感。

3. 共同参与

在绩效管理工作中，"共同参与"模式比较常见。实施这种模式的组织崇尚团队精神，但改革动力不足，这是因为管理层喜欢从稳定发展的角度看待问题，尽量避免风险操作。"共同参与"模式的绩效管理工作有三个比较明显的特征:一是绩效考核指标广泛,缺少硬性的关键性指标;二是推崇全面考核,横纵向以及自我都要进行考核,而且自我评价往往占多数;三是考核结果与薪酬联系不紧密。

"共同参与"模式对提高工作质量和发展职责的团队精神具有积极作用。它可以在维护组织稳定合作关系的同时抵制个体的不良行为,并且敦促个人完成各自的任务从而推动完成组织整体的目标。它适用于以提高绩效为主要目标,并且以团队合作为主要特征的组织。但是,这种管理模式有其适用范围,如果实施不当将会带来严重的负面影响。一是大部分考核指标是被考核者根据自己的印象打分,容易出现"有意识"和"无意识的"随意评分;二是在自我评价时,人性的决定成分比重大,当涉及个人利益时,评价的结果不可能是绝对公正、客观的;三是这种评价方式中薪酬的激励作用有限;四是在表面和谐的气氛下创新能力没有激发作用。

4. 自我管理

"自我管理"模式是世界范围内大多数组织比较推崇的一种管理方法。这种管理理念的基础是对人性的假设坚持"Y"理论:认为员工看待工作如同休息、娱乐一般自然;如果员工对某些工作做出承诺,他们会进行自我指导和控制;通常情况下每个人不仅能够承担责任,而且会主动寻求承担责任;绝大多数人都具备做出正确决策的能力。

"自我管理"的特征:通过制订具有激励性的目标,以实现自己的目标;上级给予下属足够的权力,通常很少干预下属的工作;很少进行过程控制评估,主要关注最终结果;在与薪酬挂钩的同时考核结果还决定着岗位晋升等。

这种绩效管理模式注重激励的效应,充分调动员工的自主积极性,能够在最大程度上让员工为提高组织效益发挥才能。但同时也需要注意适用条件:第一,在中国社会发展水平与历史条件下,缺少有效的监督检查,期望"Y"理论下员工实现自我管理是不现实的,这是因为个体之间存在着文化素养、知识能力等方面的差异。第二,缺少对过程的控制,可能会影响目标的实现,因为风险和隐患在过程中不被及时发现,等产生结果时已经没有挽回余地了,因此可能会给组织带来较大损失等。

第二节　绩效管理顶层设计

"顶层设计"概念来自工程学,字面含义是站在最高处系统化角度地看待问题、设计所有的计划过程、搭建层级个体关系、寻求最有效的资源配置方法以达到预定目标。顶层设计是指理念与实践之间的"蓝图",具有"整体的明确性"和"具体的可操作性"特点。多数学者将"顶层设计"翻译为"top-down design",说明这是一种自上而下、归纳推理的设计方式。那么,该如何设计一个有效的绩效管理系统呢?

一、愿景使命

一个有效的绩效管理系统的设计应该明确组织的愿景使命。愿景使命是组织发展的方向和动力源泉,指引着绩效管理系统的建立和运行。在设计阶段,需要将组织的愿景使命与绩效管理系统相结合,确保绩效目标与组织使命相一致,使绩效管理成为实现愿景使命的重要手段。

二、战略目标

当绩效管理系统为组织做出明确贡献时,绩效管理系统将获得高层管理支持。没有这种支持,绩效管理系统甚至可能无法启动。此外,如果需要为组织交付战略价值,则要使绩效管理获得成功。换句话说,绩效管理需要帮助组织实现其战略目标(图2-5)。

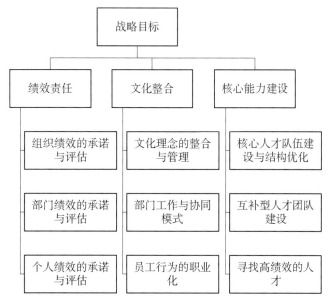

图2-5 绩效管理与战略目标的关系

战略规划包括描述组织的目标,评估阻碍该目标的障碍以及选择前进的方法。除其他有用的成果外,战略规划还允许以一种使组织具有竞争优势的方式分配资源,这使得资源以更有效和更有针对性的方式分配。总体而言,战略计划是一个蓝图,它定义了组织将如何分配资源以实现其最关键和最重要的目标。

首先,确保战略计划能够实现预期目标。

仅仅存在战略计划并不能保证这些信息有效地用作绩效管理系统部分。实际上,无数组织花费数千个小时来制订战略计划,大多是纸上谈兵,没有采取切实行动。而且,当领导层频繁更换时情况甚至更糟。调查显示,公司战略通常只能实现其潜在财务绩效的 $50\%\sim63\%$。为确保战略层级分解并导致具体行动,组织需要有意识地将战略

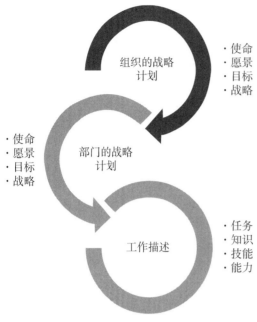

**图 2-6 组织的战略计划、部门的战略计划
与员工职位描述之间的关系**

计划与组织中每个人的日常工作联系起来。组织的战略计划包括任务说明和愿景声明,以及可以实现任务和愿景的目标及策略(图 2-6)。

其次,让管理者参与其中。组织的策略是在各级管理人员的参与下创建的,所以参与程度越高,管理者就越有可能对最终的策略持乐观态度。一旦确定了组织战略,高级管理人员便会继续与部门或部门经理会面,部门经理或部门经理反过来征求其单位内所有人的意见,以创建单位级别的使命和愿景陈述、目标和策略。因此,绩效管理系统包含了与组织和部门优先级一致的针对个人的结果、行为和发展计划。在组织、单位和个人优先事项之间进行协调的过程实际上是可行的,绩效管理系统

在将战略转化为行动中具有至关重要的作用。根据 2017 年发表在《会计与管理杂志》上的一项研究显示,绩效管理是影响战略计划成功的第三重要因素。

最后,正式制订战略计划与绩效管理之间依托平衡计分卡(balanced score card,BSC)工具进行联系,其中涉及根据组织成功的 4 个独立"观点"创建个人绩效指标。首先要让所有层次的管理人员参与其中,以制订组织任务说明。

确保人力资源做的事情是应该做的。人力资源的职能在制订和实施组织使命和愿景的战略中发挥关键作用。具体来说,人力资源职能包括:一是传递交流战略计划知识;二是概述战略实施所需的知识、技能和能力;三是提出激励制度。除了作为个人和团队绩效的必要指南之外,组织和制订部门的任务和愿景,还为人力资源功能提供了有关如何设计绩效管理系统的信息。

作为战略计划过程的结果,对组织单位愿景和使命的了解使人力资源职能可以充当内部顾问,并就绩效管理设计选择做出明智的决策。为了发挥最大的作用和影响力,组织的绩效管理系统必须依靠其战略计划。职位描述应明确说明个人应该做什么,如何以及将要产生什么结果的路线图,必须与组织和单位的愿景、使命、目标和策略保持一致。组织可以期望通过实施绩效管理系统获得更大的回报。

三、分析

进行战略计划的第一步是退后一步,把握"大局"。组织可以进行环境或 SWOT(优势、劣势、机会和威胁)分析。环境分析可识别外部和内部问题,以便了解组织所处的位

置和行业所发生的情况,从而使组织可以更广泛地决定绩效管理系统的外观。

(一) 外部环境

如何进行外部环境分析,需要了解什么是机遇和威胁。机会是可以帮助组织成功的环境特征。例如,当前没有服务的市场、尚未开发的人才库和新技术的进步。威胁可能会阻止组织成功,包括经济衰退或竞争对手方面推出创新产品和服务。理解威胁的通用框架是 Michael E. Porter 提出的"五力分析"。其中包括来自横向竞争的三种力量(即替代产品或服务的威胁,已建立的竞争对手的威胁和新进入者的威胁),以及来自纵向竞争的两种力量(即供应商的议价能力和客户的议价能力)。同时,了解外部趋势对于各种规模的组织都是至关重要的。

(二) 内部环境

在进行内部环境分析时需要考虑其优点和缺点。优势是组织可以利用的内部特征。例如,组织的资产和员工的关键技能是什么? 弱点是阻碍组织成功的内部特征。其中可能包括过时的组织结构;组织、部门和个人级别目标的错位;随着行业和技术的变化,人才更新不及时。内部分析中考虑的主要因素有组织结构、组织文化、组织政策、业务流程和组织规模等。

1. 差距分析

在了解了组织面临的外部和内部问题后就可以展开差距分析,查看与内部环境相关的外部环境。从本质上讲,这个过程是将外部机会和威胁与内部优势和劣势相结合。

机会＋优势＝杠杆。内外因素的最佳组合是在环境中存在机会并且组织内部具有相匹配的实力来利用该机会时发生的。这些是组织应遵循的明确方向。

机会＋弱点＝约束。在局限的情况下,存在外部机会,但是内部情况不利于利用外部机会。

威胁＋优势＝脆弱性。在这种情况下,存在外部威胁,但由于存在内部优势,因此可以遏制此威胁。

威胁＋弱点＝问题。在最坏的情况下,存在外部威胁和随之而来的内部弱点。

2. 建立和了解组织的使命和愿景

使命总结了该组织存在的最重要原因,提供有关组织目的及其范围的信息。回答组织为什么存在,该组织的活动范围是什么,为谁服务,提供什么产品或服务等问题。组织的愿景是对未来抱负的陈述。换句话说,愿景包括对组织未来(今后 5～10 年)发展的描述。

(三) 设定目标和策略

目标提供有关如何执行任务的更具体的信息,为做出决策提供良好的基础,为如何定义和衡量绩效提供基础,也可以成为动力的来源,并为员工提供一个更切实可行的方向。

在了解组织的全部内容(使命)、未来的愿景(愿景)以及达到目标所需要做的事情(目标)后需要讨论的是如何完成任务和愿景以及如何实现目标。这是通过创建策略来完成的,这些策略是对达到所述目标的操作步骤的描述。应从运营、竞争、优化资源配置、企业文化和研发等策略方面入手。

(四)将战略计划与部门、工作职责相关联

无论行业类型和组织规模如何,组织的使命与其各个部门之间的一致性都很重要。组织的战略计划(包括任务、愿景、目标和战略)向下延伸到所有组织级别。因此,每个部门、分支机构、部门或单位还创建自己的战略计划,该计划应与组织的总体计划相一致。

工作职责还需要与组织和单位的任务、愿景目标和策略保持一致。职位描述很重要,是指员工应该做什么,如何以及将要产生什么结果。因此,如果职务说明与组织和部门的使命、愿景、目标和策略相一致,则个人和团队产生的结果将有助于其单位和组织整体的成功。

(五)选择培训合适的绩效管理者

优秀的绩效管理者要做好三件事:指导、激励和奖励员工的行为。其中,指导是一项日常且持续的工作,涉及观察绩效,称赞良好的工作表现,并帮助纠正和改进任何不符合预期的绩效。

(六)管理者应遵循的原则

1. 良好的关系至关重要

为了指导工作,管理者与员工之间的关系必须建立在相互信任和合作的基础上。正如宾夕法尼亚州立大学的工业和组织心理学教授 Farr 和 Jacobs 所指出的那样,所有参与该过程的人都必须"集体信任",从对方的角度看待工作和组织。

2. 员工是改革的源头和主力

指导的目的是改变员工的行为方式,并为员工将来事情会做得更好指明方向。如果员工不在"驾驶员座位"上,这种类型的更改将不会发生。因此,需要帮助员工设置议程、目标和方向。

3. 员工是完整且独特的

必须了解每位员工都是唯一的个体,具有与工作相关或无关的身份。必须尽力为员工创造一个完整且丰富的工作环境,便于员工充分发挥自身的作用,并全身心投入工作。

4. 管理者是员工成长的促进者,必须指导流程并帮助制订发展计划

管理者必须抵制诱惑以取得控制权。保持探索的态度,帮助扩大员工对优势、资源和挑战的认识,并帮助设定目标。

(七) 衡量

就绩效管理系统的有效性而言,衡量绩效的方法绝对至关重要。绩效管理系统包括对结果和行为的度量,因为这关乎岗位和工作的性质。

评估结果时首先需要回答以下两个问题:个人有哪些主要职责或期望重点关注的领域?对于每个职责,预期的绩效目标是什么?

要确定职责,就需要收集有关岗位的信息。其主要来源是现有的职位描述,它提供了有关已执行任务的信息。可以根据任务的相关程度将任务说明中包含的任务分组。这些任务群或责任中的每一个,都是员工负责产生结果的领域。其次,在确定责任的重要性之后,下一步便是确定特定的目标,其是对重要且可衡量结果的陈述,有助于确保问责制的成功。

为了衡量行为,我们首先将其归类为能力,即知识、技能和能力的可衡量集群,这对于确定如何实现结果至关重要。能力包括客户服务、书面或口头沟通、创造性思维和可靠性等。

第三节 公立医院全面绩效管理

公立医院是我国医疗服务体系的主力,通常由政府出资建立,实行财政预算管理,具有非营利导向、接受公众监督的卫生医疗机构,为全民提供基本医疗服务。公立医院是满足人民群众基本医疗需求的主体,体现了其公益性。据统计,我国近90%的医疗服务由公立医院提供,不论是城市还是农村地区公立医院都占主导地位,并为国家不同社会经济地位的人们提供医疗服务。

2009年我国政府启动了新一轮的医改,旨在为人民提供更加负担得起的医疗服务;承诺为所有公民提供平等的基本保健服务,并提供合理的医疗质量和财产风险保护。此后,政府将其用于卫生的资金增加了3倍。在改革中强调扩大所有人的社会健康保险覆盖面并加强基础设施、优先考虑对公立医院进行系统性改革,取消药品销售的加价,调整医院收入结构,并改革医疗提供者的支付和治理结构,全面改革以医院为中心和以治疗为基础的交付系统。尽管政府大力推进医改,但是提供优质医疗服务仍然是一个日益复杂和昂贵的主张。从业者、政府、管理者和患者之间长期存在紧张关系,医疗行业被迫向所有人提供高质量、低成本的医疗保健服务。

一、绩效管理概述

医疗保健系统的绩效管理包括对关键财务和临床绩效指标的高级调查。运用的绩效管理工具包括统计过程控制(statistical process control,SPC)方法、管理策略以及支持绩效管理的图形显示,如仪表板和 BSC 等。

全面绩效管理是指对设置、分解和执行组织、部门的目标和指标的全过程管理。除了垂直方向上的管控外,还应考虑水平方向。同时,全面的绩效和效率管理的概念强调平衡运营与管理。这反映在绩效管理中,既要考虑到总体目标的一致性,也要考虑到岗位职责的差异性。

绩效管理是医疗机构可以使用的众多业务战略之一,这些战略任务是在降低成本的同时提高服务质量。绩效管理通过量化流程和结果来促进资源的有效利用。该方法的潜在好处包括更好地利用财务资源、提高利用率、改善临床结果、提高患者安全性和满意度。在医疗保健领域已取得成功且与绩效管理相关的策略包括 SPC、全面质量管理、客户关系管理、基于活动的成本核算、知识管理和 ISO 9000/ISO 9001(2015 版)等。ISO 通过其 ISO 9000 和 ISO9004(2000 版)标准在世界范围内的医疗保健行业也具有影响力。我国也在应用其理念进行医疗质量绩效评估。

二、绩效管理循环

绩效管理是一个连续的过程,在此过程中必须获取、设计或引入新的绩效指标来改进过程,直至达到特定区域的期望绩效水平。尽管每个绩效管理计划都是不同的,但是由于医疗保健组织文化、患者人群和可用资源的不同,每个成功的计划都有明确的所有权。此外,这种所有权很少会局限于组织的单个部门或区域。相反,它由代表主要利益相关者的相对较小的小组共享,这些利益相关者将从该计划中受益最大。这个小组,这里称为绩效管理委员会,至少包括行政部门的高级管理人员以及财务、信息技术、护理、医师和临床服务部门的代表。管理员提供资源,维护小组的广阔视野,消除进步障碍,并帮助在整个组织范围内宣传委员会的工作。财务代表必须参与该项目有关的众多采购决策。护士和临床医师代表可以通过与委员会的其他成员沟通他们的需求和疑虑,来帮助确保医师、护士和临床服务的支持。信息技术代表的核心作用是评估性能指标、计分卡和仪表板的基础架构要求;选择供应商;评估数据收集和显示的技术可行性和成本。绩效管理委员会的首要任务之一是准确定义其试图通过绩效管理计划实现的目标,准备进行哪些组织变革以及如何确定该计划是否成功。成功的绩效管理计划的另一个特征包括图 2-7 中所示和以下所述的 9 个关键步骤。

1. 承诺

承诺是绩效管理计划的第一步,也是绩效管理周期之前的第一步,是将组织的资源投入尽职调查过程中,以评估该计划的成本和可能的投资回报为重点。

2. 自我评估

自我评估是绩效管理周期的第一步,实际上与承诺阶段相同。主要区别在于,决定是否承诺采取主动行动是一次性的决定,而自我评估则要反复进行。此外,自我评估的目标不是检查是否启动计划,而是检查组织当前的工作流程和结果,并确定是否有必要

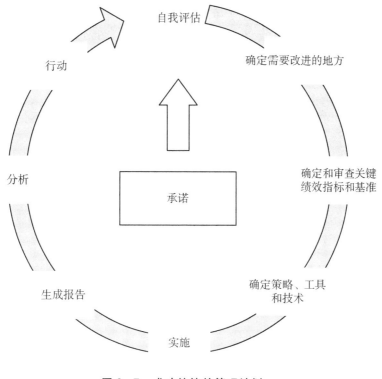

图 2-7　成功的绩效管理计划

更改。在自我评估阶段要回答的其他问题(主要涉及测量)集中在质量和性能上。

3. 确定需要改进的地方

根据自我评估阶段收集的数据,明确组织需要解决的问题领域。例如,死亡率高于预期,且术后感染率高于类似机构所报告的数字,均表明存在需要改进之处。确定了问题区域和可能的解决方法后,关键绩效指标(key performance index,KPI)下一步就是确定 KPI 和基准。

4. 识别和审查 KPI 和基准

此阶段涉及确定 KPI 和基准的来源,评估其对组织的适用性,以及分配 KPI 所有权。此时可以决定是否获取或建立 KPI。制订组织自身的指标可能是一项具有挑战性的工作。在着手前,应评估其组织对必要信息和统计分析专业知识的访问权限以制订指标。外部基准可作为独立的最低改进目标参考,应来自具有相似患者群体特征的同类医疗机构。内部基准可用于在外部基准不能很好地满足组织需求的情况下。一旦确定了 KPI,就应在实施旨在建立基准或内部基准的计划之前测量它们要跟踪的参数。实施绩效管理计划后,在整个周期的此阶段中,每次可以使用内部基准独立于外部基准来评估改进。所谓的"高性能组织"常通过这种方法成为其他机构的外部基准。

5. 确定策略、工具和技术

作为数据收集活动的一部分,绩效管理委员会可考察国内外供应商展示相关的产品或服务,并可能通过实地考察类似规模和患者人口统计的医疗机构,来制订可行的方案,确定可能的成本并得出合理的实施时间表。绩效管理委员会应制订明确的策略和工具要求,以解决技术差距。同时考虑内部开发所需的技术。信息技术部门可整合行业标准工具,如商业智能软件、服务器和数据库管理系统。一些组织甚至可能拥有丰富的信息技术经验和预算来内部开发商业智能相关软件。

6. 实施

实施阶段所需的时间和资源取决于信息技术基础架构的状态和计划范围。大型基础架构开发(如创建数据库以获取绩效指标)是一种好的方法,但需要花费大量的精力和人力。要注意的是,基于 KPI 值的分析,周期中此刻的实现是指指标的测算功能,而不是指以后的反馈操作阶段。此实施阶段涉及设计报告、功能和技术评估等。

7. 生成报告

报告通常是复杂的过程的最终产品,这些过程集中于创建、捕获、传输和管理数据。理想情况下,图示和表格是易于决策者识别和处理来自不同来源数据的一种表达形式。除了提供易于处理的数据外,报告还具有将过滤或选择标准应用于指标数据的功能。提供给决策者的 KPI 结果应采用易于理解的形式。根据数据和查看器的不同,理想的报告范围从逻辑设计的电子表格和单个图表,到在单个页面中结合了多个图形元素的集成图形仪表板。

8. 分析

报告数据的分析应突出工作流程中的问题,如信息细分不足、效率低下、资源不足等。尽管可以通过警报和标志来自动执行超出范围的指标值的分析,并且可以借助分析准则来促进分析,但是分析的质量最终取决于决策者的专业知识。有关如何解释统计图和其他指标的培训可以帮助在此领域经验有限的决策者。

9. 行动

根据指标数据的分析结果采取纠正措施代表了一个完整的管理周期,是绩效管理计划的基础。管理层和其他决策者需设定变更标准,并制订具有预算和时间表的行动计划。该行动可以采取以下形式:将调查结果传达给适当的个人和团体,以改变他们的行为(和既定但有缺陷的流程)、更改薪酬和奖励制度、制订新的工作政策或投资新的信息技术和流程。最后,无论是针对新的信息系统还是新的指导方针,有意义的行动都会导致组织和个人行为的变化。目标不应该是纠正低于基准或期望值的 KPI 值,而是要更改组织行为,以支持产生反映优质医疗服务的 KPI 值。

(王婷婷,赵江霞,万健,姜丽英)

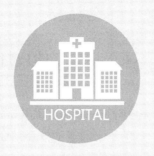

第三章
绩效评价方法

公立医院绩效评价是医院管理中的重要环节,具有导向性、激励性、沟通性、多层次性、差异性、明确性与可控性以及综合性与平衡性等特点。这些特点共同构成了公立医院绩效评价方法的基本框架和核心要素,它直接关系到医院的运营效率、医疗质量、患者满意度以及医务人员的积极性,为医院的持续改进和提升提供了有力保障。

公立医院的绩效评价方法也多种多样,每种方法都有其独特的优势和适用范围。医院在选择绩效评价方法时,应根据自身实际情况和战略目标进行综合考虑和选择。同时,还需要注重评价过程的公正性和透明度,确保评价结果的准确性和有效性。通过科学合理的绩效评价方法,医院可以不断提升自身的运营效率和医疗质量,为患者提供更好的医疗服务。

第一节　　基于资源的相对价值比率

自 1965 年美国总统林登·约翰逊(Lyndon B. Johnson)将《医疗保险》法案签署为法律以来,联邦政府采取了各种方法来补偿医院和医师提供的医疗服务。但是要实现一种既可以在提供者之间公平使用又可以在货币限制内运行的支付机制并非易事。在20 世纪 80 年代初期,决策者担心两个问题:一是医疗保险支出的持续增长;二是基层医疗医师的报销率低。这些问题与今天讨论的问题极为相似,促使卫生保健筹资管理局(Health Care Financing Administration, HCFA)(现称为地区医疗系统)探索新的付款模式,包括制订新的医疗保险费用表。HCFA 将合同授予了哈佛大学公共卫生学院的经济学家 William C. Hsiao(萧庆伦),以开发一种新的支付模式。经过数年的研究和修改,于 1992 年联邦政府制定了当前的支付方法——基于资源的相对价值比率(resource-based relative value scale,RBRVS)。

一、基本简介

RBRVS 是 20 世纪 80 年代末由美国哈佛大学华裔教授萧庆伦领衔的专家团队开发而成的一种以资源消耗为基础,以相对价值为尺度,用来评价医务人员劳务价值并用于商业医疗保险机构及医院和医师支付劳务费用的方法。

1992 年,医师服务的支付额占医疗保险 B 部分支出的 81%,其余不到 20% 的部分才被用于临床实验室服务、医疗设备、门诊服务、药品、管理护理服务和其他几种医疗保险福利。自 1966 年医疗保险开始的 25 年间,医疗保险对医师的支付是基于"习惯、普遍和合理(customary, prevailing, and reasonable, CPR)"的收费系统,CPR 收费系统的设计是根据医师的实际收入支付服务费用,并进行一些调整,以保持政府支出的可预测性。由于 CPR 收费系统的许多限制,医疗保险的医师支付系统变得复杂、混乱、不可预测,并且与医师的实际支付无关,产生了与 CPR 设计者意图完全相反的结果。20 世纪80 年代 CPR 收费系统出现了一系列新变化,其中包括冻结支付水平、限制医师的实际收费及减少被认为"定价过高"的外科手术的支付等。这种变化带来了更多社会各界要求改变医疗支付方式的呼声,也加速了医保支付方式的改革。

RBRVS 支付方式是萧庆伦提出的基于资源的相对价值量表的研究。这项研究的目的是根据资源消耗建立收费结构。通过确定医师的工作资源需求,并以标准化的方式对其进行衡量,萧庆伦研究创建了一种支付方法,该方法可以比较医师之间的成本而无须考虑专业化程度。为了准确地衡量程序中涉及的工作,萧庆伦的研究集中在 3 个关键指标上:①医师工作(劳动价值);②与维持执业相关的成本;③机会成本(责任)。医师的工作包括在手术之前、期间和之后所花费的任何时间且要考虑到力度。成本包括运营和供应成本。由于专业之间尚无一致报告数据的方法，因此在获得医师的帮助后，萧庆伦建立了一个比较量表，以确保跨专业的一致性。研究人员针对当前程序术语（current procedural termindogy，CPT）中描述的大约 460 种服务的资源成本进行估算，并提供了一种将其推断到其他服务的方法。在每个专业中，每个 CPT 都被赋予相对值，相对价值单位（relative value unit，RVU）代表所涉及的工作量。

二、框架结构

在讨论和介绍实际的 RBRVS 付款计算之前，首先来看一下付款系统的结构。RBRVS 支付系统的结构分为两个不同的部分：技术部分和专业部分（图 3 - 1）。

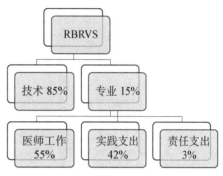

图 3 - 1　RBRVS 的组成结构

1. 技术组成

技术部分是与医师的工作没有直接关系的费用支付。技术报销旨在支付归因于提供护理的设施、成像的设备以及与产生诊断和（或）治疗相关的技术人员的费用。如果医师在医院或医院的设施中提供服务，则会收到技术付款并将其记为医院收入。医院或医院设施为患者护理的建筑物和基础设施提供资金，购买用于影像学研究的基本设备，并雇佣技术人员协助进行此程序。因此，他们获得收入以帮助支付支出。当在医院或医院内的设施中提供护理时，该设施将提交医疗保险 A 部分索赔以获取其技术收入，而医师将为专业组件提交医疗保险 B 部分索赔。对于不了解为什么每次影像检查都会拿到两张账单的患者，这通常会造成混乱：他们收到的账单显示了医疗保险支付的 80% 和患者将支付的 20%（除非 20% 是由另一家保险公司承保）。80/20 的比例反映在技术费用账单和专业费用账单上，因此许多患者对账单感到困惑也就不足为奇了。如果该设施是独立式的，则这种混乱在某种程度上得以缓解，因为技术和专业付款都将由医疗保险 B 部分付款。

2. 专业部分

专业领域是医师对其医疗服务的直接资源投入所收取的费用。专业付款分为三个部分：医师工作、执业费用和医疗事故保险。由于医疗保健的成本持续上升，当美国国会召开医疗保险年度预算会议时，他们经常试图在政府计划之间重新分配资金，从而控制医疗保险的支出。相同的概念适用于 RBRVS 支付系统。如果违法行为成本开始上升，则针对违法行为保险部分的 RVU 可能会随着保险费的增加而相应增加。为了使预算保持中立，联邦政府通常会在一个方面降低 RVU 的增加而在另一个方面减少 RVU。在这种情况下，由于医疗保险 RVU 的增加，他们可能降低医师工作的 RVU 值。

3. 医师工作

医师工作是指医师提供服务所需的时间和强度。如图 3-1 所示,医师工作占每种专业薪酬总相对价值的大部分,约占 55%,用于确定医师工作的因素包括执行服务所需的时间、技术技能和体力劳动、所需的精神努力和判断力以及由于患者的潜在风险而产生的压力,这个相对价值每年都会更新,以考虑到医疗实践的变化。它代表医师在提供服务中的资源投入,加上技术费后,平均占专业总费用的 8.25%。从广义上讲,医师工作包括与时间、培训、技能以及特定服务提供的强度或压力有关的专业费用。在考虑医师工作的时间方面时,它包括服务前、服务时和服务后的工作。通过测量,可以记录医师的准备时间,患者实际遭遇情况以及术后活动。这种方法明确地说明了为什么在这种支付方法下效率是关键所在。如果花费额外的时间建立手术室,进行影像学检查或确定病理并咨询患者,则不会收到额外的付款。

4. 实践费用

实践费用是专业费用的第二大部分,平均占专业部分(15%)的 42%,占全部费用的 6.3%。分配了此类 RVU,以反映提供医疗所消耗的实际费用。办公用品、水电、人工与账单和收款相关的费用以及租金等费用,将实际支出视为日常运营所需的一般运营支出。医疗事故保险专业医疗费用的一小部分,即医疗事故和职业技术风险总额的 0.45%,是医疗事故费用。责任支出占专业 RVU 总数的 3%,归因于医疗事故保险。顾名思义,这笔款项是用来抵消专业责任费用。尽管在过去十余年中,医疗事故保险费用一直在飞涨,但 RBRVS 系统并未进行修改以反映最近这些保险费用支出的增长。

在将 RVU 分配给上面列出的每个组成部分之后,美国医疗保险公司将对它们进行调整,以解决整个美国不同医疗保险地区的生活成本差异。这种调整称为地理实际成本指数。在全美范围内,地理实际成本指数为 1.0。如果特定地区的生活成本高于全国平均水平,则该地区的地理实际成本指数将高于 1.0。相反,成本低于全国平均水平的地理区域将被分配小于 1.0 的地理实际成本指数。

5. 专业责任保险

地区医疗系统根据各专业的州医疗事故保险费平均值计算了一个专业责任保险 RVU。对于特定的 CPT 代码,专业责任保险 RVU 与初级保健医师、肺科医师或普通外科医师相同。

6. 转换系数

RVU 本身并不构成支付系统。相对值必须转换为美元。转换因子是一个乘数,用于将分配给每个过程代码的相对值转换为货币美元数字。国会在制订医疗保险预算时,每年都会设定一次国家转换系数。

付款额=所有调整过地理实际成本指数的 RVU×转换系数。

7. RBRVS 计算

如前所述,RBRVS 被医疗保险和许多第三方付款人使用。以下的案例完全基于美国联邦医疗保险付款。如果使用第三方付款方法,则可能会导致复杂性,因为它们通常基于 RBRVS 系统的变化(百分比)来进行付款。

案例 3-1

　　一名放射科医师接待了这样一位患者:简是一位医疗保险参保的 93 岁女性,由于最近摔倒而被社区医师推荐接受诊断性盆腔 X 线检查。她先在医院门诊就诊,放射技师拍摄了骨盆 X 线片,随后医师阅读并治疗了该病例。值得庆幸的是,没有发现骨裂等痕迹,患者带着轻微的不适和瘀伤回到了家。在 RBRVS 下,患者的医疗费用要如何收取,又要收取多少呢? 收取的费用又将如何在医师与医院之间分配?

　　患者的病历将被发送到医院计费部门,编码人员将她的诊疗过程记录在案,并将其分配以 CPT 代码,医师根据这个代码可以确定分配给 CPT 代码内每个部分的 RVU 数量。将通用公式应用于示例可以看到专业费用总额,总费用如表 3-1 所示。

表 3-1　CPT 72190 骨盆 X 线检查专业费用

医疗保险地区:威斯康星州	地理实际成本指数		
CPT 代码:72190	工作	实践	责任
CPT 描述:骨盆的 X 线检查	1.000	0.918	0.790
转换系数:$37.8975			
第一步:地理调整 RVU 组成部分:			
工作	$0.21 \times 1.000 = 0.21$		
设备实践	$0.07 \times 0.918 = 0.06426$		
责任	$0.01 \times 0.790 = 0.00079$		
第二步:将调整后的数值相加,四舍五入得到 0.2743			
第三步:			
国家转换系数	调整后的 RVU		
$37.90	×	0.2743	=	$10.40

　　尽管 RBRVS 具有一定的复杂性而且在不断发展,但其逻辑较简单:从理论上讲,一项服务的资源使用(包括医师工作、执业费用和责任保险费成本)与所有其他资源的资源使用有关。了解 RBRVS 的基本原理及其广泛的功能可能有助于医师了解报销的变化或为何不同的报销方式有所不同。此外,了解 RBRVS 可使医师深入了解所有组织环境中的各种当前和发展中的报销模型,包括混合和捆绑的付款方式,责任医疗组织和有薪医师的生产力付款方式,因为所有费用均基于 RBRVS。有了更多的信息,

医师可能会对其逻辑和公正性感到信心下降或增加。该绩效管理模式涉及医护工作的多个维度，可以充分体现多劳多得的原则。在优化成本控制的同时也满足新医改中要求的优绩优酬的分配原则。但是这种绩效管理模式存在着一定的局限性，首先非一线医护工作者的绩效管理就无法通过这种方式进行，其次对于质量绩效评级也不太适用。

三、核算原则

美国的做法是以相对价值量乘以货币转换系数计算出医疗费。其实质是一个定价过程。我们使用 RBRVS 时并不需要用它来制订价格体系，而是用来调整不合理的收费价格。具体做法是通过比较服务项目中投入的各类资源要素成本的高低来确定每次服务的劳务价值（绩效点值等于项目价格与绩效费率的乘积），并根据各部门的服务量确定 RBRVS 积分。

RBRVS＝（TW＋RPC＋RL）×GAF，其中：

（1）TW（total work）为医师工作投入（时间、复杂度）。

（2）RPC（relative specialty practice costs）为专科执业成本系数（不同专科之间的比较系数）。

（3）PLI（professional liability insurance）为医疗过失保险费（风险系数）。2000 年 1 月 1 日，地区医疗系统实施了 PLI 的 RVU。RBRVS 的 PLI 部分平均占每项服务总相对价值的 4％。随着这一政策实施和 2002 年 1 月 1 日基于资源的实际费用相对单位的最终过渡，RBRVS 的所有组成部分均基于资源。

（4）GAF（geographic adjustment factor）为地区调整因素。

对于每个收费项目，美国称之为 CPT（当前诊治专用码，是一个 5 位数的编码），都分别确定了 1、2、3 项目的 RVU，即点值。换而言之，每一个 CPT 都存在以下公式：总点值＝1 点值＋2 点值＋3 点值。

RBRVS 积分＝项目点值×数量。如果项目点值＝项目单价×积分比例。确定项目类型的积分比例及各项目点值时应遵循以下原则：

（1）必须为医师/护士亲自操作，多个合作的按开单、执行科室及相关班组分摊。

（2）药品、材料、血制品完全排除。

（3）技术、责任、风险要求高，其分配比率亦高。例如，手术、介入。

（4）以判读、指导辅助为主的项目，其分配比率相对较低。例如，检查、检验、放疗。

（5）参与人多、花费时间多者，分配比率高；反之则分配比率低。前者如血管造影，后者如胸部摄片。

（6）使用设备贵，分配比率低；设备便宜，分配比率较高。前者如 CT 检查，后者如心电图检查、脑电图检查、介入治疗、超声刀治疗等。

四、实施步骤

1. 成立专项工作组

专项工作组的任务包括确定 RBRVS 项目类别、点值以及开单、执行科室（班组）的分摊比例。必须熟悉各项目的收费内容（是否有附加收费，是否挂靠等）、诊疗过程（如辅助设备、器械、材料等），并确定劳务价值比例。

为此，RBRVS 专项工作组一般有医务、护理、物价、绩效办的领导和专家参与，绩效办牵头。

2. 讨论前准备

（1）导出收费项目及医院信息系统（HIS）中核算单元最小分类。

（2）熟悉客户收费项目，进行试分类。

（3）必要时增加 RBRVS 分类，以比例确定积分比例。

3. RBRVS 分类研讨

（1）召开专项工作组会议，介绍 RBRVS 基本原理和案例。

（2）先选择简单的项目类型确定 RBRVS 类型。

（3）将检查、化验、CT、超声等有专业部门的项目，全部给相关部门负责人分类。

4. 处置复杂的分类

重点关注是否有附加材料、药品、设置收费，花费多少免费材料，设置自动化程度等。

5. 执行分摊比例确认

（1）导入各科室的历史项目。

（2）发放通知。

（3）各科室主任、护士长确认。

6. 导入初始版本

（1）将 RBRVS 项目类型保存到数据库。

（2）将各科室分摊比例更新到数据库。

（3）分析差异大的科室的 RBRVS 积分构成，适当调整 RBRVS 项目点值。

五、案例应用

1. 医师医疗绩效

借鉴 RBRVS 评估系统，结合医院的实际情况，医师医疗绩效考核对各科室重点执行的诊疗项目（CPT，包括可收费及不可收费项目）均设定点值和单价，基本原则就是技术难度大、风险程度高的项目点值也将相对较高。需要说明的是，此套绩效考核指标体系科室内部应该统一标准，同科室的医师同项目、同工作量则同绩效。各科室重点执行诊疗项目类别如表 3 - 2 所示。

表 3-2 各科室重点执行诊疗项目类别

科室名称	重点执行诊疗项目类别
妇科	手术＋化疗
肝胆科	手术＋化疗(含血管性介入及局部消融)
神经外科	手术＋化疗
胸科	手术
胃胰科	手术
泌尿科	手术
结直肠科	手术
头颈科	手术
放疗科	放疗
鼻咽科	放疗
综合科	出院人次＋门诊人次
生物治疗中心	生物治疗
儿童肿瘤科	化疗
介入病区	介入诊治
内科	化疗＋骨髓移植
CT、MR 室	检查
超声心电科	检查
X 线摄片室	检查
病理科	检查
核医学科	检查＋治疗
内镜激光科	检查＋治疗
麻醉科	治疗＋麻醉时间
重症监护室	病床使用率

注:各科室重点执行诊疗项目类别须经医院绩效管理委员会审议认可。

其中,需要注意的是:

(1)非科室重点执行诊疗项目的确定:为了同样能平衡其劳动付出,但又不产生鼓励机制,将所有非科室重点执行诊疗项目,以近 5 年的总计执行点数,以回归方程计算出非科室重点执行诊疗项目的点数和出院人次之间的相关系数,亦即总结出对于每一位出院患者(人次),科室大约会对其执行多少非重点诊疗项目。日后仅按照回归方程对每出院人次给予定额的 RBRVS 点数,而不再计算其实际非重点诊疗项目的 RBRVS

点数,以此表明医院并不鼓励科室多执行与主要诊疗无关的项目,减轻患者负担。

(2)科室绩效奖金:科室绩效奖金＝每 RBRVS 点值×[重点执行诊疗项目总点数＋常数＋(出院人次×RBRVS 定额点数)]×手术达标率(仅外科)×质量交叉检查得分率。(注:无出院人次科室,出院人次及常数项以 0 计。)

(3)医师医疗绩效方案的划分如表3-3所示。

表3-3　医师医疗绩效方案

医疗绩效方案	计算公式	适用科室
RBRVS:绩效单价制	第一类:每 RBRVS 点值×[重点执行诊疗项目总点数＋常数＋(出院人数×RBRVS 定额点数)]×手术达标率(仅外科)×质量交叉检查得分率	胸科、胃胰科、结直肠科、肝胆科、神经外科、泌尿科、头颈科、内镜激光科、生物治疗中心、放疗科、儿童肿瘤科、介入病区、妇科、鼻咽科、内科、综合中医科
	第二类:每 RBRVS 点值×(重点执行诊疗项目总点数)×质量交叉检查得分率	超声心电科、X 线摄片室、病理科、CT、MR 室、重症监护室、核医学科、麻醉科

(4)存在考核重点执行诊疗项目与出院人次的第一类科室:需要分别计算科室重点执行诊疗项目和非重点执行诊疗项目的 RBRVS 点值情况,即科室 RBRVS 总点数＝(科室重点执行诊疗项目 RBRVS 总点数＋科室非重点执行诊疗项目 RBRVS 总点数),其中:科室重点执行诊疗项目 RBRVS 总点数＝∑(科室重点执行诊疗单一项目 RBRVS 点值×当年完成该项目个数),即论件给付;科室非重点执行诊疗项目 RBRVS 总点数则用出院人次来归集(即定额给付),使用回归法评估。令 $y＝$ 非重点执行诊疗项目总点数,即(总点数－重点项目点数);x:出院人次;b:RBRVS 出院;a:常数项。建立回归方程:$y＝a＋bx$。

(5)存在考核执行重点执行诊疗项目的第二类科室:科室 RBRVS 总点数＝∑(目标年度科室重点执行诊疗单一项目 RBRVS 点值×当年完成该项目个数)。

(6)作业步骤:①每月 5 日前由 HIS 系统或医技操作系统中导入上月的工作量数据;②绩效系统根据导入数据自动计算医疗组的医疗绩效积分和科室的医疗绩效积分表;③每季度以医疗质量交叉检查评分乘以该季度的医疗绩效积分,可得出实际医疗绩效分数;④每年 1 月 10 日前将年度医疗绩效积分表提供各信息使用科室。

(7)数据采集规定:①新增医疗项目必须经医院医疗技术咨询委员会讨论确定点值后方能纳入医疗绩效核算;②信息科是唯一的数据出口,但数据的有效性由医务处作唯一判断;③特殊情况下,需科室自报的医疗工作量必须经医务处审核确定;④以科室为单位,发现季度间工作量变化幅度超过 20％的,由核算人员通知医务处,医务处会同信息科及相关科室共同查找原因,并提出处理意见报中心党政联席会议审批;⑤医疗项目发生大的调整时,是否仍采用此评价体系由中心医疗技术咨询委员会讨论确定。

2. 医技人员医疗绩效

借鉴 RBRVS 体系,结合医院的实际情况,对大部分诊疗项目(包括可收费及不可收费的项目)设定点值和单价,技术难度大、风险程度高的项目点值较高。部分医技科室人员执行诊疗项目和医师执行诊疗项目相同,与医师协作性高,故直接采用 RBRVS 体系衡量其绩效。如病理科医技人员医疗绩效方案采用 RBRVS;绩效单价制,每 RBRVS 点值×重点执行诊疗项目总点数×质量交叉检查得分率。

六、优缺点

1. 优点

RBRVS 绩效评估系统对医师实际提供的各项医疗服务项目,按照医疗处置时的风险责任、劳动时间、工作强度等因素的不同,制订计算模型,计算出每个医疗服务项目的医师费支付比率;按照医师提供的不同服务单价、数量乘以医师费比率,给予相应的奖金。

(1)改变了以往医院按收入分配、多收多得的逐利倾向,更好地体现了多劳多得、优劳优得的酬劳分配原则。

(2)有效杜绝了医务人员奖金和药品、收入挂钩的现象。由于绩效奖金分配重在体现每一个诊疗项目的劳务价值,医师不再开大处方、滥检查,而是积极钻研技术,通过实现自身价值获取高额酬劳。

(3)拉开奖金档次,有效调动医务人员的积极性。例如,某月外科各医疗组的奖金,人均最高的达 5 100 元,而最低的则为 920 元。这对医师主动开展先进且风险大的手术疗法的激励作用尤为明显。

2. 缺点

尽管 RVRBS 评估系统已被欧美国家及我国台湾地区多家医院采用,但同样有其局限性。例如,新绩效分配以当月工作量来核算,与科室是否有收支结余没有关系;科室发生欠费或没有及时结算费用产生的收入部分当月没有体现;单纯考量不同医疗服务项目的相对价值,忽略了不同医师在处置相同医疗服务上的能力差异,无法对患者病情的严重程度和复杂程度进行差异化计算等。笔者认为,实际操作时可以计算出当月结账率作为指标数乘以当月绩效额进行发放,将科室收支结余的一定比例参与到绩效分配方案中去。另外,此医疗绩效方案未开发出护理诊疗项目,所以仅适用于医师诊疗项目。

第二节　按病种付费

随着医学科学的发展,在 20 世纪初期的几十年中,提供医疗保健服务的情况越来越广泛。有趣的是,随着越来越多的各种资源投入到卫生服务中,对组织和系统特征的关注也相应增加。在药物治疗无效的情况下,人们通常对于医院的功能宗旨是为人口中一定数量的人群提供长期疾病的护理服务，即只要以护理本身为目标，就可以以诸如卧床天数、床位数量、占用率等数值来定义医院工作量的合理性。但是，当药物有效时，治疗就成为医院的当务之急。卫生服务部门以往采用多种分类来制订医院的管理标准。例如，根据国际疾病分类（International Classification of Diseases，ICD），他们可以将疾病和手术干预分组；可以对医院工作人员进行分类（按教育程度、薪级表等）。费尔德斯坦在医院效率比较方面做出了开创性倡导，其提出以标准患者类型—"病例组合（case-mix）"来衡量医院效率，这一理念为后续研究奠定了基础。然而，病例组合最初在定义和分类标准方面面临困境。一方面，不同医疗机构和医生对相似病例组合的理解与判断标准各异，在疾病严重程度、并发症考量及患者个体差异评估等方面难以达成一致。另一方面，同一种疾病在不同患者身上的症状表现和病程差异大，疾病表现的多样性增加了分类难度。在其发展进程中，疾病诊断相关分组（diagnosis related groups，DRG）分类的制订意义非凡。DRG分类依据医学意义和医院资源使用的同等性质，按照患者群体对住院患者进行定义，在应对医院产出定义难题上取得了重要突破。

一、基本简介

DRG是一种根据患者的诊断和治疗对住院费用进行分类的一种方式。根据患者的DRG设置了预定的金额，而不是为每项服务付费。DRG的发展始于20世纪60年代后期的耶鲁大学，作为一种患者分类方案，提供一种将医院治疗的患者类型（即其病例组合）与医院产生的费用联系起来的方法。DRG是将医院住院病例分类为预计有类似费用的群体的一种方式，有助于确定医院为患者提供治疗而获得的服务费用。DRG基于许多因素，包括患者的年龄、性别、主要诊断以及住院期间执行的任何诊断或操作。

1983年10月1日美国国会通过了法案，开始使用DRG支付所有医疗保险患者的住院费用。由此基于全国每个DRG医疗保险患者的平均费用，就可得出一个DRG高于或低于一个权重的指标，用以评价某家医院的该DRG患者人群的医疗支出情况。

近年来，新医改逐步深入，其改革核心领域之一是公立医院的支付体系。在项目付费的模式下，部分医院和医师存在过度医疗等行为，导致医疗支出持续20年大幅增长。

为了应对患者自付费用飙升和确保医保基金长期可持续性，自2009年以来，国家一直在试行优化支付方式以控制医疗费用。2019年，国家医疗保障局正式启动了DRG试点计划，并于2021年启动了按病种分值付费（diagnosis-intervention packet，DIP）试点计划。截至2022年初，DRG试点城市的实际付款已涵盖900多家医疗机构，三级医院的覆盖率为43.5%。在2021年11月的政策指令"DRG/DIP支付改革三年行动计划"中，计划到2025年底，双重支付机制覆盖所有符合条件的开展住院服务的医疗机构，基本实现医保基金全覆盖。

二、框架结构

1. 美国 DRG 分组

美国 DRG 分组流程如图 3-2 所示。

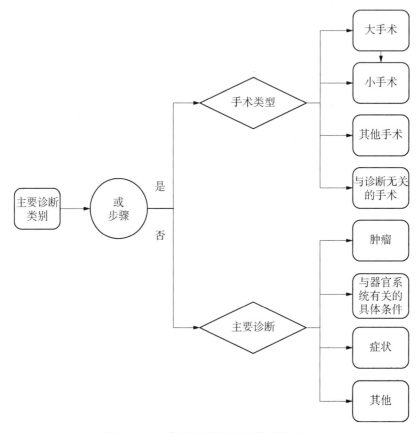

图 3-2 主要诊断类别的典型 DRG 结构

第一步：确定患者入院的主要诊断。

DRG 分组的最重要部分是获得正确的主要诊断。特别是当患者同时出现几个不同的需要被治疗的问题时。根据地区医疗系统的说法，"主要诊断是研究后确定的对入院负有主要责任的条件"。

第二步：确定是否有外科手术。

首先，医疗保险定义了哪些手术可以作为 DRG 的外科手术以及不算外科手术的手术。其次，重要的是要知道所讨论的外科手术是否与主要诊断属于同一主要诊断类别。

第三步：确定是否有任何可被视为合并症或可能导致并发症的继发诊断。

合并症是入院前存在的一种状况，并发症是入院后发生的任何状况，不一定是治疗的并发症。医疗保险甚至区分了急性充血性心力衰竭或败血症等主要合并症和慢性阻塞性肺疾病急性发作等不太严重的合并症。这是因为与不太严重的合并症条件相比，主要合并症需要更多的资源来治疗。在这样的情况下,可能有三种不同的DRG,称为DRG三元组:①支付较低的DRG用于主要诊断,没有任何合并疾病或并发症;②中等报酬的DRG,用于不太严重合并症的主要诊断,称为具有慢性病或共病条件的DRG;③高付费的DRG,用于主要诊断的主要共病,称为具有多种慢性病或主要共病的DRG。

用于确定DRG的诊断基于ICD‑11代码或ICD‑10代码(ICD‑11代码于2022年生效,但一些地区仍在使用ICD‑10代码)。2021年,该系统增加了额外的代码,以应对新冠疫情。

2. 中国DRG分组

中国DRG分组流程框架图如图3‑3所示。

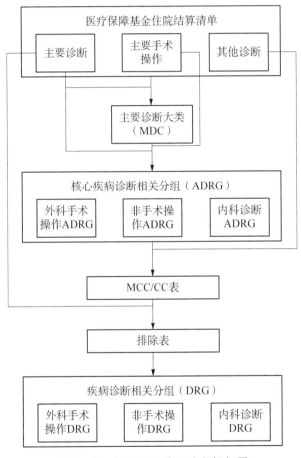

图3‑3　中国DRG分组流程框架图

第一步:将病例分入主要诊断大类(major diagnostic categories,MDC)。

以结算清单的主要诊断为依据,主要考虑解剖部位、病因和临床表现,将病例分入主要诊断大类。多数MDC是根据主要诊断进行划分且相互之间不存在交集。

第二步:将病例分入核心疾病诊断相关分组(adjacent diagnosis related groups,ADRG)。

以结算清单中主要手术操作和主要诊断,按照方案规定的ADRG顺序,对照各ADRG

主要手术操作表和主要诊断表,依次分入各 ADRG 中。方案中规定的 ADRG 顺序是按照外科手术操作 ADRG、非手术操作 ADRG、内科诊断 ADRG 的顺序排序的。其中,外科手术操作 ADRG 和非手术操作 ADRG 是按照手术及其操作的复杂程度由复杂到简单来排序的,而内科诊断 ADRG 则是按照疾病严重程度由严重到一般的顺序来排序的。

第三步:将病例分入疾病诊断相关分组(DRG)。

如果某个 ADRG 组内变异较小(本次界定的标准为费用的变异系数<0.7),则直接将该 ADRG 视为 DRG;反之,若变异较大,则依据其他诊断信息,将病例细分为伴严重并发症与合并症 DRG、伴并发症与合并症 DRG,以及不伴并发症与合并症 DRG。

三、评价指标

DRG 不仅应用于医保支付管理,在绩效评价方面也应用广泛。除了直接用于 DRG 绩效评价外,DRG 相关指标还广泛涉及等级医院评审、公立医院绩效考核以及医疗机构高质量发展等多项评价体系。

1. DRG 组数

DRG 的组数代表医疗机构治疗的病例所覆盖的疾病类型范围,每一个 DRG 组都代表了一类特定的疾病。因此,出院病例所覆盖的 DRG 组数越多,就意味着该医疗机构能够提供的医疗服务范围越广。

2. DRG 总权重

$$总权重 = \sum(某 DRG 总权重 \times 该医院该 DRG 病例数)$$

DRG 总权重是衡量医疗服务产能情况的重要指标,可以反映不同 DRG 组在医疗服务中的负荷;权重越高说明该病例的复杂程度越高,代表所需投入的医疗资源也越多。使用出院病例总数衡量医院的医疗服务产能时病例类型的不同可能会导致出院病例多其产出并不一定高于出院病例少的医院,而总权重则能相对真实地反映出住院医疗服务的产能情况。

3. 病例组合指数(case mix index,CMI)

$$CMI = \frac{\sum(某 DRG 权重 \times 该医院该 DRG 病例数)}{该医院全体病例数}$$

CMI 反映医院收治患者的复杂程度和医院的技术水平。CMI 值可用于比较不同医院之间相同专业之间病例组合指数水平。一般来说,专业水平较高的医院收治的患者病情较复杂,医疗消耗较大,因此 CMI 值较高。

4. 时间消耗指数

$$时间消耗指数 = \frac{\sum(医院各 DRG 组平均住院日 \div 区域同 DRG 组平均住院日 \times 医院该 DRG 组病例数)}{医院分析病例数}$$

时间消耗指数是体现治疗同类疾病的时间效率的综合指标。时间消耗指数越小,说明治疗同类疾病的效率越高。如果计算值<1,表示医疗效率高于区域平均水平;如果计算值>1,表示医疗效率低于区域平均水平。

5. 费用消耗指数

$$费用消耗指数 = \frac{\sum（医院各\,DRG\,住院例均费用 \div 区域同\,DRG\,组住院例均费用 \times 医院该\,DRG\,组病例数）}{医院分析病例数}$$

费用消耗指数是体现医疗费用消耗效率的综合指标。费用消耗指数越小,说明医疗费用消耗效率越高。如果计算值<1,表示医疗费用消耗效率高于区域平均水平;如果计算值>1,表示医疗费用消耗效率低于区域平均水平。

6. 低风险组死亡率

低风险组病例:该组患者的死亡率低于负一倍标准差,其死亡风险则称为低风险的DRG。即一旦患者死亡,死亡原因可能与疾病本身的相关度低,而与临床诊治管理过程相关度更高。通过低风险组病例死亡率衡量医院对住院患者所提供服务的安全和质量。

显然,运营医院的成本取决于所治疗病例的复杂性,因为某些类型的病例比其他类型的病例花费更高。DRG方法首先定义这些病例类型。病例分为“诊断相关组”,这是指在临床上,就患者的诊断以及所实施的临床程序或治疗而言相似的病例组。并且在医院资源消耗方面也相似。工业部门可以通过其每单位产出的平均成本来判断,平均住院时间有时被认为是衡量医院效率的标准。由于在医院治疗的病例种类繁多,所以这种方式显得过于简单。DRG医院信息系统对医院的分析就好像它是一家多产品公司一样,这是一个生产不同类型产品(治疗的病例)的工业单位。公共卫生经理的传统任务之一是解释平均住院时间的变化。过去,医院中不同部门以及不同医院之间,由于病例类型、治疗难变和患者需求的多样性,住院时间的自然变化给管理人员带来了巨大的挑战。

公共卫生管理者的传统任务之一是解释医院中不同部门之间,以及不同医院之间平均住院时间的差异。在早期,为了尝试找出平均住院时间变化的原因,研究者们曾通过间接或代理措施进行探索。其中一些研究假设大型医院倾向于治疗更复杂和更困难的病例,从而分析了医院床位数与住院时间之间的关系。其他人则认为工作人员的培训水平与患者居留时间有关,但前提是受过专业培训的工作人员会引起更复杂的案件。有学者常常基于诊断数据来更直接地衡量所治疗病例的复杂性,因为人们认为在一定程度上可以通过诊断来识别出更困难的患者。世界卫生组织发布的ICD-9过于繁杂,无法用作病例组合分类的基础,因为它包含近1万种不同的疾病类别。大多数基于诊断的病例分类系统采用了更多的类别数量。通常,可这样定义这些类别:每个类别中的病例在所使用的医院资源数量上应尽可能相似,从而使住院时间和费用相对均匀。

仅基于诊断的病例相对复杂性度量的一个主要限制是,具有相同诊断的不同病例的复杂性可能存在很大差异。DRG 系统是第一个系统地开始考虑给定诊断组内复杂性变化的系统,以便定义医院资源使用者的同类组。DRG 类别的定义不仅基于诊断,还综合考虑了医院出院摘要上常规可用的一系列补充数据。为了确定其作为住院时间长短的重要意义,这些参数分别是:①手术室程序;②主要诊断(出院时);③患者年龄;④性别;⑤并发症或合并症;⑥各种继发诊断。人们发现,手术室程序对住院时间的影响被证实为最为显著。

有研究表明,不会显著影响住院时间的因素包括:入院诊断、诊断程序、入院类型(是否再次入院或紧急入院等)以及治疗的主要付款人身份。通过统计学分析,我们可以决定是否添加其他因素来创建新的患者子类别(附加 DRG):①是否由于添加其他因素而导致住院时间的总加权方差下降;②如果得出的组不是太小而无法使用;③划分产生的子组的平均停留时间差异是否显著。

并非将所有因素都包括在内作为将每个 DRG 与相邻 DRG 进行区分的一种手段。因此,产生的 DRG 组是在医院资源消耗方面相对均一的患者组。这些小组同时基于临床、行政推理,还融入经济考量,对医院的计划和内部管理非常有用。

在美国,通过 DRG 制度支付的是医院费用,医师费则是依据 RBRVS 发放。清华大学医院管理研究院钱庆文教授也表示"DRG 考核不能超过医师绩效的 30%",所以说在综合绩效评价时往往采用多种方式融汇评价。

四、疾病风险调整

对于医疗数据的分析、应用,我们需要从简单的数据统计转向医疗大数据分析转型,DRG/DIP 分组虽然考虑了疾病特性、资源消耗的差异,将病例分为不同的 DRG 分组,但其主要目的仍在于总额控制下的医保费用,具有一定的压制性,以控制医疗费用增长。DIP/DRG 以分组为基础,没有考虑组内病例的病情和风险差异,而患者的疾病情况千人千面。CMI 是以费用核算为算法基础,定价的偏差影响对医疗行为的合理判断。均值评价不符合临床特性,无法支撑业务和效益结果的融合。支付方式会影响医师的医疗服务供给行为,DRG 激励医师提供不足的医疗服务。DRG 对不同健康状况的患者均显示供给不足,且供给不足的程度随着患者疾病严重程度的增加而增加。

疾病风险调整是一种鼓励型策略,认可病情越重、风险越大,则资源消耗越高,是对医疗技术和治疗难度的正向鼓励。作为支付方式,DRG/DIP 采用平均值的方式寻找到同一病种(病组)的平均水平,这个对于医保支付来说没有问题,但对于推动"标准化"治疗和内部管理的合理性"调停和平衡"来说却存在大问题。

疾病风险调整的核心是通过个体差异量化来协调内部的平衡性,从而解决传统分组内"平均值"(同病同价同评价)引起的不公平及标杆值的合理设定,也即合理的高风险消耗不应该受到惩罚,低风险的过度浪费反而需要整改和提升,促进根因的分析和问题解决。采用大数据建模方式将患者的疾病风险因素(性别、年龄、基础病、其他诊断等)进行疾病特征数据标准化,再通过统计学算法对死亡率、住院天数、费用等结果性指标建立相关模型。这种基于病种的细化分类,在不同管理方向上的建模评估,打通了不同病种、医师、学科、科室、医院之间的可比性、业务过程与财务结果的连接渠道,有效避免了由于评估差异带来的评估缺陷。

在《医院核心病种诊疗绩效分析及其在学科评价中的应用》一文中,DRG 分组以同一时间段的参与评价的医院出院病案数据为整体建模,其疾病风险调整后的指标如CMI、CMP、时间效益、费用效益、低风险死亡率等是以该数据计算得出,在同一次分组中,不同的医院、专科有可比性;如果时间段不同、数据源不同,其均值也不同,严格来说无可比性。疾病风险调整是用前一段时间的数据建模,得到风险调整后的基础指标,如调整后的权重、死亡率、住院天数均值、费用均值等,并以此作为预测指标,来评价后一段时间的医疗质量及安全,故从医疗质量管理上可以进行不同时间段的比较,并通过实际值与预测值的比较来评价医疗质量与安全。

第三节　平衡计分卡

平衡计分卡(BSC)是一种现代企业常用的战略管理工具,用于识别和改进各种内部业务功能及其产生的外部结果的战略管理绩效指标。BSC 常用于衡量组织行为及提供信息反馈,管理层收集和解释信息时,数据提供了至关重要的定量结果支撑。员工可以使用这些信息为组织的未来做出更好的决策。

这一管理工具是由会计学博士罗伯特·卡普兰和商业高管兼理论家大卫·诺顿博士在 1992 年首次发表。BSC 最初是为营利性公司准备的,但后来被广泛应用于非营利组织和政府机构。BSC 模型通过隔离需要分析的四个独立领域来优化组织行为。这四个维度包括财务维度、顾客维度、内部流程维度以及学习和成长维度。

一、基本介绍

20 世纪 90 年代卡普兰和诺顿共同提出 BSC 并将其用于评估企业绩效方面,BSC想要建立起不仅仅依靠财务指标的评价体系,还要兼容和平衡企业短期与长期经营发展的评价维度,所以整体包含两大方面的指标:财务指标与非财务指标(顾客、内部流程及学习与成长方面)。之后以 BSC 为起点,Martinsons 等人运用 BSC 创建了信息系统战略管理基础,通过量化四个维度的相对指标权重,以对综合绩效进行计量。最初 BSC是基于企业更有效的绩效管理而提出的并适用于企业,而后被拓展到医疗机构、政府机构等。国外的医疗卫生机构中私立医院占比较大,由于市场竞争激烈,因此其绩效评价中顾客维度为其关键因素,各机构通常以质量和服务取胜。BSC 应用广泛,如用于患者术后管理评价、增进医院各管理级及科室内部人员彼此的沟通交流、战略目标的统一实施等。

这一理念在 21 世纪初期引入中国,最初也是应用在企业管理中。肖凯等认为 BSC 的各项指标结合有利于体现企业价值,但实践困难在于相关指标的选择和权重的分配是否具有有效性。史超芹提出可以将 BSC 与 KPI 法融会起来设计绩效评价指标体系以兼顾不同阶段的管理目标。姜宏青则提出非营利组织可以通过 BSC 披露相关绩效信息,可弥补在秉持公益性价值观下难以用经济指标来评价的指标。

近年来,医院的绩效评价体系也常应用 BSC,以期通过该体系,更加明确医院的"公益性"根本属性,考核医院的整体绩效。我国公立医院目前仍存在定位不清的问题。因此,在建立绩效管理时,应反映以患者为中心的核心思想,并建立学习与成长指标,把握好医院公益性与持续经营间的平衡以增强医院综合竞争力,更好地提升医院的服务水平和资源利用情况。同时,对特定主体进行准确考量应设计和分析 KPI,以更有针对性地解决特定问题。以 BSC 作为绩效管理基本架构,是对于医院精细化管理的有效提升,能够兼顾与医院相关的不同利益者,通过绘制医院"战略地图"导出相关评价指标和行动方向,可以构建符合公立医院特性的绩效评价体系。

二、四个维度

1. 客户维度

客户维度体现了组织对所在市场中的客户定位、认知及竞争。客户是创造收入的主体,组织必须对市场定位、价值取向以及开发、转化、留存及再开发客户有清晰明确的认知。如果组织要实现设定的财务目标,则必须知道需要向客户交付什么。从客户的角度来看,公司可以设定目标,如改善客户服务和满意度,增加市场份额以及提高品牌知名度。管理人员必须知道他们的组织是否满足客户需求。他们必须确定问题的答案,即客户如何看我们?

2. 内部流程维度

内部流程维度是保证组织内部的工作效率,对顾客进行及时周到的服务和反馈所必需的指标维度。当设定财务目标并且企业意识到客户的需求时,就需要进行适当处理以达到设定的财务和客户相关目标的过程。为了实现战略目标,设计关键内部业务流程尤为重要,在这里组织必须设定内部运营目标。内部流程的不断改进和优化是保住现有客户、吸引潜在客户、增加企业自身价值的重要手段。企业必须决定执行的行动才能提高绩效。内部过程目标可能涵盖工作过程改进、质量优化和利用率改进。管理人员需要关注那些能够使他们满足客户需求的关键内部运营工作。他们必须回答以下问题:我们必须擅长什么?

3. 学习与成长维度

学习与成长维度是组织长远发展的能量源泉,是创新、改善和学习与组织价值直接相关的能力,也是其他角度得以有效实现的保证。一个组织对于员工成长投入、内部基础设施的完善都是保证其在不断发展、不断变动的时代顺应潮流而不被击垮的原动力。管理人员必须回答以下问题:我们可以继续改善服务并为其创造价值吗?

4. 财务维度

财务维度是其他三个维度做出行动后产生的经济结果,财务角度的目标和指标是组织战略的经济价值,延伸到各具体指标表现中。这意味着企业的每一名成员都在为组织战略目标的实现而努力,并且最终表现为组织的财务回报。任何组织的明显目标都包括利润和收入。BSC的财务角度涉及组织的财务绩效和健康状况。财务目标通常包括节省成本和提高工作效率,更多的利润率以及增加收入来源。在私营部门,这些措施通常集中在利润和市场份额上。管理者必须回答以下问题:我们如何看待财务的管理和决策部门、执政者和其他利益相关者?

BSC理念不仅在组织级别适用。BSC评估员工绩效的方法是一种查看员工工作绩效的有效方法,而不仅仅是局部视图。员工绩效计划及其要素和标准常常衡量其行为、行动或工作过程,而不是衡量员工的工作结果。仅通过衡量员工绩效计划中的行为或行动,当整个组织未能实现其目标时,组织可能会发现大多数员工未被评为杰出员工。通过在组织级别使用平衡的度量标准,并与主管、团队和员工共享结果,管理人员提供使员工绩效计划与组织目标保持一致所需的信息。通过平衡员工绩效计划中使用的指标,绩效图将变得完整。

三、优缺点

BSC建立了公司创造卓越绩效所需的必要重点;集成了各种业务程序;通过将其反映在绩效目标和标准中,使组织战略得以实施;将企业高层与本地经理联系起来,使企业得以了解必须采取哪些措施来提高组织效率;改善组织内部的沟通并促进员工之间的团结感。

1. BSC的优点

(1)将业绩指标与战略联系。BSC是基于组织的战略使命建立的财务指标与非财务指标相结合的评价体系,形成以实现组织战略目标为目标的多维指标评价。也就是说它是集合了组织内所有的行为,组织的各项策略都是围绕战略目标而制订的。组织可以根据自身的发展情况制订不同的评价标准,以实现组织业绩的最大化。

(2)注重指标之间的因果关系。对于BSC四维度来说,财务是组织的最终战略目标与结果,客户是组织定位与长期发展的关键因素,内部流程是实现财务目标的关键环节,而学习和成长则是激励员工长效发展的动力。在设置BSC时,选择与影响组织成功相关的指标时要考虑它们在四个维度之间的关联性,通过识别这些指标可以确定如何影响它们,使组织的业务流程能够抓住关键要素进行改良。

(3)有效沟通及战略理解。BSC除了可以使组织快速地发现各维度存在的问题,还可以通过指标间的勾稽关系使员工更好地理解需要达到的业绩指标,从而更深入地理解组织战略。同时,通过指标的相应评价可以更清楚地意识到各行动对实现组织战略可能产生的影响,通过有效的考核机制不断激发员工的积极性与使命感。

(4)协调考核机制,提高管理水平。BSC作为一种战略管理工具,与短期和事后行为考核的区别在于它将组织战略目标分解入其日常工作,通过事前的战略目标确认、事中的运营策略调整以及事后对组织经营成果的反馈和改善,有利于整体提高组织的管理水平,促进其经营的完善和发展。

2. BSC 的缺点

BSC并不适用于所有组织,它也有一些局限性。

(1)对一些组织来说BSC太过复杂。当采用BSC时,组织必须增加绩效衡量标准的数量和广度。许多组织发现评估业务部门绩效很复杂,因为BSC基于不同角度有大量绩效衡量标准。如果一个组织想采用BSC,它必须在不同措施之间建立明确的因果关系,而建立关系的过程可能需要数年才能完成。因此,许多组织发现很难采用BSC,部分组织只是通过简化指标或只专注于财务指标,这在一定程度上损害了构建BSC的目的。

(2)BSC可能会导致员工只关注考核指标。由于BSC概述了组织的战略和将要考核的所有领域,员工将开始关注这些领域,以便他们可以通过在这些领域的良好表现获得高的回报。他们可能会忽略不会被评估的领域,因为他们不会从这些领域获得奖励,那么这些不被关注的领域就可能会成为组织的弱点或发展瓶颈。

(3)BSC的限制性太强,无法应对快速变化的商业环境。市场的变化是飞速的,在组织中构建BSC体系需要较长的时间。组织的重要因素每天都在变化,新元素每天都在出现。

(4)BSC的成本可能很高。BSC要求组织从财务角度、客户角度、业务流程以及学习和成长角度思考并设定目标。这不仅需要深入了解组织的总体战略,还需要将战略分到不同的部门。组织需要为每个部门设定适当的目标和措施;员工需要了解BSC,以确保系统正常工作;需要收集每个部门和BSC每个视角的信息。建立BSC会消耗大量的时间和资源,即使建立后也会花费很多时间,它需要不断收集信息。

四、构建步骤

组织应遵循以下八个步骤:

(1)准备。准备工作是组织在使用BSC模型之前应该采取的第一步。在这里,组织应确定BSC适合的业务部门。它必须定义是具有自己的财务指标、客户、生产和分销设施的业务部门。

(2)第一轮面试。在此轮面试中,主持人每人接受经理约90分钟的采访。这些访谈的目的是获取有关业务部门的绩效指标和战略目标的信息。

（3）首次执行人员研讨会。最高管理团队和 BSC 主持人一起举办研讨会，以将措施与组织的使命和策略联系起来。可以对客户和股东进行视频采访，以获取必要的信息。

（4）第二轮访谈。根据执行人员研讨会和对该业务部门工作的每位高级主管的访谈，形成暂定 BSC。

（5）第二次行政人员研讨会。这是与中层管理人员、高级管理人员及其下属进行的集思广益的会议。讨论结果为制订执行计划提供依据，以反映运营阶段的战略。

（6）第三次执行讲习班。针对每项措施制订了扩展目标。在制订完所有措施之后，团队将讨论并商定最终确定这些措施和指标。该项工作一旦完成，就可以执行实施计划了。

（7）实施。团队实施计划，并将绩效指标与数据库链接，以传达组织中的 BSC 要求。它鼓励在权力下放的单位制订第二级指标。

（8）定期审核。负责人每季度或每月查看和监控计分卡绩效数据。部门每年对计分卡指标重新研究和讨论，以使其符合组织的战略规划。

五、医院 BSC 体系

1. 院绩效评价指标的重构原则

（1）公益性与经济效益相结合原则。医疗机构的本质属性要求选择评价指标时要关注患者的需求，体现其公益性。同时，医疗机构的发展现状要求其对自己的经营负责，掌握好财务性与非财务性指标的有效结合与平衡。

（2）系统性原则。评价指标选择和制订时要避免单独设置，需要与整体指标有机结合，选择重要性高且与整体绩效体系均衡统一的指标，必要时舍弃关联性低的指标。

（3）科学性与客观性原则。指标的制订要满足科学性和客观性，这要求同一层级下的指标彼此独立且无重复关联，指标与指标间平衡统一于总体指标体系。

（4）可理解性原则。构建绩效评价体系时各指标需要能够清晰明确地表达，能够被员工充分理解。实际工作中，员工可以就分解下来的各指标了解其岗位职责与努力方向，以达到更好的绩效水平。

（5）可比性原则。绩效评价的结果能够实现各科室之间的比较和不同时间阶段上的比较。

（6）可调整性原则。绩效指标评价体系不是一成不变的，而是应该随着相关法律行政政策、医院经营情况、员工工作状态等多方面因素的变化而不断调整和改进。绩效评价的改良不是一个一劳永逸的过程，而是一个不断创新、不断成长的过程。

2. 医院绩效评价指标体系的构建

在建立医院绩效评价指标体系时，首先可以采用德尔菲法对评估体系下的各项指标进行修改和确认，之后使用层次分析法确定各维度指标的相应权重。

（1）患者维度。根据医院现状及战略目标，注重医院的医疗服务数量及质量，合理设置门诊、住院的诊疗费用；提供优质服务，提高患者的满意度、黏合度，坚持以患者为中心。在患者维度的评价指标设定时，可考虑患者数量、满意度、市场占有率等相关可量化指标。

（2）财务维度。财务指标是医院有效经营的保障，应该有针对性地制订评价指标，如降低药占比、耗占比、运营成本，提高医疗服务性收入等。

（3）内部流程维度。医疗质量与安全是核心，良好的内部流程对于缓解医患矛盾，保证医疗的连续性及准确度有较大影响。在医疗质量方面可参考的指标，如入出院诊断符合率、基础护理合格率等；在医疗安全方面，可选择医疗事故差错率、危重症患者抢救合格率等指标；在医疗效率方面，可关注平均门诊挂号等候时间等效率指标。

（4）学习与成长维度。对于医院来说，员工的创新与技术发展是推动医院整体质量提升和可持续发展的力量源泉，建立以服务质量、数量以及患者满意度为核心，明确岗位职责的绩效考核和激励机制，坚持多劳多得、优绩优酬是重中之重。可选择以下指标，如进修培训、床护比、科研项目、论文数量、医护满意度等。

3. 案例应用

案例 3 - 2

2020 年 10 月，江苏某人民医院完成了新一轮职能部门机构设置调整，以大部制理念设置"质控中心"，探索"大质控"管理模式。由院长担任医院绩效考核工作管理第一责任人，建立合作协调机制，多部门形成工作合力，明确指标分工，制订责任系数，全员参与绩效考核。

同时，细化分解国家三级公立医院绩效考核指标，将其融入院级＋科级＋岗位级三级绩效考核体系中，明确发展目标，形成分级、精细的绩效考核机制。运用 BSC 理论将医院战略目标划分为四大维度，以"国考"指标为核心，指标库涵盖七大模块 62 个指标。信息化绩效考核模式实现从院→科→医疗组→医师个人，多层级、多维度数据全面共享、挖掘分析，为医院决策提供依据，推动医院绩效考核精细化管理。

该院还围绕四大维度 56 项指标深入剖析"国考"指标，召开国家三级公立医院绩效考核分析会，全面分析医院四大维度得分强项与弱项，深入剖析"国考"指标重点失分项，关注医院运营 KPI。定期开展闭环式行政查房，由院领导主持，相关职能处室对科室单元突出问题进行点评，重点分析存在问题、整改举措，持续改进薄弱环节。将绩效考核结果作为医院发展规划、重大项目立项、经费核拨、绩效考核方案调整等重要依据，同时作为选拔任用管理干部以及各项评优评先工作的重要参考。

绩效考核是一项系统性、长期性工程,绩效考核是导向,强化功能定位是前提,提升质量安全是核心,信息化建设是保障,强化运营管理是关键,可持续发展是目标,优化收支结构是重点,高质量发展是要求。

(1)九大问题。目前医院绩效管理存在以下九大问题。①与战略相脱节:绩效管理与战略实施相脱节;②管理部门局限:绩效管理仅设置为人力资源部门或绩效部门的工作,其他部门不承担绩效责任;③绩效缺少联动:医院、职能部门、员工之间的绩效缺少联动;④目标缺乏重点:绩效目标重点不突出;⑤忽视长期效益:注重短期绩效,忽视长期绩效;⑥缺少绩效计划:绩效目标缺乏绩效计划支持,经常讨论目标达成,很少讨论计划实施;⑦缺少绩效沟通:绩效管理者缺少绩效沟通;⑧仅作为奖金手段:把绩效管理仅仅当作奖金分配的手段;⑨绩效囊括管理:把绩效管理当成灵丹妙药,忽视其他管理系统的建设等。

面对上述问题,"以战略为导向的绩效管理是一种全新的管理理念,它的目的是把原来以人为中心或以事为中心分散式的绩效管理整合为以创造组织业绩为中心的全面绩效管理"。近年来,复旦大学附属浦东医院就通过明确的愿景、使命、价值观与战略目标,明确医院的核心竞争力,用 BSC 建立了一套与发展战略相适应的绩效体系,将动态战略策略调整与进行月度、季度、年度绩效考核相结合,其中 DIP 及财务指标是构成战略绩效管理体系中的一部分,服从于整体战略。

(2)四个关键点。三级公立医院绩效考核工作要顺利实施,应把握四个关键点:①功能定位要明确,要以解决临床疑难危重症为导向,引领诊疗标准化、规范化水平的提升,加强科研创新能力;②指标导向要清晰,医院内部绩效考核,既要紧扣"国考"和省级考核的各项要求,也要参考医院临床诊疗和管理过程的现状进行调整;③制度建设要完善,绩效考核方案的落地要以完善的内部管理体系为前提;④沟通机制要健全,设立绩效管理沟通评价机制,通过多种形式了解绩效考核实施情况,对考核方案不断完善,促进临床科室绩效和职工人均绩效稳步增长,提升全院职工对于绩效考核工作的认可度。

(3)三个目标。绩效考核工作的实施应该帮助医院实现 3 个目标:①帮助医院实现阶段性发展目标,将绩效考核与医院中长期发展目标相结合,通过考核结果反映医院整体战略执行情况,为评价医院阶段性发展提供数据参考;②帮助医院挖掘运营管理存在的问题,将绩效考核结果与医院管理目标进行对照,发现问题、持续改进;③帮助员工实现能力提升,通过绩效结果发现员工能力的薄弱点,进行有针对性的培养,实现人才队伍建设的不断进步。

从医院治理视角来看,公立医院绩效考核的目的是要求公立医院维护公益性、调动积极性、保障可持续性。公立医院绩效考核在医院明确功能定位和规划目标、深化内部改革、履行功能使命等方面发挥了巨大导向作用。"国考"进一步激励首都医科大学附属北京天坛医院坚守"强专科、大综合"功能定位和国际一流的创新型医院的规划发展目标,为医院全面协调履行"国家神经疾病医学中心、医科大学临床医学院和首都南城区域医疗中心"功能,以及履行国家医学中心(辅导类)创建任务,建设国家区域医疗中心、促进临床神经科学技术创新与转化等使命任务发挥巨大的引领作用。

未来,公立医院绩效考核将促进"深化以公益性为主导的公立医院改革"走向价值整合的发展之路,不单单是实现公立医院"公益性"价值,更是在深化改革、强化党的领导,实现公立医院服务性、专业性、技术性、经济性(经营性)与公益性等多元社会价值达到新的平衡。公立医院绩效考核将有力促进政府及其部门、公立医院、医务工作者、药械企业和患者及其家属等多方权益关系规范化、法律化、行业化和职业化。公立医院绩效考核将有利于承认经济性(经营性),保护专业性、技术性,拓展服务性,建立和完善公立医院的混合治理机制。同时,有利于推动医疗服务供给制度变革,形成医疗、医保、医药、医患、医教"五医"联动、协同、共建共享的价值追求,更好地促进大型公立医院全面协调、可持续发展,履行好功能和使命。

第四节　关键绩效指标法

关键绩效指标(KPI)是一种基于组织宏观的战略目标,通过层层细化形成具有可操作性的运营策略,再将其转化为若干个指标,从多个方面对员工进行绩效评价的方法。在医院日常管理中,KPI可以结合医院整体战略目标分解为不同绩效评价指标。采用这种目标式量化管理指标有较好的实用性与客观性,在设计医院绩效指标时要有针对性,才能够对关键行为产生影响。

一、特征

20世纪90年代起KPI在世界范围内被广泛提及与应用。作为组织绩效管理的重要环节,KPI可将组织的战略目标层层分解,最终细分成具体、可操作的业务目标;可用于组织管理流程中输入和输出部位的关键指标的监控,并对其参数进行采样及系统分析。KPI是整体绩效计划中的重要组成部分,是用来对员工工作绩效进行量化管理的衡量指标。现代企业中通常采用的业绩管理考评方法都是KPI。通过KPI的确认,可以明确组织架构中各环节的主要责任,并以此展开,通过进一步分解找出衡量具体到个人的业务指标。

KPI是对组织各关键环节成功要素管控点的集合,是对组织目标的总结和提炼,最终为组织的高效运营和目标管理提供指导的工具。KPI通常具有几个特征:

(1)整体性:组织的KPI是一个整体,虽然组织内各级均有独立的KPI,但是都必须围绕组织战略目标展开,兼顾组织的综合效益并且逐级关联。

(2)可操作性:绩效考核指标的设计要与岗位职责区分开来,KPI是基于组织的长远发展目标和业务流程而设定的。

（3）价值统一性：所有指标都是围绕实现组织价值而来，内部所有流程及各部分关键指标的设立，其实就是对最终价值传递的统一性、标准性及导向性进行管控。

二、选取流程

KPI是一种可量化的、事先被确认的、用来反映组织目标完成情况的重要评价体系，是绩效管理的有效工具，是推动组织高效运作及价值创造的动力。确立KPI的重点在于整体性、可操作性和价值统一性。

（1）了解组织的业务目标，找出核心工作及关键流程。在不违背组织宏观战略目标的前提下分解出工作重心，也就是价值重心；通过内部组织会议，利用各种沟通方法找到各个关键部分的影响因素。这些KPI能完全或基本呈现出组织的核心价值目标。而这些关键业务领域的KPI，也就是我们通常所说的组织第一层面的KPI，即企业级KPI。

（2）层层分解，找出组织第二级的KPI，也就是部门级KPI。部门管理者根据组织的第一级KPI中分解出第二级的部门KPI，并对由此产生的第二级KPI进行分析，最后在所有要素中确定对应的目标要素，分析驱动绩效的各种可能参数，确定各相关组织、技术、人员等在实现目标时的对应业务流程，此时自然产生各部门级的KPI。

（3）分解个体岗位的KPI则是在保证实现部门KPI的前提下，由各部门绩效管理人员和部门管理人员一起将上一级的KPI进一步细分，从中分析出更细的衡量KPI及各职位的业绩指标。这种分解和最终形成及落地可实施指标的过程，可以让所有员工重温并积极实现企业的宏观战略目标，也能够促进组织各部门的绩效管理水平。

（4）设定衡量参数。首先要梳理出评价的方向，再决定要评价什么、怎么评价。在此基础上总结分析出要衡量的指标及要达到的标准。不仅要让所有参与者了解"测评什么"，还要让所有人了解本职、本岗要达到什么标准。

（5）要充分考虑KPI会否因为主观原因而导致不同的评价结果。这些KPI是否能代表被评价人本身绝大部分的工作任务或目标，从而最终保证这些指标能客观、准确、公平地表达组织的策略，帮助组织实现战略目标。

在制订目标及进行绩效考核时，每项指标相对于被评价人都应是可控的，这意味着评价指标可以通过被评价人的自主行为影响最终结果，否则该项指标就不能作为该岗位的KPI。此外，跨部门才能实现的指标不能作为非管理人员的考核指标，而应作为更高一级别、能控制这一考核结果的主管的考核指标。

三、优缺点

1. KPI的优点

管理目标明确有利于战略目标的快速有效实现。通过KPI的整合和控制促使员工的工作表现与组织的总体目标有机结合避免产生偏差，有利于组织利益与个人利益目标达成一致。战略性地细分指标,使员工在实现个人绩效目标的同时也实现公司整体战略目标,从而实现组织与员工的双赢。

2. KPI 的局限性

KPI指标比较难界定,在没有专业工具和方法的情况下,很难确定哪些 KPI 会对组织绩效产生实际的影响效果;会使评价者陷入机械式评价,过度依赖 KPI 而忽视人为因素和弹性因素的影响,在实际考评的过程中往往会引起争议;KPI绩效评价方法尽管有较好的实用效果,但是长久地使用该方法就会使管理者陷入一种"怪圈"。这个"怪圈"非常机械化,对于必须评价的项目会认真去抓,对于其他环节可能会忽视,这就使得整个绩效评价环节变得片面化、局部化。

四、医院 KPI 指标

(一)国家公立医院 KPI 指标

确立医院 KPI 可参考国家公立医院绩效评价指标体系。为了落实考核的目标,2022 年度在公立医院绩效考核当中有 4 个一级指标、14 个二级指标以及 55 个三级指标及 1 个附加指标(重点监控高值医用耗材收入占比)。在 55 个三级指标中,有 50 个是定量指标,侧重于通过数据对医院进行全面衡量;另外 5 个是定性指标,侧重考察医院相关工作是否落实、制度是否建立、要求是否完成。

1. 医疗质量考核指标

在医疗质量方面,质量安全是医院的"生命线",提供高质量的医疗服务是公立医院的核心任务。通过考核医疗质量控制的指标,能够推动医院在质量管理上做到更精、更细、更严。通过考核出院患者的四级手术占比等指标,推动公立医院落实功能定位,提高收治疑难重症、危急重症患者的比例。通过考核抗菌药物使用率指标,可以推动医院规范医疗服务行为。通过考核患者的就医等待时间,来推动医院实施电子化预约服务、优化流程,不断改善群众的就医体验。通过考核手术效率,如日间手术占比指标等,提倡缩短平均住院日,使患者能够更加便捷地获得手术治疗行为,减少等待,提高效率;也通过三级公立医院不断地加大开展日间手术的步伐,缩短术前等待时间,减少患者的负担。医疗质量安全指标是考核的关键指标,这些指标最后都聚焦在接受医疗服务质量水平这一方面。

2. 运营效率考核指标

在运营效率方面,通过考核医疗服务收入占比等指标,可以引导医务人员提高技术水平,依靠技术和劳动获得阳光收入,推动医院优化收入结构,为薪酬制度改革提供空间。通过考核资产负债率等指标,引导医院避免盲目扩张、负债经营,降低医院运行的风险。也可通过考核医院的人员支出占比等指标,提高医务人员的合理性收入,调动医务人员的工作积极性。此外,还可通过考核次均费用增幅等指标,重点考察是否合理控制医疗费用的增长,减轻人民的就医负担。

3. 可持续发展考核指标

在可持续发展方面,主要通过考核人才队伍建设、人员结构、教学科研能力等,推动公立医院不断实现医疗、教学、科研等多方融合,引领科技创新和医学的进步。

4. 满意度评价考核指标

在满意度评价方面,通过考核患者和医务人员的满意度,推动医院贯彻以人为本的理念,采取综合措施,为群众解决看病就医相关的痛点、难点和堵点。改善医务人员的工作生活条件,提升人民群众和医务人员的满意度、获得感、幸福感、安全感。

(二)案例实践

公立 A 医院改进及选取的绩效评价指标如下:

1. 社会满意度

细分为门诊患者的满意度和住院患者的满意度两部分,利用手机问卷及传统纸质问卷的形式收集。近些年医患关系紧张,医院也十分重视患者满意度评价,提升该指标的评价分及占比。

2. 次均费用

费用是一个对多方评价的"黄金指标"。对门诊均次与住院均次费用的考核,不仅与患者切身利益相关,而且可有效推进分级诊疗落地生效。费用也可拆解细化为相关占比。例如,药耗费用占比越高,说明可能存在诊断不明确、治疗不精准、一定程度的廉政风险等问题。反之,说明医院诊疗效率高效,费用结构良好。该指标也可倒逼员工加强对药品、耗材的遴选等采购管理。

3. 成本控制

通过一定时期内医院成本费用的分析可了解医院所面临的经营风险大小以及可能获取收益的多少。成本控制是经营管理中的重要环节,影响着整体医疗资源的分配与优化。通过成本控制这一指标的考核,首先要形成全院全员注重成本控制,降低成本费用;其次要以此为驱动找到质量、效率、耗费的最佳结合点,以达到在符合医疗质量与患者满意的情况下,以较少的资源耗费取得更多的受益。

4. 药品占比

药品占比指的是药品收入占医院总收入的比重。对此进行绩效评价以达到减少不合理用药的情况,从而缓解患者"看病贵"的难题。药品占比作为医院 KPI 指标存在一定的积极作用:在一定程度上减少滥用药品的消耗,如质子泵抑制剂、神经功能保护剂、中药注射剂;适度调整医院药品目录结构,控制非治疗性用药规模;促进建立长期稳定、成熟、可靠的药品管理体系;让医院的重心从药品供应转向知识和技术服务。

5. 百元医疗收入中消耗的卫生材料比例

百元医疗收入(不含药品收入)中消耗的卫生材料比例＝卫生材料成本/医疗收入

（不含药品收入）×100％。卫生材料及医用耗材是指检测试剂、血液制品、氧气等这些临床科室常规频繁使用的耗材。卫生材料比例这一指标规范了每个病种的检查项目、用药剂量、手术方式等，降低了治疗行为的随意性，有效地促进对患者的合理诊疗，规避了医师滥用药物或者不合理地使用卫生材料，减少治疗之间的差异性，帮助患者降低治疗成本。

6. 医疗质量

医疗质量是一个综合性绩效评价指标。不仅要求医疗技术的精细、安全、及时；还要求医务人员具有良好的医德医风，对患者负责，减少医疗资源过度消耗等。医疗质量是医院发展的生命线，良好的质量不仅可以提升医院的竞争力，而且可以提高医院的品牌知名度，更好地带来经济效益和社会效益，助力医院长久发展。

7. 持续发展

医院持续发展主要侧重人才培养这方面。绩效评价有助于加强住院医师规范化培训、促进学员工作积极性、提高学习质量。KPI设定从完成度和教学质量两方面入手。完成度由入科宣教＋小讲课＋教学查房/教学阅片＋病例讨论＋出科考核5个部分组成。教学质量分为质量分、教评分，若发生教学事故，教学督导则扣除相应的分数。

五、医院绩效评价指标体系

KPI是手段，而非目的。KPI是衡量组织在特定领域中过去或当前绩效的核心指标，反映了组织的基础流程与最佳实践的紧密程度。KPI的应用范围包含医院的财务管理、患者记录管理、人事管理、经济分析、设施和设备利用率、实践活动和操作方法，以及组织行为、患者安全等众多领域。作为过程有效性和效率的指标，KPI可以量化质量的抽象概念，建立比较基准，并作为医院管理运营结构或过程发生积极变化的证据。精心设计的KPI还可以促进问责制，并为行为改变和政策举措提供基础。在履行这些功能时，KPI可以随流程和结果而变化。

（一）KPI分类与数量

通常测量的内容会引起注意，而KPI则是测量的重点。KPI视角可以是临床、财务或以患者为中心。KPI也可以是定量的或定性的（或两者混合），并表示为固定值、百分比、比率、平均值等。除了以上3个视角，具体还可以取决于医保、定量的、定性的、混合、产出、地区、全国、全院或全系。

1. 美国分类体系

一些医疗组织根据KPI的功能对其进行分类。例如，美国医疗保健研究与质量局（Agency for Healthcare Research and Quality，AHRQ）将其KPI归类为过程、输出或结果。流程KPI用于评估是否遵循协议；输出KPI用于量化数量和利用率；诊疗后的结果KPI（如死亡率和感染率）随着患者状况而变化。KPI可以按范围和目标受众进行分类。医院范围内的指标旨在由高级管理层和董事会进行审查。例如,措施包括感染控制、安全和保障、利用率和数量、患者和员工满意度以及临床风险管理(如事件和索赔摘要)。部门范围内的指标旨在由部门管理员进行审查。无论选择哪种标准,KPI 都可以从部门级别或从董事会向上筛选整个组织。在部门级别定义指标,通过医疗保健组织传播指标的挑战之一是可能缺乏一致性。对于特定部门而言是最好的选择,但可能对另一部门或整个组织而言却不是最好的选择。

构成合理数量指标的因素取决于指标的范围和目的。在大型医疗机构中,由于每个部门的复杂性,部门负责人可能需要比执行管理层更多的指标。假设一个医疗组织有 40 个主要部门,每个部门有十几个指标,那么对于高层管理人员来说,需要定义的独特指标总数很容易达到 200 个,甚至 300 个。给定区域最合适的指标数量和类型取决于决策者的需求和观点。一家位于波士顿的医院将其手术和护理计分卡中约 80 项指标浓缩为一个更易于管理的清单,其中包括 35 个手术指标和 30 个护理指标。然后,它创建了一个由 30 个指标组成的行政级别计分卡,主要由手术和护理计分卡中的指标组成。

接下来将根据临床指标和非临床指标讨论 KPI。非临床指标主要用于监视参数,如容量和利用率、收入和盈利能力。下面将对容量和利用率 KPI 进行分析,以确定组织是否拥有人员、设备和其他资源来实现董事会确定的财务目标。临床指标,如术后感染率和死亡率,用于评估该组织的临床方面。

1)非临床指标

绩效管理是通过有效利用资源来熟练地完成业务。这些资源的使命,从人员到营运资金和信息技术都取决于医院的财务状况。根据美国医院协会的统计,过去几年美国医院的数量有所下降。这一发展表明,如果医疗机构濒临关门,即使是最聪明、最有爱心的临床医师也无法照料患者。本节介绍了关键的财务、运营和利用率绩效指标,管理人员可以使用这些指标来监视组织的运行状况。

(1)容量和利用率:提供关于组织资源使用率和有效性的全局视图,并且可以被管理层用来预测财务绩效。包括患者天数[在整个报告期内为成人和儿科患者(不包括新生儿)提供的护理天数]、出院量、可使用床位、平均住院时间、住院人数、辅助门诊就诊/程序、床位周转率、床位占用率、转院量、免费服务等内容。

(2)资本结构:评估组织的债务承担能力。包括医疗资产的平均使用年限、资本支出率、现金流量、资产负债、财务杠杆和净资产等。

(3)流动性:评估组织偿还短期债务的能力。包括平均付费天数、平均收费天数、可用现金、现金偿债比率、患者应收账款净额天数、固定资产净值比率、年度最高还本付息额、速动比率和现金比率。

(4)患者和付款人组合:反映第三方报销的来源和性质。包括患者的来源、平均诊疗费用、保险等。

（5）定价策略：帮助管理层评估市场的相对竞争力，以及是否符合国家政策法规。包括医疗用品、放射诊断和辅助服务的费用比率。

（6）生产率和效率：突出财务绩效的根本原因。此处描述的生产率和效率绩效指标都是反映管理费用、员工绩效以及资产使用状况的比率指标。包括行政费用比率、福利占总工资比例、工作及加班时长等。

（7）收入、费用和获利能力：评估组织以营利性或非营利性结构产生超出支出的收入的潜力。包括坏账比例、抵扣前收益、营业收入和净利润等。

财务绩效指标作为基准可用于组织内部绩效比较。但是，财务基准应被视为需要解释的准则。使用绩效指标作为基准的局限性包括周期性的金融环境、医院规模、住院年龄、地域差异和上级组织的影响力等。

2）临床指标

乍一看，可以通过一些非临床指标（例如容量和利用率）和一些临床指标（例如死亡率、再入院率和并发症发生率）来定义医疗机构。实际上，采用这些广泛的质量指标的适当性取决于医疗机构、环境和患者负担。通常，问题在于适用程度。相比较而言，死亡率在"外科"可能是更有意义的指标。在一家以分娩为重点的妇产科医院中，死亡率可能很低，从死亡率指标中获得的信息要少于剖宫分娩和阴道分娩的比率。同样，作为公益性质的公立医院其组织更为复杂，它们更加重视反映患者满意度的指标。本节概述了医疗保健的主要质量标准，这些标准是临床绩效管理指标的来源，包括主要医疗保健质量小组制订的指标。

AHRQ 是美国卫生与公共服务部的卫生服务研究机构。它发布了 4 个质量指标模块，可以用作临床绩效指标的来源：住院患者质量指标、预防质量指标、患者安全指标和儿科质量指标。

（1）住院患者质量指标：反映了医院内部的诊疗质量，包括住院死亡率、资源利用率。有证据表明，更高的手术量与更低的死亡率之间存在正相关关系。

质量指标是基于这样的假设，即医院执行某些密集且复杂的程序可能会为这些程序带来更好的结果。住院程序的死亡率指标包括那些死亡率较高，可能与诊疗质量差相关的手术或治疗程序。住院患者的死亡率指标包括某些高死亡率疾病，这些疾病的死亡率可能与诊疗质量不足相关。资源利用率指标用于检查医院在提供医疗服务过程中是否存在过度使用、未充分使用或滥用资源的情况。这些指标的高或低可能表示诊疗的不适当或效率低下。就像这里讨论的其他指标一样，这些只是简单的工具，如果正确使用它们并在预期的环境中使用，它们可以为决策者提供有意义的数据。

（2）预防质量指标：由非卧床护理敏感病情和住院情况组成，高质量的门诊治疗可避免这些情况；如果早期及适当地治疗，病情可能较轻。例如，一些预防质量指标与糖尿病有关，该疾病可通过饮食、运动、药物治疗和下肢护理来控制。如果门诊护理得当，并对患者进行教育，那么因糖尿病控制不住而入院治疗的情况则非常低。

（3）患者安全指标：专注于可能由于医疗保健系统暴露而导致的并发症或其他可预防的医源性事件实例。这些指标包括可以避免的麻醉并发症，如抽吸断齿或其他异物进入体内，由于疏忽照顾而导致的压疮，以及手术后不慎遗留在患者体内的手术器械等。

（4）儿科质量指标：针对儿童的儿科质量指标是评估某个地区的门诊和其他儿科医疗服务质量的重要依据。例如，小儿哮喘入院率儿科质量指标由 AHRQ 明确定义，具体指的是在某一地理区域内，每 10 万名 18 岁以下儿童（不包括新生儿）因小儿哮喘而需要入院治疗的比例。

表 3-4 罗列了美国 AHRQ 对临床 KPI 的分类。

表 3-4　美国 AHRQ 对临床 KPI 的分类

住院质量/预防质量指标	儿科质量指标	患者安全指标
糖尿病短期并发症的住院率	新生儿医源性气胸发生率	低死亡率诊断相关分组中的死亡率
阑尾穿孔率	新生儿死亡率	压疮率
糖尿病长期并发症的住院率	新生儿血液感染率	病情严重且可治疗的住院患者中的死亡率
老年人慢性阻塞性肺疾病或哮喘率	压疮率	保留的手术项目或未收回的器械碎片计数
高血压入院率	医源性气胸发生率	医源性气胸发生率
心力衰竭入院率	术后呼吸衰竭率	中央静脉导管相关血流感染率
出生体重低	术后败血症发生率	医院内跌倒伴髋部骨折发生率
细菌性肺炎入院率	术后伤口裂开率	围手术期出血或血肿发生率
尿路感染入院率	中心静脉导管相关血流感染率	术后需要透析的急性肾损伤
糖尿病失控率	输血反应计数	术后呼吸衰竭率
年轻人的哮喘住院率	哮喘的住院率	围手术期肺栓塞或深静脉血栓形成率
糖尿病患者下肢截肢率	糖尿病短期并发症的住院率	术后败血症发生率
……	胃肠炎入院率	术后伤口裂开率
	……	无法识别的腹部盆腔意外穿刺/剥落率
		……

2. 澳洲分类体系

澳大利亚医疗保健安全与质量委员会负责领导和协调澳大利亚医疗保健的质量。该委员会的一项产品是澳大利亚国家安全与质量健康服务（National Safety and Quality

Health Service，NSQHS)标准，这些标准涵盖 10 个领域：①治理；②与消费者合作；③预防和控制感染；④用药安全；⑤患者身份和程序匹配；⑥临床移交；⑦血液和血液制品；⑧压力伤害；⑨急性医疗保健的临床恶化；⑩预防失败。尽管 NSQHS 质量标准特定于澳大利亚，但在我国的医院绩效管理工作也可以向其借鉴学习。

（二）KPI 基准

KPI 基准是医疗机构验证最佳实践参考点的标准指标值。也就是说，目标不是达到基准，而是实施基准中反映的必要的流程改进或最佳实践。考虑到这一因素，确定与组织相关的基准不仅需要简单地选择具有国家或地区基准的指标，还需要更多跨专业及跨行业的标准内容。例如，妙佑诊所管理层用于确定基准指标的过程是，它从发表的文章中收集了关于由同行学术医疗保健组织开发的指标数据，同时还委托一家医疗研究与咨询公司研究其他领先的学术医疗中心所使用的指标和测量系统。其研究不仅限于医疗保健，而且研究了绩效管理系统的文献，这些系统用于多个行业的领先组织以及商学院学者设计的系统。

美国医疗保健财务管理协会（Health Financial Management Association，HFMA)为医院和医师实践开发了 MapKeys(KPI)以跟踪收入周期的绩效。它专注于患者访问、预付押金、理赔和财务管理等。尽管指标可以用作行业规范的基准，但它们可能无法反映当地的实际情况。例如，即使一项相当于总薪金和工资 30% 的福利计划可能与国家规范不符，但也可能反映了当地的行政规定。

安全性提高是医疗保健绩效管理的推动力之一。医疗失误是现代医疗实践中的常见组成部分，每年由于可避免的医疗错误（如用药错误、剂量错误和手术技术不佳）而导致的死亡人数接近 10 万。此外，解决和限制错误的数量和严重性的挑战绝非易事。医师不仅抗拒变化，而且医疗保健系统的经济效益并不能奖励为减少错误而对系统进行的投资。有一种错误的看法，认为医疗错误仅限于由远离学术医学界的医师组成的乡村医院。实际上，每个医疗机构中都普遍存在医疗错误。

（三）KPI 报告

当预期的接收者能够快速理解其含义并将其应用于决策时，KPI 数据将具有最大的价值。在这方面，报告至少与定义 KPI 和创建从各种数据源提取和转换数据所需的信息技术基础结构同等重要。

报告指标值可能是以下复杂过程的最终结果：采用提取、转换和加载工具链接到不同的数据库，使用数据集市开发数据仓库，以及将商务智能图表前端集成到数据库系统。除了常见的信息技术问题外，报告类型、频率和响应时间也是关键变量。绩效管理中最常用的报告类型是预定义和临时查询、统计分析以及多维报告。作为 KPI 数据的统计摘要的统计报告通常使用专用的统计报告软件，统计报告可以是临时的或预定义的，可以批处理方式处理所有报告类型，并将输出发送到打印机或计算机屏幕。同时向挖取的报告是分层链接的报告,可以通过摘要报告访问支持数据,但仅限于实时屏幕报告。只需单击鼠标,决策者就可以访问汇总数据(如医院范围内的死亡率),并在部门级别下溯至死亡率数据。深入报告通常以图形仪表板的形式突出显示系统的响应时间限制。执行决策者的屏幕刷新所需的 KPI 数据的时间不会超过几秒钟。在系统体系结构级别上,最令人关注的问题之一就是报告频率。在较小的医疗机构中,每月报告可能就足够了。但是,在大型繁忙的医疗保健企业中,可能需要每天、每周、每两周和每月报告一次。大型机构和小型机构都可能会生成季度和年度报告。往往需要最频繁地制订专门的报告,以适合特定部门或服务负责人的特定权限和责任。例如,手术负责人可能需要一份报告,详细记录每周或每天的营业额或并发症发生率。用于医院管理的定期有限报告通常不需要那么频繁。可能需要每月汇总部门数据。定期的综合报告是组织范围内活动的执行摘要,如利润、现金流量和占用率,通常每季度或半年需要进行一次。季度、每月甚至每周的报告可能对信息技术基础架构的需求最少。但是,如果每天必须报告大量的 KPI,则调整数据集市和基础架构的其他元素的相关性将越来越高。

仪表板是绩效管理报告的一种流行形式。经过适当设计,仪表板可以在一个统一的、易于理解的视图中显示大量关键指标(通常是整个计分卡)。构成计分卡显示基础的后端数据聚合不必跨越组织或整个应用程序套件即可生效。例如,某医院最初通过开发金融门户网站来合并其财务数据,该门户网站可以从其所有财务应用程序中导入财务数据。决策者可以通过财务仪表板与员工流动率、患者等待时间、供应费用以及其他财务数据进行交互。最有用的仪表板不仅是指标值的显示,而且还用作数据的双向用户界面。这些所谓的"分析仪表盘"允许深入挖掘以及横向浏览指标数据。例如,决策者可以深入了解总死亡率数字,以按科室或医师查看死亡率。横向探索允许从某医师的死亡率指标转移到该医师的许多其他指标。这与在飞机或汽车仪表盘中表现的一样,应仔细计划仪表盘显示器上图表的类型、大小和位置,以满足决策者的需求。饼图在确定流程中非随机错误的潜在来源问题方面价值不大,选用流程图则更加合适。

对于许多决策者来说,图形可以提供对某些趋势的更多了解,而这些趋势在表格报告中可能并不明显,尤其是与不稳定过程相关的临床现象。因此,绩效管理系统的报告功能应包括传统的表格和图形格式,其相对权重由最终用户的偏好和分析要求决定。可以将表格数据和图形图表组合在一个报告中,以涵盖所有用户首选项。

(四) KPI 与 BSC 的结合

KPI 很少单独使用,而是结合在计分卡或列出各种指标值的表格中。通常,这些列表是按部门、服务或组织决策者感兴趣的领域排列的。当计分卡涵盖广泛的部门或领域时,通常称为平衡计分卡(BSC),这意味着指标代表组织的各个方面,而不是单个领域或领域。2003 年在巴塞罗那举行的世界卫生组织研讨会确定了医院绩效的六个方面:临床有效性、以患者为中心、生产效率、安全性、人员和响应政府。

安大略大学医院协会开展了 BSC 在医疗保健领域的第一项重大研究,该报告在《第 99 号医院报告:多伦多大学安大略急症护理医院平衡计分卡》中进行了报道。根据该报告,该方法更多是一种创建综合计分卡的方法,而不是定义管理策略的方法。尽管如此,BSC 还是由传统的 4 个象限中的 39 个指标组成。根据安大略大学医院协会的研究,BSC 由 10 个临床利用和结果指标、5 个财务绩效和状况指标、12 个关注患者满意度的指标以及 7 个与系统集成和变更有关的指标组成。临床利用和结果指标包括急性心肌梗死、哮喘、胃肠道出血、心力衰竭、肺炎和卒中。财务绩效和状况指标包括财务生存能力、效率、流动性、资本和人力资源的度量。从患者满意度角度来看,指标包括总体和过程质量、入院率以及护理人员、医师和管家人员质量的指标。系统整合和变更指标反映了 3 个总体领域:增加信息使用以改善服务、更好地内部护理协调以改善结果,以及医院与社区服务的更高整合。其他 3 个象限中的指标是基于其他机构中使用的指标,而大多数系统集成和变更指标是专门针对 BSC 项目制订的。

第五节　360 度评价

360 度绩效评价是一种非常全面的绩效评价体系,它将单一的考核主体扩展到上下级评价、同事评价、顾客评价和自我评价维度,甚至有外部的相关考核人员。利用该类型的全方位考核模式,构建出的相应的考核结果具有定量和定性的特征,可得到更加科学、公平、公正的量化考核结果,从而改变行为和改善绩效。

一、定义

沃德(Ward)将 360 度反馈定义为:系统收集和反馈有关个人或群体的绩效数据,这些数据是从多个利益相关者的绩效中得出的。数据通常以各种性能维度的评级形式反馈。360 度反馈也称多源评估或多评分者反馈,可以为个人提供 360 度反馈过程中的绩效数据,这些反馈来自其同事、上级或下级的直接报告。反馈的范围可以扩展到其他利益相关者,如外部客户、客户或供应商(有时称为 540 度反馈)。为了进行比较,也可以使用与其他反馈生成器相同的标准来合并自我评估过程。反馈可以完全由同龄人(在团队环境中)发起,或由同龄人和团队负责人共同发起,也可以采用 180 度或向上反馈的形式由下级给予他们的经理。360 度反馈可以由信息收集者提出直接面向个人或经理。作为反馈的结果,可以由人力资源职能部门的成员或外部顾问为个人提供专家咨询和指导(图 3-4)。

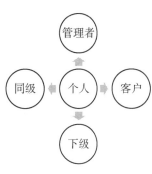

图 3-4　360 度反馈

二、目的

360 度活动通常基于两个关键假设:我们如何看待自己与他人如何看待我们之间的差异会增强自我意识,并且增强自我意识是领导者获得最佳绩效的关键,因此成为管理和领导力发展计划的基础。

其基本原理是 360 度反馈可以成为一种强有力的组织干预措施,以提高人们对调整领导者行为、工作单位结果和客户期望的重要性的认识,以及增加员工对领导力发展和工作单位有效性的参与度;360 度反馈可以使个人认识到管理的复杂性和来自各种来源的投入的价值,管理人员不应评估他们无法观察到的行为,并且下级的领导行为可能不为他们的管理人员所知。360 度反馈要求注意组织迄今为止可能忽略的重要绩效维度,是自我发展或管理发展计划的一部分;可以用于支持员工的学习和持续发展、支持组织的人力资源流程,如评估、资源配置和继任计划或者用于支持薪酬决策。

三、方法

1. 问卷调查

360 度反馈过程通常从调查表中获取数据,这些调查表从不同角度衡量个人对一系列工作内容的行为。绩效管理小组的 360 度问卷调查中使用的标题为:领导力、团队合作、自我管理、沟通、组织能力、专业知识、适应性等。

2. 评级

反馈的组织者会根据每个标题对调查内容进行评分,如 PILAT 调查表中所要求的相似度,组织者请参与完成问卷的人员将评分的每个项目的重要性评分设定为 1 分(不重要)至 6 分(重要),参与者根据被调查人的实际表现进行赋分。

3. 数据处理

通常使用组织内部开发的软件(最常见的是由外部供应商提供的软件)来处理问卷,这使得数据收集和分析能够快速完成,而且工作量不大,有助于报告以图形化和数据展示。

4. 反馈

反馈通常是匿名的,可以呈现给个人(最常见)、呈现给个人的经理(较不常见)或呈现给个人和经理。一些组织不安排将反馈匿名化。反馈是否匿名取决于组织的文化。文化越开放,就越有可能揭示反馈的来源。

5. 行动

反馈所产生的行动将取决于组织的目的,即开发、评估或薪酬。如果目的主要是发展性的,则可以将行动留给个人作为其个人发展计划的一部分。但是如果个人和其经理都可以访问信息,则可以在个人及其管理者之间共享计划过程。即使数据只传给个人,也可以在绩效审查会议上进行讨论,以便制订联合计划。

四、优缺点

360 度评价法会带来以下好处:个人对他人的看法比以前更广泛,加深对个人能力的认识,提高高级管理人员对其发展需求的认识,向高级经理提供有关其绩效的更可靠反馈,获得多方利益相关者作为绩效衡量标准的原则,鼓励更多开放的反馈取得新见解,增强个人工作完成所需的业务能力;开放反馈使人们可以更全面地了解确定可以发挥最大优势的优势业务;全面了解个人、团队、组织的绩效及其优势和劣势。但同时360 度评价也存在着一些缺陷:存在没有给出坦率或诚实反馈的人;人们在接受或提供反馈方面承受压力;反馈后个人缺乏行动;对技术的过度依赖以及官僚主义严重等。

五、医院 360 度评价

(一)评估原则

(1)作为年终考核评估的参考,给管理者提供多维度视角。

(2)为全体员工提供工作原则、方法、文化的指引;重指引,轻考核;重文化,轻业绩。

(3)全体根据指引进行自评和他评,找到亮点、发现问题。

(4)分析测评结果,为后期文化建设、人才培养及发展等工作提供依据。

(二)考核成绩的评定

1. 个人考核成绩评定程序

个人考核成绩评定程序:①直接上级评定;②部门内部评定;③考核委员会审批纠偏。

2. 个人考核成绩评定原则

(1)参考 360 度评分(关注极低和极高分值,了解具体情况),对员工的年终得分进行评定。

(2)评分等级:如表 3-5 所示。

表 3-5　360 度评分等级

	S 级	A 级	B⁺、B、B⁻级	C 级	D 级
说明	(卓越,为中心榜样)	(超出预期,为部门榜样)	(符合预期)	(待提升)	(需轮岗)
占比建议(在一级部门内的分布建议)	5%	15%	40%～70%	根据实际情况自然落入	根据实际情况自然落入
分数	40	35	30	20	10

（3）科室考核组织：科室考核小组年底 12 月前组织科室全体员工（含负责人）开展 360 度评价，利用 360 度评价软件，由员工自行填写评价问卷表。同部门间每个员工至少接收 2～3 名同级同事及 1 名上级负责人的评价。负责人至少接收 2～3 名下级、3～5 名负责人及运管办公室 2～3 名负责人的评价。

六、员工 360 度评价样例

员工层和管理层评价举例分别如表 3-6 和表 3-7 所示。

表 3-6　员工层评价举例

目标导向 1	能够做到想办法去理解目标，通过反复沟通、将目标清晰化
目标导向 2	能将临时、突发事务纳入整体工作计划中考虑，积极应对
客户导向	换位思考，充分理解内外部客户的需求，达成结果
简单直接	聚焦工作，简单直接，不唯上
责任 1	自己的工作不推卸
责任 2	不等不靠，为自己的工作结果负责
责任 3	在团队工作/项目中主动承担更多职责和任务
团队协作 1	能够接受他人的短板，也敢于暴露自己的不足，协同他人长项共同达成结果
团队协作 2	在团队/项目中，能够及时响应他人的要求，尽力提供帮助
分享	以开放的心态面对团队中的其他成员，主动分享经验或提供资源
创新 1	对新事物有很好的接受性
创新 2	接受挑战性或不熟悉的任务
创新 3	乐于进行实验，将创新性想法付诸行动
敏锐学习	有不断"打破"自己、提升自己的强烈愿望，并为此付出切实的努力
韧性 1	展现乐观性，在困难局面下看到希望、机会、方法
韧性 2	拥抱失败，遇到挫折也会变换方法，做更多次努力，不放弃

表 3-7　管理层评价举例

理解战略 1	理解并能清晰阐述组织战略，以及组织各个部门之间的运作协同关系
理解战略 2	向团队清晰传递本职工作对组织战略的支撑关系，让团队明白自己工作的价值
管理-目标导向 1	快速响应组织战略，形成可落地的执行方案，并在关键时间节点输出结果
管理-目标导向 2	设定挑战性目标，对达到超出期望的成果展现出极大热情
管理-目标导向 3	能够全局思考自己部门与协同部门之间的业务/支撑关系，并把对方的核心诉求/需要的支持切实纳入自己团队的工作目标中

（续表）

管理-目标导向 4	按照清晰的优先次序开展工作，把自己和他人的时间花在最重要的事情上
管理-客户导向	换位思考，充分理解内外部客户的需求，达成结果
管理-团队协作 1	通过有效的跨团队互动，促成共识并明确接下来要采取的行动
管理-团队协作 2	能够接受他人的短板，也敢于暴露自己的不足，协同他人长项共同达成结果
管理-团队管理 1	在资源不足或模糊局面下先行动起来，带领团队展现行动能力，并为目标持续努力
管理-团队管理 2	面向组织目标，有效规划人才需求
管理-团队管理 3	给予机会发挥每个人的潜力
管理-团队管理 4	通过有效的管理方式，使团队保持工作热情
管理-简单直接	聚焦工作，简单直接，不唯上
管理-责任 1	当部门/协同部门需要支持或帮助时，能身先士卒、亲力亲为地解决问题
管理-责任 2	在协作中承担起相应责任，提交承诺的结果
管理-分享 1	通过启发、示范以及成功或失败经验的分享等方式，帮助他人改善工作能力
管理-分享 2	在协作中主动提供管理资源、人力资源、信息资源以及外部人脉资源等，帮助其他团队成功
管理-创新 1	拥抱新事物及新的工作方式
管理-创新 2	接受挑战性或不熟悉的任务
管理-创新 3	乐于进行实验，将创新性想法付诸行动
管理-敏锐学习	有不断"打破"自己、提升自己的强烈愿望，并为此付出切实的努力
管理-韧性 1	展现乐观性，在困难局面下看到希望、机会、方法
管理-韧性 2	拥抱失败，遇到挫折也会变换方法，做更多次努力，不放弃

第六节　其他绩效评价方法

一、目标管理

目标管理（management by object，MBO）是指在组织中设定目标的过程，通过定义角色和职责来给员工以方向感，并使其明确自己在组织中的位置和职责所在。它以多种方式塑造计划、指导和控制等管理过程。最新的定义是其旨在激发组织有意义的行动，以便实现组织更好的管理性能和达到更高的管理成就。

MBO 的概念是由彼得·德鲁克(Peter Drucker)于 1954 年提出的,在此之前很多的管理学家(如 Fayol、Urwick 和 Barnard)都强调了管理目标的意义。通过组织成员有效参与制订组织中各个职位的目标和子目标,按目标进行管理现已被视为组织管理的动态管理过程。在 MBO 过程中,每个人的表现均以上级和下级明确同意的标准或最终结果的形式进行评估。只要引入了 MBO,就可以在上级和下级之间带来更大的满足感、更多的共识、更大的舒适度以及更少的紧张和敌意。对于高层管理人员,上级不评估有关个人,但他会在事先设定的标准条件下对组织员工个人目标的实现情况进行评估。此外,绩效审查旨在帮助下属将来改善其绩效,上级与下属讨论消除绩效上不足的方法和手段,并可以建议他提高效率的方法。按目标进行管理的系统可以描述为一个管理过程。通过该过程,组织的上级和下级经理共同确定其目标,在预期结果中定义每个人的主要责任领域,并采取一定的措施作为指导该部门运营和评估其每个成员贡献的准则。MBO 是一种综合的管理计划和控制技术,势必会影响整个组织结构、文化和风格。MBO 要求在管理层次的不同级别上根据有意义的、特定的和可验证的目标来规范整个管理过程。它以多种方式塑造计划、指导和控制等管理过程,并激发员工或部门有意义的行为,以实现更好的效率和更高的成就。MBO 与权力下放的概念密切相关,因为如果没有 MBO 的支持,权力下放就无法进行。

1. 步骤

关于 MBO 的确切含义,学者和实践者之间几乎没有达成共识。但人们普遍认为 MBO 涉及一系列系统步骤。

(1) 设定总体目标:管理层采取自上而下的方法。MBO 在整个组织范围内实施,高层管理团队聚集在一起制订组织总体目标。通常的程序:首先,确定组织中的关键结果内容。关键结果是对组织整体绩效影响最大的指标内容,可以是销售量或市场份额、产品产量或服务质量。其次,确定关键结果内容后,即可确定绩效指标。管理层对目标进行有效陈述,以便组织可以科学地测量目标。最后,通常通过所有高层管理人员的意见来商定实际目标,但最终目标定义的权力归组织的首席执行官。这些目标以结果为导向,用客观、可衡量的术语表述,并标明目标日期和提出如何实现目标的行动计划的建议。

(2) 发展组织:在制订总体目标之后,组织必须准备好向下实施该系统的基本条件。通常的做法是,管理层将一份备忘录发送给所有组织成员,约定某一时间正式启动 MBO 系统。但这需要 MBO 开发人员和组织本身的有力支持,以便组织能够成功实施 MBO。有些组织可能还需要对自身部门进行重组以适应 MBO 系统的实施,所需的准备时间可能需要数周甚至数年的时间,这具体取决于组织人力资源部门的工作进度。

(3) 设定个人目标:一旦设定了总体目标并且组织发展到可以容纳 MBO 系统的程度,就需要设定员工的个人目标。每个上级都需要知道这些单独目标的内容,从上至下有效执行目标内容,从而推动组织目标的实现。

(4)结果评估。以上仅讨论了管理层组织目标部分的设置。但是,这些目标在管理层获得的反馈和评估部分中起着至关重要的作用。组织将为个人提供反馈,并根据他们在既定目标中的表现对其进行评估。这种反馈和评估过程是定期的(至少每个季度)。评估会议试图进行诊断而不是纯粹的评估,这意味着组织对达到或不达到目标的原因需要进行评估,而无须对未能达到目标的情况给予惩罚。定期进行审查,以提供组织、部门反馈并评估实现目标的进度。每个组织都在这样一个动态的过程中运作,由于内外部情况的变化,在几个月前计划开始时设定的目标可能会过时或发生改变。组织的目标优先级和条件在不断变化,必须在目标定期检查中进行监控,并且必须对既定目标进行必要的修正。不断修改个人目标,并在较小程度上对组织总体目标进行修订,使组织成为一个适应内外部变化的生存系统。在年度总结会议上,管理层根据获得的结果进行组织总体诊断和评估,然后组织的 MBO 系统重新启动以上管理过程。

2. 优点

MBO 被誉为是管理领域最伟大的创新之一。这种观念的拥护者认为"这是泰勒思想革命的继承者,是一种组织成员思考和参与集体努力的新方式"。

(1)更明确的目标:MBO 制订明确且可衡量的绩效目标。在组织成员参与、互信和信任的气氛中设定目标。上级和下级之间会发生思想交流,下级将为正确的目标而努力,参与可以增加承诺,还可以设定更好的目标。联合目标设定会议增强了团队合作精神和小组间的沟通。

(2)有效的计划:MBO 计划可改善计划过程。具体目标是具体思想的产物,他们倾向于强迫制订具体的计划,制订高度具体且具有挑战性和可实现的目标,制订与明确时间表相关的行动计划;提供实现目标的资源;讨论和消除绩效障碍。所有这些活动都需要仔细地事先计划。

(3)促进控制:管理层直接接受反馈有助于制订有效的控制措施。明确的可验证的目标集为更好地控制提供了保证。

(4)客观评估:由于目标是由上级和下级共同设定的,因此 MBO 为评估人员的工作内容提供了基础。通过设定特定的目标,管理层的反馈可以使人们更好地控制自己的表现。个人被赋予自由管理自己活动的自由。宜人且令人兴奋的组织氛围,使个人不受"上层"的支配和控制。同时,他们受过训练,遵守纪律并自我控制,可以有效完成自己的组织目标设定。通过自我控制进行管理,取代了通过上级统治进行管理。由于组织目标是预先设定的,组织可验证目标的实现效果从而对员工的绩效进行评估,因此评估会更加客观和公正。

(5)动力:评估者和被评估者都致力于同一目标。它迫使管理者需要考虑为目标结果进行相应的工作计划,而不是为活动或工作本身进行计划。它以目标预期的方式推动了计划和工作的开展,而不是对具体事件做出回应。制订 MBO 可以减少工作歧义和减少员工的焦虑感。它使管理人员有更多的机会为下属提供更好的工作机会,为下属阐明个人获得奖励的途径。简而言之,MBO使个人或团体有一定的余地来利用想象力或创造力完成目标任务,培养独立感,提供激励以实现组织和个人目标,并从一开始就给人一种真正参与任务的感觉。

(6)鼓励:MBO鼓励组织承诺。它可以同时满足高层管理人员的需求,并可以提高工作人员的工作发挥水平。参与性决策和双向沟通这两种技术鼓励下属自由诚实地进行沟通。它最大限度地减少了对每个个人和组织子部门期望的误解。参与明确目标,改善沟通,所有这些都会对下属的心理产生积极作用。

MBO是一种以结果为导向、务实合理的管理理念。管理人员制订特定的个人和团体目标,制订适当的行动计划,适当地调配资源并建立所需的控制标准,定期审视并反馈计划实施效果,及时调整目标内容,确保组织战略的实现。

3. 局限性

(1)设定量化目标存在困难:如果将目标设定在可测量的范围内,则按目标进行的管理将会成功;如果无法以量化的方式设定目标,则很难判断个人的绩效。因此,将不可能有效地实施MBO。

(2)员工过于强调短期目标:目标仅设定为短期,如6个月或1年。下属将更专注于他们的近期目标,而不会关心组织的效率和效益。由于下属的绩效将在每6个月或1年后进行审核,因此他们更倾向专注于近期目标的实现。

(3)员工缺乏培训:主管人员在实施该计划时通常缺乏培训和足够的知识。许多人倾向于与下属坐下来,在没有下属任何情绪投入的情况下确定目标和指标,然后要求下属在指定的时间内实现目标。无论这些目标是否可实现,下属都无法进入目标的制订流程。没有考虑下属无法控制或影响的任何外部因素。在这种类型的环境中,由于存在外部目标,因此无法进行双向通信。这可能会比企业中其他任何事物更快地破坏士气,从而影响组织业绩。

(4)管理僵化:按目标进行管理可能会在组织中导致管理僵化。由于目标是每6个月或1年设定1次,因此,由于担心下属会抵制,上级执行官可能不希望在目标修订时间之前修改目标内容。而实际是部门可能需要修改较低级别的子目标,以实现企业的长期目标。经理必须正确处理这种情况。

(5)应用范围有限:按目标进行管理并不适合所有级别的所有人。仅当经理和下属都对此感到满意并愿意参加时才适用。它提出的高要求在很大程度上仅对管理人员和专业员工有用。

(6)昂贵且耗时:MBO是一个昂贵且耗时的过程。目标的设定和评估是在很短的时间内完成的,可能无法在组织中实现所有人员足够有效地互动。MBO需要进行大量分析,而高级管理人员往往没有足够的时间和耐心进行这项工作。

二、目标与关键结果法

目标与关键结果法(objectives and key results，OKR)是由目标和关键结果组成。在德鲁克提出 MBO 后英特尔原首席执行官格鲁夫在其基础上提出 OKR。此后，OKR 在谷歌公司内部得到推广应用，之后领英、推特等知名企业纷纷效法。十余年前，国内百度、知乎等企业也引进使用 OKR 管理，不断提升组织的工作效率与创新能力。

OKR 认为批判性思维框架可促进个人集中精力、相互协作并最终共同推动企业不断前进，其与传统的绩效管理方法相比具有以下特点。

1. OKR 是"自下而上"模式

OKR 中的 O(目标)是由组织内个人提出的，这与传统的绩效考核有本质的区别，以往的绩效考核直接由管理者下达目标，无权协商和更改的机会。

2. OKR 的目标具有挑战性

OKR 的目标虽由员工与组织共同设定，但基于组织发展制订的目标需要具有一定的挑战性，如此才能进一步激发员工的积极性和创新性。

3. 目标与日常工作的关联和区别

OKR 考核方式是先有目标，才有工作。以往绩效考核从工作入手来考量目标，所以 OKR 更偏向于个人与组织目标的统一性。

4. 重视内部交流

个人的 OKR 在组织内部是公开透明的，任何人都可以看到；在制订过程中也是与管理者充分沟通后确认的。所以说在任何时候，每个人都能了解当前最重要的目标是什么，团队的目标是什么。这使得组织内每个人的思想和步伐紧跟组织的目标。

医疗机构的员工是高学历知识型、自主型群体，OKR 的核心是鼓励发挥个人主观能动性，自主设定更高的目标，达到"站得更高，看得更远"的水平，把精力聚焦在实现医院发展的愿景工作上。

三、行为锚定等级评定量表

行为锚定等级评定量表(behaviorally anchored rating scale，BARS)是一种评估工具，旨在通过将量化标度与表现良好和较差的特定叙事示例相结合，将叙事性关键事件和量化评级的好处结合起来。可将数字等级量表与表现良好或不良的特定行为示例相结合。因此，它结合了叙事、重大事件和量化(图形评级类型)量表的优势。有支持者说，与我们讨论的其他工具相比，BARS 提供了更好、更公平的评估。BARS 方法首先确定工作的主要绩效维度，如人际关系。然后，该工具利用诸如来自严重事件文件的叙述信息，并为每个预期行为分配量化等级。在此系统中，有一个特定的叙述概述了什么代表了每个类别的"好"和"差"行为。这种类型的系统优势在于，它专注于对完成任务或执行特定工作很重要的所需行为。该方法将图形等级量表与严重事件系统结合在一起。美国陆军研究所开发了 BARS,以测量作战领导者的战术思维能力。

1. 步骤

(1) 产生严重事件:请了解工作的人员(工作人员和/或主管)或描述有效和无效绩效的具体说明(严重事件)。

(2) 制订绩效维度:让这些人将事件分为一组较小的(5 个或 10 个)绩效维度,并定义每个维度,如销售技巧。

(3) 重新分配事件:为了进行验证,请另一组也知道工作重新分配原始严重事件的人进行验证。他们获得了群集定义[来自步骤(2)和关键事件],并且必须将每个事件重新分配给他们认为最合适的群集。如果第二组的某个百分比(通常为 50%～80%)将其分配给与第一组相同的群集,则保留严重事件。

(4) 评估事件的规模:第二组对事件所描述的行为进行评级,以衡量它在维度上的表现效果(典型值为 7～9 分)。

(5) 制订最终工具:从事件中选择 6～7 个作为维度的行为锚点。

2. 举例

以评估"人际交往能力"为例。

(1) 描述:与他人发展并保持友好的融洽关系;对他们的感觉敏感;尊重他人的尊严,并以同情心回应自己的自我价值感。

(2) 等级 1 和等级 2:具有与下属、管理者和同事相处的能力;努力实现工作组的目标。可以表达自己的想法、思想和感受,并考虑他人的需求、想法和感受。

(3) 等级 3 和等级 4:展示了以一对一的方式应用有效聆听因素的能力,例如表现出兴趣,不打断别人说话时的声音以及隐瞒判断。始终如一地提供诚实(正面和负面)的反馈,并在适当时提供建设性的批评。

(4) 等级 5 和等级 6:展示了不断考虑和回应他人的需求和想法的能力,从而鼓励和促进进一步的交流。在涉及分心、压力、复杂信息或说话者情绪激动/烦恼时的小组或一对一情况下有效聆听。创建/维护一个积极的工作环境,以鼓励表达思想、观念和感觉。

第七节　绩效管理常见误区

错误地理解绩效管理是组织绩效管理效果不理想的主要影响因素之一,这种错误理解包括:

一、绩效管理是人力资源部门的责任,与业务部门无关

在组织的绩效管理过程中,许多组织的领导层重视绩效管理工作,人力资源部门也

进行了努力推进,但下属的一线部门管理者和员工对于管理过程认识不到位,甚至认为对自己无关紧要。有的一线管理者认为评估下属职员会影响正常业务工作;从而不愿参与到业绩评价的工作中,认为由人力资源部门或独立的考核小组对绩效进行考核会更为公平公正。在消极的绩效考核概念下,如果公司执行力不够强的话,对业务部门的绩效考核往往不会成功。

持有"绩效管理是人力资源管理部门的事"这种观点的人不在少数,产生这种想法的原因和组织的发展阶段以及个人的能力素质有关。首先,小规模组织中业务人员在组织是至关重要的。无论在收入上还是在地位上,业务人员比职能人员受到更多地重视,这就导致业务人员认为绩效管理是不切实际的,不值得被关注。其次,业务部门经理的管理方式较为随意,厌烦搜集考核信息,填写表格等工作,在还没受益的情况下也不重视绩效管理工作。第三,业务部门管理者对其职责认识不到位,较多情况下还是自己着手于业务而非管理工作,未能体现管理的基本职能。正确的认识应该是:以一线管理者为主,人力资源部门为辅地开展绩效考核工作。

改变上述错误认识首先要改变员工的思维定式,使他们认识到管理职能的重要性;其次,要对管理者进行绩效管理有关工具、方法和技巧的培训;最后,可以从企业文化建设入手,以决策领导层做表率深入推进绩效管理工作。

二、绩效管理就是绩效考核,就是挑毛病

很多组织在开展绩效管理工作的时候,简单地认为绩效管理就是单纯地对绩效进行考核,把它作为一种约束、控制、加压的工具。甚至有些组织盲目采用末位淘汰制,以绩效考核的结果衡量是否再雇佣员工。员工在不认同组织文化和特点的情况下往往会抵制这种考核方式。但事实上,绩效管理与考核不同。绩效考核只是管理过程中的一个步骤,就像之前提到的绩效管理是一个循环,由不同的环节构建而成。管理的目的是组织与个人的绩效能够同步提升以确保组织的战略目标可以实现,其中的激励如薪资等都是管理的一种手段。而考核是为了评估绩效,以便进行有效的激励。

如何改变这种错误认识呢?首先要与员工沟通,使他们了解绩效管理和绩效考核的作用与优点。这个管理过程并不会损害一线管理者和员工的利益,相反可以帮助员工实现自身发展。同时,绩效考核的沟通不是单向的,在绩效管理过程中员工会明晰自身的优势和劣势,管理者也可以在沟通中提升自我。其次,还是要加强对各级管理者有关绩效管理工具、方法和技巧的培训,每项工作环节都要落到实处。

三、忽视绩效计划制订环节

在绩效管理工作中,考核环节被投入大量的精力,管理人员对绩效计划的制订并不重视。在计划阶段,考核内容、标准,以及员工承诺都会得到充分讨论。首先这个过程明确了组织的绩效考核依据;其次,有效的计划可以使员工和组织更加快捷地实现目

标，同时也为员工指明了努力方向。

四、忽略辅导沟通的重要性

互动是绩效管理所强调的一个重点。组织是一个利益的共同体，因此管理者和员工会为实现设定的目标而共同努力。绩效辅导是指绩效计划执行者的直接上级及其他相关人员为帮助执行者完成绩效计划，通过沟通、交流或提供机会，给执行者以指示、指导、培训、支持、监督、纠偏、鼓励等帮助的行为。其必要性在于管理者实时了解员工的工作情况并指导其改善、提高绩效，同时还能对原有计划进行及时的修改与调整。

五、只关注量化指标，轻视考核流程和主观因素的影响

绩效考核指标体系中比较重要的一项就是定量指标，量化的指标在一定程度上可以保证绩效考核结果客观性。但这并不意味着考核的结果是绝对公正、公平的，而且结果的公正、公平性除了定量指标还要考虑其他影响因素。只关注量化指标的管理者的能力会受到质疑。例如，没有能力准确、客观地对下属工作进行评估。在组织的绩效管理工作中，很多管理者希望所有考核指标都是有公式的，但实际上考核不是简单的统计和计算，一定要发挥评估人的主观能动性，根据考核过程中出现的新变化、新环境对被考核者做出客观公正的评价。

六、忽略绩效考核导向作用

有效的绩效管理最重要的一点是要在绩效考核和薪酬激励中实现公平和公正。只有公平和公正才能说服人们并促进个人和组织的业绩提升。但是，在绩效考核中追求公平和公正必须以实现绩效考核的战略方向为前提。因为绩效评估应反映战略方向，并且在一定时期内应激励与业务发展战略方向一致的行为。如果组织在当前时期对自身的发展和创新有更高的要求，就应该鼓励开拓和创新行为；如果组织发展压力更大，则应鼓励此时的优秀员工。因此，绩效管理必须考虑战略方向，其目标是提高绩效。

七、重结果轻控制

为了激励出色的人，进行公平、公正的考核是绩效评估的一个非常重要的方面，但是绩效评估绝不仅仅是秋后算账。通过正确的过程评估，可以有效地监控和控制计划的实施，以避免考核中发生更大、更严重的错误。

八、对绩效管理期待高但又不坚持

管理是一个逐步改进的过程，其成效与组织的管理水平密切相关。在较短的期间内是无法快速提高业务管理的基本水平的。因此，组织不可能只依靠绩效管理来解决所有问题。许多组织之所以无法实施绩效管理，是因为领导者希望通过绩效管理快速

改变企业目前的状况、早日获利,但这是不切实际的。绩效管理对组织产生的影响是缓慢而深远的,它不仅影响着组织中每个人的经营理念,也不断地促进和激励成员们改善工作方法、提高绩效水平。这些点滴的改变都是循序渐进的,不可能一蹴而就。成效只有在组织坚持实施绩效管理后才会逐渐显现。绩效管理的应用是每一个想要发展组织不可避免的选择,只要正确理解绩效管理的功能,并从组织的实际情况出发,大力鼓励绩效管理工作,组织和个人的绩效将逐渐得到改善,企业的竞争力最终将得到改善。

(张希,陈绍阳,王丽,金洁琼,王婷婷,赵延芳)

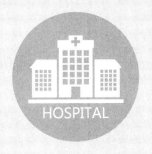

第四章
定岗定编与绩效管理

人力资源是医院高质量发展的关键,人力资源配置不合理不仅会造成医院人力成本增加,还会影响医院的运营与发展。合理的定岗定编是充分发挥人力资源作用、实现人力资源价值的必要条件。

人员配置是职工培训与开发、绩效管理、薪酬管理、职工关系管理等工作的"前置"性工作,其配置效果将直接影响这些工作的开展与成效。面对逐渐增加的职工需求量,很多医院要求人力资源部门找到人力资源与医院发展的"动态平衡点",但这一工作若只靠人力资源部门单方面进行,而没有实际数据支撑以及其他部门的支持、理解和配合是很难实现的。

同时,掌握理论知识是开展定岗定编工作的基础,正确把握政策内容不仅能为方案的拟定提供政策依据,还可以在科室访谈时回应科室提出的各项质疑。在正式开展定岗定编工作之前,医院应做好宣传工作,让全院职工了解定岗定编的益处,以及医院对定岗定编改革的决心,从而消除职工对定岗定编的误解,为相关工作的顺利开展打下良好基础。

第一节　定岗定编概述

一、定岗定编的含义

岗位是由组织为完成特定工作或达到特定目的设置的。它不仅规定了个人责任也赋予了个人权力。因此，岗位的设置直接关系到组织的正常经营。定编则是根据组织的结构、规模以及实际情况，采用专业方法配置相应的职员。所以定岗定编就是设计规划组织中所需要的具体工作岗位以及安排从事某个岗位人数的活动。定岗与定编在实际工作中其实是密不可分的。也就是说在岗位被确定之后，随之而来的讨论便是关于人数的确定。但这也是一个需要不断探索与研究的话题，因为没有一个组织的情况是完全相同的。除此之外，还有组织将岗位员工的素质问题也纳入了考虑范围，称为"定员"。

相较于计划经济时由国家分配岗位，从根本上讲，组织在竞争环境下的人力资源管理是对于传统管理概念的改善升级。人与岗的匹配在优化了人力资源分配的同时也降低了组织的运营成本。定岗定编是组织提升管理能力和有效性的重要一步。解决岗位空缺或繁冗问题、激发员工能力和提高运营效率的方法之一就要合理规划岗位结构、人数及组成。定岗先于定编，两者相辅相成。定岗定编的意义主要在于达成组织的战略目标，提高管理效率以及控制成本。

二、定岗定编的工作原则

首先，组织在定岗定编时应该以自身的发展战略为出发点，关注岗位与组织和流程的配合。许多组织在定岗定编时目标并不十分明确，就事论事凭感觉或印象，要某个岗位或某些部门裁减岗位或人员，往往遇到很大的阻力。组织在一定的时期内，工作中心的构成完全取决于其当时的业务目标。如果组织没有设定或者设置了混乱的发展战略，那么组织将会失去发展方向，工作也得不到顺利地开展，其中也包括定岗定编。这些看似简单的原则，往往在实际应用中又会出现各种各样的问题。许多组织的目标不明确或者不合理，在定岗定编决策的制订与实施过程中往往会遇到很大的阻力，这也就导致过程进行得缓慢并且难以使人信服。

定岗定编工作的重中之重就是要明确组织需要完成的"事"，也就是组织的发展战略。当确定了目标之后，就要设置相应的岗位，招揽合适的人才。组织的管理结构与组织战略之间紧密相连，根据所选择的战略，有必要建立组织结构。诚然，这并不是一项简单的任务。战略目标的设定涉及经营过程中的方方面面，如技术革新、政策变化、供应链、组织自身发展及人事管理制度等。只有在明确了合适的发展战略后，组织才在定岗定编的合理分配上迈出了第一步。

其次，另一项原则是优化工作流程。在明确了发展战略后应梳理工作流程，根据所需工作的具体流程来制订岗位和人员。完成组织的"事"可以采用多种方法，不同的工作流程所要求的岗位大不相同。有效的岗位设置依靠于优化的工作流程。这里的优化涉及为达成目标的事，也涉及如何做到。流程优化是一项策略，可以使用 5W2H 法来对每一个岗位进行分析，然后使用 ESCRI 法对工作流程进行优化。一是取消不合理，不必要的岗位；二是简化工作使其简单高效；三是合并类似岗位，避免重复浪费；四是重新排列岗位顺序，提高流程效率；五是新增岗位，为企业设置满足现状的岗位。这些方法不只是单次使用，流程的优化需要不断地改进，与时俱进以保持优势。

流程优化总是被误解为一项困难重重的工作。其实不然，流程的繁简都只是为了实现组织的目标而存在的。而且流程的优化不但是从企业的整体出发，对于局部的改变也是工作流程优化的体现。评价一个流程是否被优化的标准就是看更新后的流程相较于之前的流程是否为组织提供了更多的价值，此时的定岗定编才是科学有效的。

第三，要考虑人与工作的有机结合，尤其是业务人员。因为其在组织中的数量大，占据着企业核心发展部门的经营岗位。既要考虑岗位的必需性又要充分评估任职者的能力与素质；做到矛盾最小化，协作最优化。其次，需要考虑的是组织内部各岗位之间的层级与比例关系。

明确岗位的层级间接表明了岗位在组织中所处的位置，阐明了权责关系；规划岗位的比例关系，首先是因为组织需要具有合理的人员结构和优化的人员配置以完成其承担的职能。同时，岗位比例控制有利于员工的长远发展和合理的职业阶梯的建设。此外，合理的结构比例也是改革收入分配制度以及控制总工资的要求。当前医院对于人员比例的控制应该考虑以下几点：首先，将全体人员大致分为四类，即医师、护士、医技和行政与后勤，而后细化为 21 个级别；其次，根据窗口工作量、医师和护士工作量等影响因素按照岗位匹配人员。

第四，要以分析为主，从岗位价值链的全面视角出发。考虑的因素不局限于单个岗位的职责、业绩、任职资格等要素，同时要辩证地分析岗位在组织整体价值链上发挥的作用。

三、定岗定编的意义

定岗的过程就是岗位设计的过程。岗位设计也称为工作设计，是指根据组织业务目标的需要，兼顾个人的需要，规定某个岗位的任务、责任、权力以及在组织中与其他岗位的关系的过程。它所要解决的主要问题是组织向其成员分配工作任务和职责的方式。岗位设计是通过满足员工与工作有关的需求来提高工作效率的一种管理方法。因此，工作设计是否得当对激发员工的工作热情、提高工作效率都有重大影响。

岗位设计把整个业务战略和业务目标分解到每个员工的层次。如果在系统或流程的变革中没有对岗位进行相应的改变,这种变革注定不会成功。岗位设置是一项系统工程,没有决心去排除干扰、坚决实施,将难以成功。

定岗定编的积极意义在于可以帮助医院进行人力资源规划、预测,以便更好地帮助医院实现其业务目标。由于人的主观能动性是难以预测的,所以在任何时候,定岗定编都不可能是绝对准确的,只是一种参考。此外,由于医院所处的环境及其各种条件变化越来越快,在某一时间段上做出的定岗定编只可能在本时间段内有意义。一旦某些因素产生新的变化,它必须跟着进行再调整。

现在许多医院的困惑是各部门人员越来越多,但医院的效率却没有真正提高。因此,医院希望找到一种办法来控制这些部门的人数。事实上,这种只靠人力资源部门进行单方面控制,而其他部门缺乏自我约束的做法是难以奏效的。

定岗定编是医院所有部门的事,而不是人力资源一个部门的事。因此,医院需要的是一个在人员方面都能进行自我约束、自我控制的机制,而不是一套硬性的定岗定编的规定。

四、定岗定编的形式

定岗定编中的"定岗"即岗位设置工作,在具体设计中可用的形式有很多,归结起来常用的有三种:基于任务的岗位设置、基于能力的岗位设置和基于团队的岗位设置。

1. 基于任务的岗位设置

将明确的任务目标按照工作流程的特点层层分解,并用一定形式的岗位进行落实。这种做法的好处是岗位的工作目标和职责简单明了、易于操作,到岗者经过简单培训即可开始工作。同时,它也便于管理者实施监督管理,在一定时期内会有很高的效率。在这种形式下,医院内部的岗位管理主要是采用等级多而细的职能结构,员工只要在本岗位上做到一定的年限而不出大错就能被提级加薪。但这种岗位设置的缺点是只考虑任务的要求而往往忽视在岗者个人的特点,员工个人往往成为岗位的附庸。时间一长,员工的积极性会一落千丈。此外,由于任务目标是可以量化的,所以这种岗位设置的具体编制也可以用人均劳动生产率等量化指标具体地计算出来。

2. 基于能力的岗位设置

基于能力的岗位设置是将明确的工作目标按照工作流程的特点层层分解到岗位。但区别在于岗位的任务种类是复合型的,职责也比较宽泛,相应地对员工的工作能力要求也全面一些。这种设置的好处是岗位的工作目标和职责边界比较模糊,使员工不会拘泥于某个岗位设定的职责范围内,从而有效发挥个人特长,进而使医院具有应对市场变化的弹性。在这种形式下,医院内部的岗位管理常常采用的是"宽带"管理,即各岗位之间的等级越来越宽泛。由于员工个人的表现难以像基于任务的岗位设置那样简单明了,所以这种形式会要求赋予直接管理者更大的责任,由直接管理者对下属进行决断、监督和评估。但另一方面,也会因为员工的灵活性加大而带来工作成果的不确定性上升。同时,由于对员工的能力要求高,劳动力成本和培训费用也会相应增加。具体岗位所承担的任务在许多情况下是要求完成一个过程,是难以量化的,所以这种岗位设置形式往往不规定一个具体的编制数,而是用一定的人力成本预算来进行控制。

3. 基于团队的岗位设置

这是一种更加市场化的设置形式。它采用为客户提供总体附加值(总体解决方案)为中心,把医院内部相关的各个岗位组合起来,形成团队进行工作。它的最大特点是能迅速回应客户、满足客户的各种要求。同时,又能克服医院内部各部门、各岗位自我封闭、各自为政的缺点。对在岗者来说,在一个由各种技能、各个层次的人组合起来的团队中工作,不仅可以利用集体的力量更容易地完成任务,而且可以从中相互学到许多新的东西,也能经常保持良好的精神状态。显然,它是一种比较理想的岗位设置形式。但是,这种形式对医院的内部管理、协调能力要求很高,否则容易出现"打乱仗"。定岗定编的硬约束是人力成本投入。医院的人力成本投入在一定时期内总是有限的。在投入有限的情况下,岗位和人数的有限性是不言而喻的。人力资源管理要做的是,在一定时期内如何运用有限的资本投入获得任务目标、工作岗位和员工人数三者之间的最佳组合。

第二节　定岗定编常用方法

一、定岗定编的思路

定岗定编的具体设计,还得要先理顺工作流程。在"人""岗""事"之间的匹配中,"事"是基础,但做同样的"事"采用的流程可以是多样的。不同的操作流程必然带来岗位设置的不同。优化的流程可以给员工有效的岗位设置。因此,定岗定编必然涉及的一项前提性工作就是"流程优化"。把优化流程中的关键环节找出来,设置成岗位,赋予其职责,并根据该环节的工作量配置相应的员工数,定岗定编就能够做到科学合理。

定编定员工作是在岗位设置的基础上进行的,首先须符合岗位需求。在进行岗位设置时,要求制订岗位说明书,从职责任务、工作标准、任职条件等方面进行规范,岗位说明书则成了定编定员的资质条件依据。

按需设岗,按岗聘用,对定编定员提出了基本要求。在设置岗位和聘用人员时,单位须支付成本,而一个单位人力成本的支付是有限的。在成本投入有限的前提下,须对岗位设置和人员聘用进行控制,使资源最优化,达到岗位和人力配备的最优组合,创造最大的效能。

公立医院的定编定员,须根据相应的比例关系,合理布局人力,对医疗、护理、医技、药剂、管理、工勤等岗位的人员,按比例、实际工作需求、业务发展方向和定位等进行科学编配,充分发挥医院人力的最大效能。

1. 以战略为导向

强调岗位与组织和流程的有机衔接。以医院的战略为导向,与提升流程的速度与效率相配合。

2. 以现状为基础

强调岗位对未来的适应。一方面,必须以岗位的现实状况为基础,充分考虑岗位价值发挥的基础条件;另一方面,也要充分考虑组织内外部环境的变化、组织变革与流程再造、工作方式定岗定编转变等一系列变化对职位的影响和要求。

3. 以工作为中心

强调人与工作的有机融合。充分考虑任职者的职业素质与个人特点,体现职位对人的适应,处理好岗位与人之间的矛盾,实现人与职位的动态协调和有机融合。

4. 以分析为手段

强调对岗位价值链的系统思考。不仅是对职责、任务、业绩标准、任职资格等要素的简单罗列,而且要在分析的基础上对岗位价值链上每个环节应发挥的作用进行系统思考,包括该岗位对组织的贡献、与其他岗位之间的内在关系、在流程中的位置与角色,及其内在各要素的互动与制约关系等。

二、岗位设置

(一) 定岗依据

1. 目标任务

这是将组织的任务目标进行细化分配,根据工作的流程将次级目标落实在相应的岗位,随后将小目标进行汇总以达到大目标的实现。

这种方法的优点在于明确各个岗位的权责,有助于在岗者快速理解目标,开展工作。其次,根据目标设置岗位可以减少组织"因人设岗"的状况。因为以人为中心的岗位设置在短时间内可能是可行的,但是从组织的长远发展来看并不具有普遍性和可持续性。再者,监督管理工作的效率在此方法下可以得到更好的提升。

但是采用"因事设岗"的方法也存在缺陷。比如,在岗人员自身的特质往往会被忽略,最突出的就是涉及大量重复工作的岗位。例如,挂号处和收费处,职工在前台日复一日不断地执行相同的任务,随着时间的推移,员工的工作热情和积极性必然会受到打击。此外,任务目标可以被量化,那么这种岗位在整体评估时可能会被人均数据所欺骗,也就是说定编的时候会出现偏差。

2. 个人能力

与基于任务目标不同,根据能力确定岗位是根据工作流程的特质将其分拆细化到各个岗位,这也就意味着岗位的任务种类并不是单一的,需要处在多任务状态。同时岗位的职责也比较宽泛,那么对于员工的个人业务水平和个人素养的要求也较高一些。

这种基于能力设置岗位的优点在于岗位的工作目标与职责没有明确的界定,使员工可以有空间创造性地发挥个人特长,从而使组织在市场变化的情况下具有一定的弹性。但另一方面,由于员工的灵活性加大,其劳动成果的不确定性也可能会增加。同时,由于较高的能力要求会使得组织的人力成本增加。尤其是在第三产业占主导的时代,许多行业是高度依赖于人的服务性质。某些岗位所承担的是一个任务过程,这是难以被量化的,所以这种岗位设置不能局限于数量,而是用一定的人力成本预算来进行控制。

3. 组织整体

这种形势下需要考量的因素更为广泛。

一是组织自身对于岗位的整分合,在之前确定战略目标并进行流程拆分后,还需要对分工进行有效的整合管理。如果只有分配工作,忽略协调合作,那么组织的各个岗位间纵向及横向都会出现脱节或冲突的状况,缺少向心力。

二是组织作为一个整体面向市场时,应该以客户需求为主要考量指标来设定岗位与人员,以团队的身份并根据客户的特点来最大化地满足其要求。另一方面,这样做的方式可以减少岗位的固有缺陷,在协作的时候学习新的知识,走出自己的舒适区;而且以合作的形式可以更加简单高效地完成任务。但是这种形式对企业管理水平要求很高,否则容易出现混乱的状况。目前多运用于"项目型"的组织,如设计、咨询中介、项目工程等。人力成本方通常采用预算控制法。

三是在能实现必要目标时尽量做到设置最少的岗位数量。部分组织存在人力成本浪费且运营效率低下的状况。同时,精编岗位有利于减少信息传递过程中的不对称或者失真。定岗依据如图 4-1 所示。

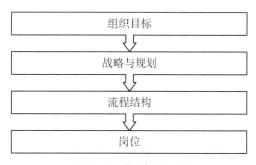

图 4-1 定 岗 依 据

在定岗过程中,岗位设计小组需要考量被设岗位通常的工作内容、所需要的各项资源是否配备、胜任者的能力素质、如何评估业绩、处于组织中的层级等。

（二）常用方法

1. 组织分析法

根据组织的发展意图构建一个较为宽泛的框架,然后根据具体的业务需求设定具体岗位。虽然涉及的范围较多,对于解决特定的岗位问题有指导性作用,而且也符合着眼于现在与未来的战略目标。但是,组织的架构自身与其设计通常是一个复合型难题,这就使得岗位的设置也充满不确定性。

2. 关键使命法

仅涉及局部调整,但该岗位对于组织实现战略目标起到决定性作用。这种方法可以在降低组织人力资本的同时保护关键业务领域的利益不会因此减少。反之,这对于在岗者的专业能力要求提高、对客户的认知也需要加深,而且只关注重点领域会产生岗位间的协作能力下降,甚至造成冲突。

3. 流程分析法

在组织的工作流程出现新的变化时,可能会出现新增或减少某些岗位的情况。这要求岗位设计者必须深入了解工作流程后能够跳出固有的思维模式,主要对现有流程涉及的时间、风险、成本和结果等因素提出改进意见。

4. 标杆对照法

参照同类企业或行业领先者的岗位架构来设计组织自身的岗位结构。这种方法不论在时间还是成本上对于组织来说都是比较友好的,就是需要对标杆组织进行深入的剖析。缺陷在于组织自身条件与标杆组织并不相同,照搬别人的经验也复制不了其成功,所以说在实践中还是要因地制宜,不断整合。

三、编制设定

（一）原则

注重组织的目标,合理有效地进行编制设定。根据现有目标以及人力资源分配的情况确定各个岗位的人数及其比例关系。要做到人员配置少而精,充分评估组织资源、技术及管理等要素的水平,雇佣劳动效率及未来发展潜能高的人才。

协调各岗位人数的比例关系。一是直接与非直接经营人员的比例;二是直接与非直接经营人员内部各种岗位之间的比例关系;三是管理人员与全体职员的比例关系。

实施专家指导的定制过程。定编涉及的业务与经营管理领域具有较强的专业性和技术性,所以需要具有专业胜任能力的人来从事或指导编制设定的工作。

（二）常用方法

1. 劳动效率定编法

定编人数的确定主要是根据产量或时间定额来计算得出的,主要适用于生产操作等岗位。定编人数 $=\dfrac{\text{计划期生产任务总量}}{\text{工人劳动效率} \times \text{出勤率}}$；定编人数 $=\dfrac{(\text{生产任务} \times \text{时间定额})}{(\text{工作时间} \times \text{出勤率})}$。

但该方法的工作量与成本都比较高。

2. 业务数据分析定编法

根据组织历史的财务与非财务数据和发展战略目标进行回归分析，确定未来一定期间内组织在特定岗位所需要的人数。这种方法不适用于刚刚起步或是已经处于衰败期的组织，因为历史数据对于现状的分析以及未来的预测没有相对的延续性和稳定性。

3. 行业比例定编法

行业比例定编法是指按照组织内人员总数与特定类人员总数的比例来确定岗位人数的模式。由于行业内专业化分工的不同，岗位人数会随着服务对象总人数和定编比例的变动而改变。该方法多适用于辅助性或支持性较强的岗位，而且需要搜集整个行业的数据信息进行分析计算，这在一定程度上增加了应用难度。

4. 预算控制订编法

此方法其实对于人数没有强制性的要求，主要是通过人力成本预算来控制数量。这就给了部门管理者一定的限制，需在预算的范围内扩增岗位人数。

5. 业务分工定编法

在明确部门及岗位的权责后，根据业务量的多少和内容的难易程度并结合个人能力水平确定岗位人数的方法。但是对于管理人员的数量确定是需要根据组织实际情况而定，也受到环境和工作等要素的影响。

定岗定编的目标在于优化组织的人力资源，帮助组织快捷、高效地实现其经营目标。组织对于人力的投入总是有限的，所以岗位和人数也必然会被规定在一个范围之内。人力资源管理需要在预算范围内实现目标、岗位和人数三者之间的最优解。同时，定岗定编工作是一个持久变化更新的过程，需要组织内所有部门共同协作。

四、定岗定编定员的实施步骤

定员是在定编基础上，严格按编制数额和岗位的质量要求，为医院每个岗位配备合格的人员。定性分析包括部门职能的岗位分工分析、岗位设置使命与职责现状分析、岗位设置原则与特性分析三个方面，是岗位初步确定过程中比较重要的环节。定量分析即对工作结构与工作量进行分析，将影响岗位设置的准确性。任职资格和人员层面分析主要根据实际人员情况调整岗位分工与设置，往往对某些岗位能否最终存在起着决定性作用。具体步骤如下：

1. 公布职位

按照职位分类要求修订职位说明书，公布内设机构、编制、各具体职位及职位任职条件。

2. 公开报名

符合定岗基本条件的人员，根据各职位的任职条件要求，自行申请拟任职的职位。

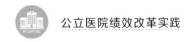

3. 资格审查

各单位依据定岗人员基本条件对公开报名人员进行资格条件审查。

4. 考核考试

各单位可采取述职、答辩、情景模拟等测试方法,对拟定岗人员履行职位职责所必备的基本知识和能力进行必要的考试考核。

5. 民主测评

各单位在一定范围内对拟定岗人员进行民意测验,听取群众意见。

6. 决定任命

发放聘任书,并签订岗位责任书。

第三节　岗位价值评价

岗位价值评估又称职位价值评估或工作评价,是指在工作分析的基础上,采取一定的方法,对岗位在组织中的影响范围、职责大小、工作强度、工作难度、任职条件、岗位工作条件等特性进行评价,以确定岗位在组织中的相对价值,并据此建立岗位价值序列的过程。岗位价值评估是指一组评价人员根据岗位价值模型的评价标准,对各岗位完成岗位职责且对医院贡献价值的大小进行分析和量化评估的一种管理活动。岗位价值评价是医院薪酬体系设计的重要依据,岗位价值评价的成功与否直接关系医院薪酬制度的合理性和公平性,直接影响能否可以最大限度地提高员工的积极性和薪酬满意度,提高工作效率,从而提高医院的竞争力。

一、岗位价值评价的前提

岗位价值评价的前提是在明晰的岗位定位上进行的岗位剖析,岗位价值评价是根据合理的、统一的、事前肯定的规则和规范,经过比照岗位背后所隐含的付酬要素,如岗位奉献、岗位职责、岗位任职请求等,对组织中的各个岗位进行评判,以肯定各岗位在组织中相对价值的过程。因而岗位剖析是岗位价值评价的重要前提。岗位剖析是对医院现有岗位的职责和工作内容进行精确、简明地描绘,它须经过岗位剖析问卷、岗位剖析访谈以及岗位说明书撰写等步骤完成。良好的岗位剖析是岗位价值评价胜利的前提和保证。一份好的岗位阐明书不只包括本岗位的附属关系、岗位职责,还应该包括岗位设置的目的、责权以及任职资历,只要明白了这几点,岗位价值评价工作才有意义。

二、岗位价值评价的特点

岗位价值评估着眼于从事该岗位工作人员的最佳特质,而非目前在职人员的情况。岗位价值评估具有以下三个明显的特点。

（1）岗位价值衡量的是医院所有岗位之间的相对价值,而不是某一个岗位的绝对价值。如果岗位价值的结果脱离了医院这个特定的环境,则没有任何意义。岗位价值评估是根据预先已经设计好的评估模型,对每一个岗位的主要影响因素逐一进行测定、评估,由此得到每个岗位的相对价值。这样一来,医院的所有岗位之间也就有了对比的基础,最后再按照评定结果对岗位划分出不同的等级。

（2）岗位评估结果具有一定的稳定性和可比性。由于医院发展目标、组织结构、岗位设置等都具有一定的稳定性,因此,岗位价值的评估结果也存在相对的稳定性。但随着医院发展战略的转变,医院的流程设计发生变化,进而导致医院组织结构、岗位设置、岗位工作内容发生变化,岗位价值也会随之而变化。如果医院只是小范围地调整而导致新增加个别岗位,则可以根据以前的岗位价值评估结果选定一个参照点,具体确定新增岗位的岗位价值而不需要重新进行评估。

（3）岗位价值评估的过程中需要运用多种评价技术和手段。一般来说,一次比较成功的岗位价值评估过程,需要综合运用组织设计与管理、流程设计与优化、数理统计和计算机数据处理等技术。同时,也需要运用排序法、归级法（分类法）、因素比较法等多种岗位价值评估方法,才能对所有岗位做出相对比较客观公正的评估。

三、岗位价值评估的作用

1. 统一标准,明晰医院价值分布

通过岗位价值评估建立医院的薪酬层级关系图。在一个医院中,岗位的名称很多;而在不同的医院中,相同的工作可能有不同的岗位名称,或者相同的岗位有可能从事的工作又是大相径庭的。医院出于各种需要,通常要确定不同岗位之间的价值比较。例如,医院在确定报酬水平时,究竟哪个岗位对医院的贡献大？谁应该获得更高的薪水？一般情况下,解决这个问题需要医院有一套科学合理的岗位价值评价系统。

2. 建立薪酬分配的客观基础

在实际工作中,员工随时都会拿自己的收入与其他员工相比,如果自己觉得很不平衡,即薪酬的内部公平性出现问题,岗位价值评估就可以帮助医院解决这一问题。

3. 为员工职业发展提供指引

岗位价值评估不仅能使医院内部各类工作与医院为此支付的报酬相适应,使员工与员工之间、管理者与员工之间对报酬看法趋于一致,也能使医院内部建立起一系列连续的等级,便于员工理解医院的价值标准,从而使员工明确自己的职业发展和晋升途径,引导员工朝更高的目标迈进。

四、岗位价值评估原则

岗位价值评估是一项技术性非常强、涉及面广、工作量大的活动,也是现代人力资源管理薪酬体系设计的关键。为了保证岗位价值评估工作的顺利开展,提高评估的科

学性和合理性,并获得内部绝大多数员工的认同,一般来说,在实施岗位价值评估的过程中需要遵循以下几个原则。

1. 对岗不对人原则

岗位价值评估的对象是医院中所有的岗位,而非具体从事某个岗位的人。在一般的岗位价值评估过程中,往往在考虑岗位重要性的同时,许多人自然而然地将目前从事该岗位的员工联系起来考虑,这个观念是不对的。因为,岗位承担了医院战略目标实现的所有事项,只要将每个岗位的工作职责加起来,就形成了整个医院实现盈利的运行模式。但在这个过程中,每个岗位承担的工作会有差异,其重要程度也存在不同。例如,医师、护理、医技、管理干部和后勤服务员工承担的职责差别很大,那么他们之间的重要程度如何衡量,就需要对其进行岗位价值评估。

2. 适宜性原则

岗位价值评估必须从医院实际出发,选择适合医院实际的评估模型、评估方法、评估技术和评估程序。只有这样,评估结果才会体现出合理性。

3. 评估方法和评估标准统一原则

为了保证岗位价值评估工作的规范化和评估结果的可比性,提高评估工作的科学性和工作效率,岗位价值评估必须采用统一的评估方法和评估标准,在规定范围内,作为评估工作中共同遵守的准则和依据。

4. 过程参与原则

岗位价值评估工作涉及医院内部所有岗位,评估结果会影响公司所有员工的薪资水平,所以岗位价值评估方法、评估要素和评估标准的准确性,以及评估数据处理的规范性等最终都会影响医院中所有岗位的相对重要程度和地位。让员工适当地参与到岗位价值评估工作中,更容易让他们对岗位价值评估的结果产生认同感,也有利于增强岗位价值评估结果的合理性。

5. 结果公开原则

岗位价值评估结果应该向员工公开,透明化的岗位价值评估标准、评估程序和评估结果有利于员工对医院的价值取向达成理解和认同,明确自己的努力方向,可降低薪酬管理中可能出现的随意性大等风险,同时提高员工对薪酬的满意度,减少员工对薪酬的抱怨。

五、岗位价值评估方法

1. 分类法

将医院所有岗位根据岗位工作职责、任职条件等方面的不同要求,将其分为不同的类别。例如,按照岗位层级可以分为经营层岗位、管理层岗位和基层操作层岗位;按照不同序列又可分为行政人事类岗位、财务投资类岗位、营销类岗位、技术研发类岗位和生产制造类岗位等。然后,根据每一类岗位确定一个岗位价值范围,并且对同一类岗位进行排序,从而确定每一个岗位的相对价值。

2. 简单排序法

根据一个简单的标准，如工作复杂性或工作对医院竞争战略的重要性，把所有的岗位从高到低进行排序。这种方法需要对每个岗位完整地进行考虑和分析，通常适用于岗位设置比较简单的医院。对很多大医院来说，采用这种方法需要以部门为单位给每个部门的岗位进行排序，再对每个岗位进行排序，并确定相应的系数，通过系数进行转化，确定每个岗位的价值大小。简单排序法需要参与排序的人对所有岗位的情况非常了解，排序结果的处理可以用简单算术平均，也可以根据评分人对岗位的熟悉情况进行加权平均。

3. 岗位参照法

岗位参照法指医院事先建立一套较合理的标准岗位价值序列，然后其他岗位比照已有标准岗位来进行评估。岗位参照法的具体操作步骤：①成立评估小组；②评估小组选出几个具有代表性且容易评估的岗位，将选出的岗位定为标准岗位，对这些岗位采用合适的方法进行评估；③评估小组根据标准岗位的工作职责、工作环境和任职条件等信息，将类似的其他岗位归类到标准岗位中来；④将每一组中所有岗位价值设置为本组标准岗位的价值；⑤在每组中，根据每个岗位与标准岗位的工作差异，对这些岗位的价值进行调整；⑥确定所有的岗位价值。

当医院已经有了一套合理的岗位价值序列，又有新增岗位需要进行价值评估时，就可以参照标准岗位进行了。

4. 因素计分法

因素计分法是一种应用非常广泛的岗位价值评估方法。它的最大优点是不直接对每个岗位的具体职责、工作内容、工作环境和任职资格等进行相互比较，而是将所有岗位的工作特性抽象成若干个计酬要素，再将岗位的具体内容与这些要素标准相比较，从而得到每个岗位的价值分数，然后通过分数排序就得到了岗位价值序列。因素计分法是一种定量分析岗位价值的方法，在目前的人力资源管理中是一种运用非常普遍的工具。

5. 因素比较法

因素比较法最初是计分法的一个分支。它无须关心具体的岗位职责和任职资格，而是将所有岗位的内容抽象为若干个要素，根据每个岗位对这些要素的不同要求得出岗位价值。评估小组首先将各因素区分成多个不同的等级，然后再根据岗位的内容将不同因素和不同等级对应起来，等级数值的总和即该岗位的价值。

六、岗位价值的评价要素如何选择：MECE 准绳

如何既保证岗位价值评价要素有逻辑性，又保证各要素之间的 MECE 准绳（互相独立、完整穷尽）。经过比拟不同医院的岗位价值评价要素，结合医院实践，岗位价值的评价应从以下三个方面入手：岗位的工作投入、工作内容及工作产出。从岗位的要求上看，则表现为对岗位的任职资历、工作职责和工作奉献的调查。

那么,构成岗位价值的这三个付酬要素又是如何成为详细的评分指标的呢?

1. 任职资历

任职资历这个付酬要素包含工作学问和工作技艺两个方面。工作学问要用教育背景、工作经历和岗位所需学问三个维度去评价,工作技艺则经过岗位所需的管理技艺和人际沟通技艺进行评价。

2. 工作职责

工作职责这个付酬要素表现为工作的复杂水平。工作的复杂水平是指岗位在工作过程中处理问题的难度,它包括两个子要素,分别从广度和深度两个方面去调查,即处理问题的类型和剖析办法、处理计划的复杂水平。

处理问题的类型指岗位工作所要处理问题的复杂水平,包括任务完整限定的工作、反复性的工作、复杂而不同的工作和复杂而多样的工作四种。

剖析办法、处理计划的复杂水平指顺利完成工作所需求的剖析办法的复杂水平,是遵照既定流程就能处置状况,还是根据创新型提出计划等。

3. 工作奉献

工作奉献是指岗位的工作结果对医院业绩的影响水平,它包括两个子要素:岗位的影响水平和影响范围。岗位影响水平指岗位工作对医院中心业务的影响水平,战术影响(短期)或是战略性影响(长期)。岗位影响范围指岗位工作所能影响到的直接范围,是仅仅影响本科室工作,还是会对医院整体的效益产生影响等。

经过以上三个方面的合成,最终肯定岗位价值的评价要素。在三大要素的权重分配方面,由于岗位价值的评判根据是岗位背后的付酬要素,岗位工作最后总会转化为经济价值,因此,工作投入、工作内容和工作产出的比重应为 3∶3∶4,恰当地向工作产出这个要素倾斜。

七、医院岗位价值评价实施步骤

(一) 岗位工作分析

岗位分析是岗位评价的基础工作。只有以清晰的岗位分析作为基础,才可能有客观、合理的岗位价值评价。首先应进行岗位梳理、岗位调查,在核实医院现有岗位基本信息的基础上,形成岗位说明书,明确岗位的基本工作内容和基本职责。如果医院本身已经有完善清晰的岗位职责界定,可以选定相关负责人按规定形式讲解岗位职责框架,以便让评估人员更清晰地了解所评估岗位的真实情况,获得较为真实、客观的评估结果。

(二) 岗位梳理分类

完善岗位说明书,在进行岗位调查时采用问卷法、面谈法和观察法相结合的方式。在获得有关岗位工作的完整信息并加以整理分析之后,编写岗位说明书。首先,将全部岗位划分为若干个大类。然后,在划分大类的基础上,进一步按每一大类中各种岗位的性质和特征划分为若干种类。最后,根据每一种类反映岗位性质的显著特征选择一定数量、具有代表性的岗位作为标准岗位。工作性质相似的岗位只需选择一个,即同一部门、同一层级的岗位只需选择一个,其他岗位以此为参照即可。在岗位分类的基础上,为各个职系选择岗位价值评估指标;对各个指标进行明确定义,并赋予相应的权重;然后为各个指标分级,为每个指标的每一个等级/层级分配分数,其中分数的分配采用均衡权重法。岗位评价的最低分总和为 100 分,最高分总和为 1 000 分。

（三）确定岗位评价因素

岗位评价因素分为知识和技能、岗位所承担的责任、岗位所承担的风险、工作复杂程度、工作涉及范围与沟通能力、创新能力 6 个维度共 36 个因素。36 个因素总的分值为 1 000 分。模型中各因素的权重大小可以根据医院具体的价值取向偏重进行适当的调整。

（四）成立岗位评估小组

医院在进行岗位价值评估时一般采用两级评价组织形式,即分别设置评价专家组和评价委员会。评价专家组负责整个岗位价值评价体系的建立,根据医院的实际状况、工作分类、员工发展等因素确认岗位评价标准体系和权重,制订评价量表、评价方法等;参与岗位评价实施过程,并对最终评分结果占有 50% 的权重;对评价委员会的评价结果进行审查和调整。

评价委员会依据评价专家组制订的规范与程序,对各部门岗位相对价值进行评估打分,计算各岗位之间的相对价值,使岗位之间具有可比性。

岗位评估小组成员选定后,要由医院领导讨论通过,并最好以文件形式公布于众,在评估过程中随时接受员工的监督。

评估小组成员要熟悉岗位价值评估模型的基础内容及操作原理,非常了解所有被评估岗位,能够对自己的评估结果负责,并且清晰地向其他员工解释评估结果和评估过程,使员工充分理解岗位价值评估工作。

总的来说,成立岗位评估小组要遵循的原则包括:熟悉待评估岗位、多人参与及外部专家参与。

（五）培训岗位评估小组

对评估小组成员进行集中培训,确保评估小组成员完全掌握评估细节和被评估岗位的全部知识,增强评分者公信度,使评估结果更公正、客观。

培训主要包括理论知识方面的培训和评价原则方面的培训。作为评价者最主要的是要熟悉和掌握评价的流程和基本方法,以及岗位价值评估模型的内容,每个岗位的工作职责和能力素质所要求的内容,同时还要把握评估的两个基本原则,即公平、公正原则和以事实为依据原则。避免任何环节的不理解和误解,统一所有评分者的标准,否则不真实的评估数据容易导致整体评估工作的失败。

（六）岗位试评价

根据岗位层次和岗位类别的不同选取几个典型岗位,组织评价委员会对这些岗位进行试评价工作。对典型岗位的说明书进行学习,了解岗位的基本信息、层级、主要职责、工作环境、任职资格、关键业绩领域等,并对照具体的评价因素释义并逐一打分。通过对评价结果的数据分析并征询评价委员的意见,进一步修正岗位价值评价模型各要素的权重分布及定义。同时,让评价委员会成员深刻理解岗位价值评价模型各要素的含义,进一步熟悉打分流程,明确正式评估中的注意事项,以提高评估的效度和信度。

可以通过计算试评价岗位得分的肯德尔和谐系数来检验评分者间信度,以确认其对岗位评价方案的理解程度。具体计算方法如下:

1. **同一评价者无相同等级评定时**

W 的计算公式:$W = 12S/K^2(N^2 - N)$

式中:N 为被评的对象数;K 为评分者人数或评分所依据的标准数;S 为每个被评对象所评等级之和 R_i 与所有这些和的平均数的离差平方和,即当评分者意见完全一致时,S 取得最大值可见,和谐系数是实际求得的 S 与其最大可能取值的比值,故 W 值介于 0~1 之间。

2. **同一评价者有相同等级评定时**

W 的计算公式:

$$W = \frac{12S}{K^2(N^3 - N) - K\sum_{i=1}^{K} T_i}$$

$$T_i = \sum_{i=1}^{m} (n_{ij}^3 - n_{ij})^2$$

式中 K、N、S 的意义同上式。m 为第 i 个评价者的评定结果中有重复等级的个数,n 为第 i 个评价者的评定结果中第 j 个重复等级的相同等级数。

对于评定结果无相同等级的评价者,$Ti = 0$,因此只需对评定结果有相同等级的评价者计算 Ti。

mi 为第 i 个评价者的评定结果中有重复等级的个数,nij 为第 i 个评价者的评定结果中第 j 个重复等级的相同等级数。对于评定结果无相同等级的评价者,$Ti = 0$。因此,只需对评定结果有相同等级的评价者计算 Ti。

3. **显著性评价**

系数 W 越大,说明该测评的评分者间信度越高,测评结果越稳定可靠;系数 W 越小,说明该测评的评分者间信度越小,测评结果越不可靠;通常系数需要达到 0.9 以上,才认为是比较稳定可信的。当出现系数较低的情况,应该考虑加强对评估小组的培训,集中小组成员对某一岗位进行探讨,每个成员说出各因素得分想法,分析差异分理解,并对所有需要评价的岗位职责完全认知。

（1）当评分者人数（k）在 3～20 之间，被评者（N）在 3～7 之间时，可查"肯德尔和谐系数（W）显著性临界值表"，检验 W 是否达到显著性水平。若实际计算的 S 值大于 k、N 相同的表内临界值，则 W 达到显著水平。

（2）当被评者 $n > 7$ 时，则可用如下的 x 统计量对 W 是否达到显著水平作检验。设 HO：评价者意见不一致。

则：$\chi^2 = k(N-1)W^{H0} - \chi^2(N-1)$

（3）对给定的水平 α，由 $P(X_2 > \chi^2_{1-\alpha}) = \alpha$

查 $df = N-1$ 的 χ^2 分布表得临界值为分位数，将计算出的肯德尔和谐系数 W 等代入公式计算 χ^2 值。

若 $X^2 > \chi^2_{1-\alpha}(N-1)$ 则拒绝 H_0，认为评分者的意见显著一致。若 $X^2 \leqslant \chi^2_{1-\alpha}(N-1)$ 则接受 H_0，认为评分者的评判显著不一致。

（七）岗位正式评价

全院分中层干部和职工代表、岗位评价委员会两个类别进行打分评价，各类别评价的平均分数占岗位分数 50% 权重。在实施正式评价前，要确保评估小组成员人手一份岗位评价因素释义表以及评估填写用的评分表格，全部的被评估岗位的基本情况资料要整理完备。所有评价委员集中时间、集中地点一起完成打分工作。整个评估过程最好在一两天内完成，保证评估过程免受干扰并且保密。每个评价委员根据岗位说明书及其对岗位的了解和认识，对照岗位评价因素释义表，逐一对各岗位进行关键因素的评分。

（八）数据统计分析

将所有评分委员的打分进行汇总统计，得出各岗位的最终评价分数。为避免某些主观因素对岗位评价的影响，在数据录入、统计、分析过程中，对无效数据进行筛选（如没有对所有因素都加以评分）；为防止人为因素的影响，可剔除各岗位的几个最低分和最高分；最后计算各岗位所有得分的差异系数，以确保最终分值的有效性和可信性。对差异系数的计算过程如下：

利用评估实际值与平均值进行比较分析。先根据平均值求各数据的差异系数。差异系数 =（实际数据 - 平均值）/ 平均值。如差异数据出现负数，说明评估结果低于平均值。如差异数据出现正数，说明评估结果高于平均值。但是如差异系数超出 -15%～15% 的置信范围，说明评估小组对该岗位的认知存在非常大的差异，即差异数据。对差异数据需要重新评分确认，如果差异数据超出规定范围，且的确由于评估成员不熟悉岗位情况造成的，那么就要重新评估。统计结果出来后还需要由医院领导和专家共同进行纠偏和修正。

（九）计算岗位系数

岗位系数的计算方法：①确定最高与最低岗位系数值；②最高岗位系数比最低岗位系数不超过 X 倍（此倍数可由医院决定）；③设岗位最低系数为 a，岗位最高系数为 b，最低与最高岗位的系数倍数为 n，最低岗位评价分为 x，最高岗位评价分为 y，则某岗位系数 $k=a+($某岗位评价分$-x)/(y-x)/(b-a)=a+[($某岗位评价分$-x)\times(b-a)]/(y-x)$。

举例：

$a=1,b=6,n=5,x=280,y=960$，则：

某岗位系数 $k=1+($某岗位评价分$-280)/(960-280)/(6-1)$

评价已知岗位最高评价分为 600，则该岗位系数：

$K=1+(600-280)/(960-280)/(6-1)=1+320/680/5=1+2.4=3.4$

（十）反馈调整

将岗位评分及等级划分结果反馈给员工，对于存在明显偏差或不合理处的岗位提交岗位评价小组讨论，重新打分后进行适当调整，最终确定医院完整的岗位价值评估序列。

第四节 公立医院定岗定编实操

公立医院是政府拥有的医疗机构，在为群众提供高质量医疗服务的同时也要参与国家卫生建设改革的进程。根据新医改的不断推进，公立医院的人力资源管理由传统的管人逐步向管岗转变。然而，这一过程中存在着诸多问题。例如，没有专业指导、过程流于形式和岗位结构不合理等。

案例 4-1

2013 年南方某省某市中心医院开展的人事整编工作取得了成功，整编后其服务量较之前提高了一半。住院患者的支出减少，满意度提升。一线医护人员增加的同时，医院实现了结余的增长。

下面以该医院为例，探讨公立医院如何设计实施定岗定编模型、优化人力资源配置，以全面提升其运营能力，加快实现发展战略目标。

一、定岗定编模型设计

1. 组织结构设计

一个组织的支撑力源于其组织结构，也是组织运营的载体。同时，良好的组织结构也能反映出组织的管理水平。邵阳市中心医院在开展定岗定编工作时，首先对其组织结构进行新的组建；根据岗位职责的不同，划分出两类科室：职能科室与临床业务科室。

对其中的职能科室进行了扁平化改造,在设立的 17 个部门的基础上,依据工作内容向下分解平级部门,同时其管理理念向服务方向发展。临床业务科室则由内科系统、外科系统、门诊医技系统组成,除门诊医技外其他系统均下设门诊和住院两个二级机构,实现了"院—科—组"3 级管理模式。形成了完善的管理层级,最高层为院领导组,中层为科室部长、护士长,基层为各科室。

2. 岗位分析评估

人力资源部门组织全院参与,通过调研法、访谈法、观察法、专家评价法等方式对院内岗位进行分析和评估。在全面了解岗位信息后,分析各岗位的报酬要素,获得设计各岗位的人力资源的配比模型。

二、定岗定编模型的构建

1. 临床科室

一种方法是根据编制床位数建立的配比模型。科室内部的管理层级为科管组,科室定岗定编包括固定岗位[主任(1 人)、门诊医师、急诊医师、专科特殊岗位医师(按规定)和下乡进修医师(50 个床位编制 1 人)]、医疗组岗位[组长医师(2～3 个医疗组1 个)和责任医师(1 个医疗组 1 个)]。各科室设置基础如表 4-1 所示。此方法下的配比数量应以实际床位数为准,动态调整配比人数。

表 4-1 各科室基础配置

科室	编制床位(个)	医疗组(个)
外科	10	1
内科	12	1
重症监护室	2	1
专科重症监护室	5	1

另一种方法是基于医护一体化配比模型。邵阳市中心医院根据护理内容、风险、强度和患者周转率,以及专家意见设计分配人员(表 4-2)。

表 4-2 医护一体化配比示意

科室	客观参考指标				护理				护理等级
	日均在床患者数	日均危重患者数	病床周转次数	病床使用率(%)	工作强度(1～5分)	难度(1～5分)	风险(1～5分)	合计得分	
风湿内科	53.2	1.00	40.9	135.10	2.62	2.49	2.55	7.66	Ⅰ类
康复科	37.4	0.08	19.8	97.40	2.55	2.57	2.64	7.77	Ⅰ类
……									

（续表）

科室	客观参考指标				护理				护理等级
	日均在床患者数	日均危重患者数	病床周转次数	病床使用率(%)	工作强度(1～5分)	难度(1～5分)	风险(1～5分)	合计得分	
内分泌科	46.3	2.00	34.6	96.50	2.79	2.81	2.79	8.38	Ⅱ类 A 等
感染Ⅰ区	10.7	3.00	27.3	71.50	2.79	2.68	3.00	8.47	Ⅱ类 A 等
...									
脊柱外科	27.2	2.00	25.5	91.10	3.17	3.33	3.30	9.80	Ⅱ类 B 等
急诊综合科	31.9	3.00	49.2	91.90	3.68	3.60	3.85	11.13	Ⅱ类 B 等
......									
血液肿瘤科	80.9	19.00	42.2	124.00	3.85	3.66	3.70	11.21	Ⅲ类 A 等
肾内科	56.6	7.00	69.1	140.30	4.19	3.94	3.94	12.06	Ⅲ类 A 等
......									
呼吸内科	54.8	9.00	50.7	143.60	4.21	4.02	4.06	12.30	Ⅲ类 B 等
消化外科	40.8	18.00	36.0	111.00	4.53	4.40	4.32	13.26	Ⅲ类 B 等
......									
ICU	7.2	6.00	14.7	86.90	4.11	4.68	4.49	13.28	Ⅳ类 A 等
急诊科	27.9	17.00	—	—	4.62	4.47	4.79	13.87	Ⅳ类 A 等
......									
血透室	特殊科室								Ⅳ类 B 等
重症监护室	特殊科室								Ⅳ类 B 等
手术室	特殊科室								Ⅳ类 B 等

在此基础上设置固定岗[护士长/副护士长1人]、专科特殊岗位护士(工作量)、辅责护士(2人)]和护理组岗位(组长护士、责任护士)。护理组人员编制数与组长医师编制数相同(表4-3)。

表 4-3　组责比例医护配比示意表

科室	组长	责任护士
Ⅰ类	1	3.5
Ⅱ类 A 等	1	4
Ⅱ类 B 等	1	5
Ⅲ类 A 等	1	5.5

科室	组长	责任护士
Ⅲ类 B 等	1	6
Ⅳ类 A 等	1	10～12
Ⅳ类 B 等	按标准从紧	

医护一体化模型实现了风险、强度分配的原则,有效缓解了配置不均等问题。

2. 医技科室

医技科室岗位设置采用工作量法,六项配比指标分别为年业务总量(同岗位上年量)、业务增长率(3 年增减均值)、标准工时(熟练度均值)、单次仪器操作人数、个人法定工作时长(每天 8 小时)、个人工作时长宽放率(20%)。

医疗组人员数＝岗位业务总量×(1＋业务增长率)×标准工时×(1－20%)/1536

技术组人员数＝年度使用时长×(1－20%)×单次仪器操作人数/1536

工勤组人员数＝岗位工作总量×标准工时×(1－20%)/1536

以 CT 室岗位主要工作内容和工作量设置为例,具体如表 4-4 和表 4-5 所示。

表 4-4　CT 室工作量法岗位设置表

岗位类别	主要工作内容
医疗组	
主任	主持日常工作,协调科内外关系,审核普通医师报告
组长医师	审核普通医师报告
普通医师	写报告,晚夜班时兼登记、操作、摆位、写报告、发片
护士	药物注射、急救
技术组	
技师	操作、摆位
工勤组	
工勤人员	登记、发片装袋

表 4-5　CT 室岗位工作量法

岗位类别	工作量(h)	总开机时间(h)	标准工时(分)	总工时(h)	需要人力	配置人力
医疗组						
科主任	—	—	—	—	1.00	1
组长医师	91823	—	2.2	3 366.84	2.38	2

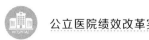

(续表)

岗位类别	工作量(h)	总开机时间(h)	标准工时(分)	总工时(h)	需要人力	配置人力
普通医师	91 823	—	5.8	8 876.22	6.55	7
护士	9 182.3	—	10.0	1 530.38	1.13	2
技术组						
技师	—	14 235	—	—	10.50	11
工勤组						
工勤人员	91 823		2.0	3 060.77	2.26	2

3. 后勤人员

后勤人员岗位设置同样采用工作量法。行政后勤人员数＝(各项工作内容总耗时/1536)相加的总和。

(赵江霞,万健,刘朝巍,刘晓庆,姜丽英)

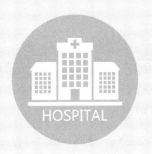

第五章
PDCA 与公立医院绩效改革"十步法"

　　绩效管理是具有战略性高度的管理制度体系,医院绩效管理改革是一项长期工作,需要适合我国的医疗国情和医院的战略发展目标。目前,我国公立医院在绩效管理水平上还存在着管理理论、管理能力参差不齐的情况,尤其与国际一流水平的先进医院还有巨大的差距。虽然,国家新医改后推出了一系列的规范、制度、标准帮助医院建立标准化的现代医院绩效管理制度,但在实际执行中却因为各种内外部因素无法实现标准的统一。

　　因此,参考本书提出的绩效改革"十步法",根据各家医院的实际情况不断修订和完善医院的绩效文化和绩效制度将有助于各家医院有效实现医院战略目标,推动绩效核心文化的落地生根,从而推动医院的可持续发展。

第一节　PDCA 与绩效管理

PDCA 即"戴明环"或"戴明周期"，由著名的管理顾问戴明（W. E. Deming）博士于 20 世纪 50 年代开发。戴明希望创建一种方法来识别导致产品未能满足客户期望的原因。他的解决方案可以帮助企业制订有关需要更改的假设，然后在连续的反馈循环中对其进行测试。

PDCA 循环中的四个英文字母的意思分别是：P 代表"计划（plan）"，D 代表"执行（do）"，C 代表"检查（check）"，A 代表"处理（act）"。PDCA 循环是全面质量管理的工作步骤，即按计划、执行、检查、处理 4 个阶段循环不止地进行全面质量管理的程序。

一、戴明博士研究方法的基本原则

原则一：人们将尽自己最大的努力去做他们期望的事情。

从假设中推论出管理和监督活动的实践：在有机会的情况下，人们将尝试避免做需要做的事情。

管理的基本责任是引导员工明确其对组织成功的贡献路径。但是，随着管理和监督的发展，许多变化似乎源于一种假设：如果有机会，员工将试图避免做所需要做的事情，而去做其他事情。然而，这种假设往往是一个自我实现的预言。根据这一假设，管理人员建立了广泛的控制系统对员工的工作进行检查、评估、审核与重新检查，这一过程昂贵且极大地减慢了工作速度。更重要的是，它向员工传达了一个信息，即管理人员不信任员工所做的工作。在一定程度上，管理层可以控制员工的工作，从而降低员工对做好工作的自豪感。一旦确立了经理人与员工之间的两极分化（即管理者的工作是要确保其他不负责任的员工做正确的事），那么管理者就必须这样做。对于这种现象，哥伦比亚大学约翰·惠特尼（John Whitney）经常用一个简单的问题来找出管理层施加的过度控制："如果这里的每个人都知道如何正确地完成自己的工作并被信任去执行这项工作，那么现在我们需要做什么，我们可以停止管理吗？"

戴明博士曾指出，联邦航空管理局通过要求驾驶舱中的两个人报告商用飞机的位置，来避免某些飞机事故的发生。精确报告代表着责任的划分，分担责任则意味着没有人要负责。让一个人检查或批准另一个人的工作是责任分散的情况，这不但不会提高准确性反而会降低准确性。如果进行检查就必须独立完成，而不是通过查看计算，需要独立地重复计算后进行比较。实际上，我们很少看到以这种方式来进行检查。大多数情况我们所看到的检查是一个人在查看另一位工作人员所做的计算，这种情况使准确性变差的同时花费更多时间。

原则一的关键在于人们将尽最大努力去做组织认为对他们有期望的事情，而不是对他们自身有期望的事情。让他人检查完成的工作等同于告诉受检人他们不信任自己能够正确地完成工作。这一过程既降低了每个员工对工作完成时的责任感又损害了员工的自信心。而激励计划、绩效评估计划以及其他激励和控制员工的尝试则会产生另一个问题。这些计划通常会产生管理层所不想看到的结果。组织是一个非常复杂的系统，不可能在编写一套规则和程序来正确地指导员工的所有决定和行动的同时，还兼顾组织的最大利益。例如，如果奖励计划未指定任何事件，则可以通过不报告任何事件（即使确实发生）来实现。如果它指定了销售配额，那么即使员工必须降低价格并完全消除利润，或者他们必须向客户出售超出客户可使用数量的商品，从而造成客户不满，但员工仍将努力实现这一目标。

原则二：为了提高绩效，需要从全局出发而不仅是关注个人。

戴明博士认为应该将组织视为一个系统，该系统不仅包括公司的各个部门，还包括外部机构、供应商、客户和监管机构。这些部分必须有效地协同工作才能使业务蓬勃发展。戴明博士认为，业务绩效中的差异至少有85%来自组织系统，至多有15%来自系统中的个人。当大多数员工表现不佳时，问题就出在组织系统上，而不是员工个人。

二、PDCA循环

戴明博士解释说，改进系统的过程称为循环周期。他将这个改进过程的公式归功于其导师沃尔特·舒瓦特（Walter Shewhart）。现在大多数人将其称为"戴明（Deming）周期"或"PDSA周期"（图5-1）。

PDCA循环是戴明质量管理体系中改善稳定体系的基本方法。它始于制订计划，规划涉及收集和分析有关系统的数据，而知道从哪里开始，这是这项工作遇到的第一个难题。数据的重要来源是系统内工作人员的观察结果，

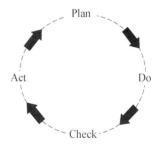

图5-1　PDCA周期示意图

此外还应该有有关系统的其他数据源。例如，如果组织想在特定的生产阶段内增加产品的流量，那么了解员工对生产障碍的看法，知道每个步骤下产品的流量以及该流量的变化将非常有意义，如要求员工通过系统的流程来观察和绘制产品生产流程图。当然，可能还需要进行许多其他测量才能为组织提供足够的信息来制订有效的计划。根据组织所获得的信息，组织可以知晓提高绩效过程中可能面临的障碍，并明确组织系统中潜在的杠杆。该行动计划旨在根据这些杠杆作用点来完善系统，这也就意味着分析数据和得出有用结论的能力将成为专业技能。根据以往组织的经验，我们知道有效地利用信息实际上比获得正确的信息更加困难。戴明经常谈到这样一个现象，即企业在其计算机系统中收集了大量的数据，但是真正在实际中所能被使用到的却少之又少。他建议组织将数据从磁盘上取出，用纸和铅笔手工绘制图表。但是以目前社会科技水平，组织更多需要的是计算分析过后的信息，而不是整理过的一组数据。最好在尽可能多地

直接参与数据的情况下进行数据分析,尽管这一原理是科学的,但通过经验发展而成为系统的过程仍是一门艺术。

组织需要收集多少数据是另一个难题。组织早在开始计划收集和分析信息时就应采取各种措施提出假设。此时,组织需要制订一个"计划"。组织对数据的分析可能使组织对计划有更高的信心,或者组织可能仅处于探索假设的水平。如果组织还没有提出合理的假设,则需要继续查看信息。如果这种情况持续了很长时间,并且组织正在处理一个非常重要的问题,则应该寻求对此过程更有经验的人员的帮助。其中非常重要的一点是除非组织在规划阶段已经受到过专业的指导,否则不要采取行动。如果组织进行了指导,就请进入"执行阶段"。在执行阶段,计划将在可能的情况下以小规模实施。

该过程的下一个阶段是"检查阶段",这一阶段将研究"执行阶段"中的结果,此时几个数据源应该仍可用。实际上,组织的很多衡量标准都将在计划阶段确定并制订目标。如果要在流程的特定阶段增加产品流量,显然可以衡量该流量。组织可能还会要求该过程的操作者描述自身所做更改的影响,包括正面的和负面的。与计划阶段一样,应在具有足够的统计知识和科学方法知识的情况下进行测量。并根据测量结果及时修改计划。

完成"检查阶段"后,就可以进入"处理阶段"。在这一阶段,有效的计划将得到更广泛地实施。一次又一次地重复该循环可以使其得到持续的改善。如果研究阶段表明计划无效或需要修改,则需返回"计划阶段"。

当组织开始将此过程应用于安全性时,表明组织在成功应用 PDCA 循环改善生产和服务过程方面已经拥有丰富的经验。该模型用于安全性改进是合乎逻辑的。第一个挑战始终是测量。规划需要有关系统的信息,只要组织可以开发有助于理解系统工作原理的信息,组织的计划就会成功。需要说明的是,这些信息不是组织拥有多少数据,而是组织是否测量了正确的数据,组织常常会衡量容易获取或显而易见的信息。

这导致我们可能会进行另一个危险的举动,即简化测量:测量的是要完成的事情,而不是整个工作过程。这种理论被管理者广泛认可。更具体地说,管理人员通常倾向于将注意力集中在易于量化的结果。如果事故统计是安全绩效的关键指标,则管理人员将专注于减少事故。基于此理论,管理是一项相对简单的任务:根据一组清晰的可衡量目标设定一些要求,并使具体的员工负责实现其目标。如果目标实现,他们将获得奖金;如果不是,他们将受到谴责或处分。

三、PDCA 在绩效管理中的应用

随着管理学研究的不断进步,不同的研究人员已经确定了许多不同的质量管理理念和原则,包括舒瓦特、戴明、朱兰(Juran)和克罗斯比(Crosby)。以下为该领域早期领导人的一些贡献。

舒瓦特博士(工程师和物理学家)是第一个描述质量控制需求和方法的研究人员。舒瓦特于 20 世纪 30 年代初期在这一领域发表了具有里程碑意义的著作,影响了三位 20 世纪 50 年代后基于舒瓦特著作深入研究的权威学者。舒瓦特是著名的 PDCA 周期的创始人,如今,PDCA 周期作为主要方法已广泛应用于医疗保健组织中。

　　戴明博士(工程师和统计学家)创建了管理哲学。该哲学使用统计分析来减少过程和结果的变化或变异。变异性是指数据点的相对分散程度,尤其是当它们与标准不同时。戴明创建的控制图和其他工具一直沿用至今,他坚信管理层需要接受一种致力于不断改进的文化,使其面对任何变化都能够成功,包括对长期利润的关注、组织目标的稳定以及管理的稳定性等。他曾在他的"十四点"和"七种致命问题"中有所定义。

　　朱兰描述了改善绩效和质量的三个主要阶段:计划、改善和控制。这三个阶段共同提高了组织的绩效水平。接下来,我们将讨论如何将它们应用到常见的性能改进方法中,如 PDCA 或六西格玛(six sigma)。

　　规划质量和绩效涉及组织如何解决定义质量的问题。从根本上讲,这需要管理者定义什么是"患者满意""符合要求"或"价值"。一旦领导层互相分享理解了这一点,并围绕该点建立一种共同的文化,那么"计划"就应该解决如何确保该点的实现。计划过程应采用特定的方法来改进绩效,并将整个机构中所使用的工具和技术包含在内。这些工具可能包括流程图、基准测试、统计抽样、客户满意度调查,以及许多其他前文已述的管理工具。

　　改进包括确保组织遵循"计划阶段"所建立的标准和要求及其所必需的活动。改进需要对朝着预期目标努力的过程进行更改。我们使用几种不同的方法和分析来改进流程。

　　控制流程可确保我们符合质量标准,并且将成为持续改进的重点。统计过程控制(statistical process control,SPC)是应用统计信息来监视和控制行为过程的术语。通常会进行性能的例行审核,以及使用流程图、因果图、直方图和其他可视化工具进行流程分析,使得流程达到组织所需要的水平。

　　PDCA 是改善医疗保健(和其他行业)流程的常用方法,其基本前提是通过对过程的变化进行试验,并根据需要改进以实现和维持期望结果来鼓励创新。PDCA 被视为医疗保健质量提升的主要内容。例如,PDCA 是英国国家卫生局质量提升框架的核心原则。

　　与所有质量提升的活动一样,PDCA 开始时都有明确的目标,即必须明确定义所需解决的问题,并将期望的结果确定为目标。一旦完成了这些操作,PDCA 周期将按照以下步骤进行:

　　计划阶段:规划要实施和测试的流程。

　　执行阶段:执行计划,并对指定的过程进行所需的更改。

　　检查阶段:审查已实施变更的影响和结果。流程变更的结果是什么? 预期的结果是否实现？

处理阶段:确定是否可以按计划实施更改,或者是否需要进一步的周期来完善方法。

医疗保健组织可以将 PDCA 用作独立方法或应用到其他质量提升方法中。例如,在精益快速改进活动(团队花大量时间进行实验以减少浪费和效率低下的过程)的整个过程中,团队可能会进行多个 PDCA 周期来尝试,并评估和改进新的流程。

1. 计划阶段

在 PDCA 的"计划阶段",确保问题得到明确定义并确定了预期的结果。明确的问题陈述或项目目标有助于保持团队对所需完成目标的关注。为了达到有效的效果,改善目标应该以特定时间和可衡量的术语来界定,这些术语将定义哪些特定人群会受到影响。

在"计划阶段"完成时需要确定合适的指标。PDCA 团队使用有效指标来判断是否发生了更改。指标有助于回答以下问题:"我们如何知道变更是一种改进?"措施应与改进目标或 PDCA 的目标直接相关。在定义 PDCA 周期的指标时,需确保用于建立影响所需数据的可用性与可获取性。拥有完善的电子病历或其他临床系统的医疗保健组织能够利用现有数据来衡量绩效。而没有预先存在数据源的组织将需要考虑如何捕获所需的数据。收集数据的计划包括谁负责数据捕获、如何捕获数据、何时捕获数据以及将要手动捕获的数据。

这一阶段所需要完成以下事项:

(1)选择组织的改进计划:让组织的团队参与选择质量改进计划。大多数改进的有效想法来自工作人员,因此应考虑团队中每个人的观点,包括临床或非临床的观点。确保员工可以回答"对组织有什么帮助"这个问题,患者调查还可用于确定需要改进的地方。

(2)确定需要改进的地方。应考虑提出以下问题:①医院需要在哪些方面改善患者的体验？②医院已有的绩效评估数据,可以揭示诊疗过程或患者结果方面的差距。③医院的实践在哪些方面效率不高？④团队也许能够确定工作流程中的瓶颈。优先考虑那些团队认为最有影响力的领域。使用一种"去看看"的方法,认真观察工作,然后问"为什么?"哪一天对您的团队和(或)患者来说最令人沮丧？⑤询问患者和医护人员。这一过程将生成一个列表,可以按优先级排列其中需要改进的区域。

(3)确定 PDSA 团队:从事工作的人员应该是计划和指导过程中改进计划的人员。PDCA 团队应包括所有在组织实践过程中受到改进影响的各领域代表。为周期初期对 PDCA 团队的时间承诺设定期望,并计划通过实施继续合作;也可以选择组成一个核心质量改进团队,该团队根据计划由专业代表轮流担任。大多数情况下团队最多可容纳 10 个人,有研究表明此时团队的工作效率最高。不在 PDCA 团队中的实践成员应定期收到有关计划进展的最新信息。

(4)制订计划。团队成员进行头脑风暴,需要回答以下问题:①组织的目标想完成什么？②为什么这是优先事项？（在所有可能需要改进的领域中，为什么我的实践特别关注这一领域？）③实践正在改变当前的什么流程？④新过程是什么样的？⑤谁来制订更改？⑥什么时候进行更改？⑦更改将在哪里进行？⑧需要哪些团队培训和准备？⑨患者会受到影响吗？受到什么样的影响？哪些患者会受到影响？⑩期望得到什么结果？⑪将如何衡量变更的影响？将使用什么过程和结果来测量？

提示：不要将组织PDCA（或任何其他质量提升计划）的工作仅限于有可用电子数据的领域和（或）流程。尽管手动收集数据似乎不合时宜（特别是在医疗分析书中提到该部分的时候）。但在许多情况下，手动数据收集并不是很繁琐（每天仅需要收集几个数据点），并且可能会带来真正的性能改进。在合理的工作计划安排下，未安装用于严格审查的电子病历系统的医疗领域，在医疗行为过程中的结果可能会产生重大更改。

2. 执行阶段

在PDCA"执行阶段"进行过程更改的实施和试验。除了更改流程和程序外，在此阶段还进行数据收集和初始分析。如果需要手动数据收集，需按照数据收集计划中适当的形式与指定的频率进行收集。如果有电子数据可用，则需对该数据的初始评估进行检查，以确保该计划定义和使用的测量标准和报告对过程中所做的更改更加灵敏，即确定是否以使用了正确的方式来衡量正确的事情。在PDCA周期的此阶段，可以通过项目仪表板和定期报告将信息传达给项目团队成员及利益相关者。在项目早期实施过程中的数据分析和更改对项目本身来说至关重要。如果测量标准和其他数据对所做的更改不敏感，或者所做的更改未达到预期的效果（无论是由于结果的强度不如预期的好，还是因为更改的效果不佳），都需要再次修订计划，以纠正负面影响。

为组织的PDCA质量改进计划设置目标。通过制订有意义的目标，帮助团队保持专注和高效。例如，一个实践目标是增加被诊断为患有物质使用障碍的患者的抑郁症筛查。

（1）具体内容：您的实践将使被诊断患有药物滥用障碍或处方阿片类药物治疗非癌性疼痛患者的抑郁症筛查率提高20%～50%。

（2）可测量方法：您将使用手动或电子图表来记录抑郁症筛查结果。

（3）可实现目标：您已将50%的合理目标设定为100%。您想设定一个可以实现的目标；如果您的更改成功，则可以提高该标准。

（4）可能存在的偏倚：在护理方面存在明显差距，因为只有20%的目标人群正在接受抑郁症筛查。

（5）项目有时间限制：目标将在未来3个月内实现。从现在起3个月内将进行一次重新评估（PDCA的"研究"步骤）。

3. 研究/检查阶段

"研究/检查阶段"是在PDCA循环中进行分析的阶段。在周期的这一阶段中，质量提升团队将更详细地分析数据，以确定是否发生了更改以及更改的实际效果。在

PDCA 周期中,运行图和 SPC 图通常用于监视性能趋势并检测结果的变化,研究者常用统计测试来检测性能变化。例如,可进行 t 检验或 $ANOV$ 统计检验,以检测变化是否具有统计学意义(即观察到的结果是否可能纯粹是偶然发生的)。实际上,图表方法和统计方法可以互补使用,以识别是否确实发生了改进。

4. 处理阶段

PDCA 周期的最后一步是"行动",其中根据在研究阶段学到的知识来决定下一步该做什么。PDCA 周期有三个总体结果:

(1)变革成功目标和目标已经实现;无须进一步测试调整。

(2)变革过程有希望更接近于实现目标,但是还需要进一步的修订和试验。

(3)变革不成功,也没有希望解决这个问题,必须采取其他方法以寻求问题的解决。

如果成功完成目标变更并达到绩效目标,则项目团队可以确定质量或性能问题的解决方案,并可利用数据和分析工具来确定变更结果是否成功,并达到预期的效果。如果 PDCA 成功,则工作不会立即结束。为了保持动力并确保变化能够持续,团队必须制订并实施长期的过程监控和评估计划。如果过程性能开始下降,则使用持续监视来向医疗机构发出警报。如果较早发现劣化效果,组织则可以采取措施将其消除,从而确保组织保持最佳性能水平。

PDCA 管理工具是医疗机构最常用的质量提升方法。许多医院已将 PDCA 用作标准的质量提升方法。在我国,以 PDCA 管理方法为基础,每年均有由国家组织的全国范围的质量改进比赛。事实证明,PDCA 可以成为医疗保健质量提升团队用来解决重要问题的强大工具。然而,一个普遍存在的问题是,PDCA 周期往往过于局限化,即仅参与 PDCA 可能会导致医院可以解决许多医疗质量问题,而对于组织来说更大的整体问题却仍然存在。

第二节　公立医院绩效改革"十步法"

在公立医院绩效改革实践中,通过总结多家医院的成功经验,并参照 PDCA 工作法则,归纳总结了公立医院绩效改革"十步法"。这十步法以四字短语的形式概括,具体如下:总结经验,查找不足;适应形势,顶层设计;搭建班子,保障实施;制订计划,适时推进;集思广益,探索方案;基线调研,倾听心声;科学测算,细化管理;确定方案,逐步推进;解决难题,寻求支持;持续改进,不断完善。

一、总结经验,查找不足

在实际的操作过程中,由于地区发展差异,全国各地各级医疗机构在绩效管理工作方面,与全国绩效管理前沿存在很大的差异,基本遵循省级教学三甲医院优于省级三甲医院,省级三甲医院优于地市级三甲医院,地市级三甲医院优于县级二甲医院。很多地市级三甲医院由于管理经验更新不及时,大大落后于国家一般绩效管理的更新进度,并存在代差等问题。以笔者参与的中部某省一家地级三乙医院绩效改革为例,2019年该医院在绩效管理方面仍处于以收支结余为基础结合综合考核指标体系的绩效管理分配模式阶段,远远落后于省级教学三甲医院。

在绩效改革工作开始之前,系统分析目标医院自身发展方向,总结医院现行绩效管理在医院战略目标下的作用,回顾分析各个考核指标的实际考核效果及信息系统对绩效考核的支持力度。

笔者多次参加国内医院绩效管理学术交流,通过借鉴其他先进医院经验,总结了医院绩效管理常见的八大问题,这些问题是公立医院在绩效改革过程中需要直面应对的顶层核心问题,也是各家医院在做绩效管理时出现的常见问题。

(1)医院战略缺失。很多公立医院在绩效管理过程中往往注重的是绩效考核一时的指标要求,存在"头疼医头、脚疼医脚"的问题,并未将绩效考核与医院战略相结合,医院为了发绩效收入而建立绩效管理制度,割裂了绩效与医院战略发展的联系。最后,绩效不能达到推动医院发展的管理要求。

(2)医院绩效管理与战略实施相脱节。医院绩效管理要决定的是"做什么、什么能做"的问题,这就要求绩效管理必须紧密联系医院战略发展目标。绩效管理就是对医院发展目标的任务分解和医院内部任务的重新分配,脱离了医院发展要求的绩效管理是无用的绩效管理。

(3)认识到了绩效考核的重要性,但没有认识到整个绩效管理系统的重要性。一个良性的绩效考核系统具有自我发展进步的功能。目前很多医院只知道绩效考核很有用,什么管理问题都想用绩效考核加以解决,这恰恰是犯了一个错误。因为先有了绩效体系才有了绩效考核办法,绩效体系的科学合理性决定了绩效考核的有效性,所以两者不能简单地割裂开来。

(4)绩效管理被单纯地认为是医院某一个部门的事,各级管理者和员工自身都没有承担相应的责任。绩效从定义上来说拥有组织、团队和个人三层定义,其作用是推动组织整体目标的实现,组织所有的个体都存在于绩效的整体过程中,绩效的实现也必须组织全员参与和推动,缺失了任何一个个体都是不完整的,其功能和效果都会大打折扣。

(5)医院内部管理关系混乱,各个岗位的责、权、利界定不清,绩效管理常常出现"真空地带"。对绩效管理概念的不清导致很多医院部门之间工作相互推诿扯皮,这样的做法往往对组织整体目标的实现产生了巨大的阻力。

(6)医院、部门、科室、员工之间在制订目标时缺乏有效的沟通,无法实现医院、部门、科室和员工目标的统一协调。领导拍脑门决定绩效方案在很多行业都是一种普遍现象。回到绩效的管理特性上,绩效管理最主要的功能就是组织、协调和沟通,没有有效的沟通,缺少员工的全面参与,管理流程链条常常出现断裂,这又怎么可能把管理做好?

(7)不能正确处理长期绩效与短期绩效之间的关系,可能会由于过分追求短期经营指标而忽视了长期的可持续发展。在医院运营过程中,长期发展目标与年度经营目标往往存在指标上的力量角逐,是追求利益最大化还是医院社会效益最大化往往极为考验医院管理层的决策能力,在实际医院发展的管理要求上,医院长远目标的实现才是医院最大的利益实现。

(8)忽视了员工的参与,不重视在整个绩效管理过程中与员工沟通,使得绩效管理单纯地成为绩效考核,阻碍了绩效管理提升员工绩效和能力的作用发挥。绩效管理的关键是让员工知道"为谁而干",只有充分调动起了员工的工作积极性,医院的组织目标才能有效地实现,没有员工参与的绩效方案始终摆脱不了最终被淘汰的结果。

针对以上问题,公立医院在绩效改革前,参照国内其他先进同级医院情况,逐项审视医院自身发展问题,聚焦核心缺失,提出问题是绩效改革的前提,这里常用的科学方法是 SWOT 分析法。表 5-1 为某医院 SWOT 分析案例。

明确绩效改革后,医院管理层需积极推进改革进度,在文化建设方面着力,搭建良好的绩效文化氛围,为绩效推进培育适宜的改革土壤。

医院文化是一所医院物质环境条件、专业技术水平、精神风貌、价值观念等诸多因素的集中反映。在国内外医院文化的发展史上,关于医院文化构成要素的观点不尽一致。从医院文化的研究实践和实际操作来看,被人们普遍接受的是"三层次说",即把医院文化的构成要素分为物质文化层、制度文化层和精神文化层,三者之间存在着相互制约、相互促进的作用,共同形成医院文化的全部内容。随着新医改方案的实施和医改措施的落实,公立医院内部人事、分配和运行机制等方面的改革不断深化,不可避免地会对传统的医院文化带来冲击。习近平总书记在党的十八大报告中指出,要实施创新驱动发展战略。抓创新就是抓发展,谋创新就是谋未来,不创新就是落后,创新慢了也要落后。为了适应新形势的发展要求,公立医院必须不断创新医院文化。创新医院文化,必须动员广大医务人员的积极参与,激发他们的积极性、创造性,使医院精神、医院理念、目标等深深扎根于每一名医务人员心中。新医改背景下,绩效改革成为公立医院实现可持续发展的管理创新手段,通过绩效的杠杆作用,达到创新的落地;通过绩效改革,体现多劳多得、优劳优得,更加公平公正地体现医务人员劳动价值,提升医务人员工作满意度,使医院文化植根于内心,最终促进医院的整体发展,以达到医院的战略发展目标。

医院文化是医院生存发展之本,是现代医院管理的重要内容。当前医疗市场的竞争突出表现为医疗质量、服务价格的竞争,"以患者为中心"的服务宗旨迫切要求服务提供者应增强服务意识、竞争意识,营造出一种为患者提供医疗、心理、安全、生活等全方

表 5-1　某医院 SWOT 分析案件

外部因素 ＼ 内部能力	优势（strength）	劣势（weakness）
	1. 医院绩效管理初成体系,在理论、方法、意义上获得初步共识 2. 医院在发展过程中形成了特有的品牌意识和竞争文化 3. 医院人力资源制度改革取得了初步成效 4. 全成本核算工作的开展,医院不断加强成本控制	1. 现行绩效指标体系局限,分配中收支结余分配比重较大 2. 参与绩效计划人员范围狭窄 3. 医院内部绩效沟通渠道不畅 4. 绩效评价结果重奖轻罚发展 5. 医院人力成本增加,医院绩效预算压力巨大
机会（opportunity）	优势＋机会	劣势＋机会
1. 业务工作量增加,对医院服务能力要求不断提高 2. 医疗服务市场由"卖方市场"向"买方市场"转化 3. 患者的医疗消费行为 4. 医院管理理念更新,医院管理水平不断提升 5. 医疗保险机构强化了对医院的管理、监管和控制力度	1. 建立全面绩效考核体系,顺应医院发展目标 2. 建立与科室目标管理考核内容一致的护士长绩效考核体系 3. 各职系定岗定编,推动医院稳步发展	1. 成立多部门参与、院领导直接管理的绩效委员会 2. 建立绩效月度沟通机制,流畅绩效沟通渠道 3. 建立预算控制指标体系,减少医院财政压力
风险（threat）	优势＋风险	劣势＋风险
1. 分级诊疗政策的不断深入,医院收入面临严峻挑战 2. 国家卫健委"九不准"及大型医院巡查对医院绩效体系提出新要求 3. 高素质医学人才向内地流失 4. 医患矛盾愈演愈烈,对医院管理提出新要求 5. 区域医院间竞争加剧,优胜劣汰	1. 提高疑难危重的等指标考核权重,体现医院战略定位 2. 完善医联体合作体系,设立独立绩效考核办法 3. 单病种核算,按诊断分组（DRG）绩效考核方法的运用,降低患者支出,减少医院运营成本	1. 建立以工作量、岗位难度风险为核心的绩效分配方案取代收支结余分配模式 2. 建立可以体现工作风险和难度的以资源为基础的相对价值比率（RBRVS）工作量考核体系 3. 建立以医疗质量为重点内容的考核指标体系

位优质服务的文化氛围,量化到每个员工身上的服务意识,辅之以外在的具体的手段和方式,就形成了医院自身的服务特色和具有一定标识作用的医院文化,这无疑是医院生命力之源和生存发展之本。能否充分调动医务人员维护公益性,而非创收的积极性,也就成了公立医院绩效改革的关键。

　　从医院绩效管理的实践来看,多数医院在绩效管理中往往注重成本、收支结余等财务指标和医疗质量等结果指标的考核,而忽略与组织战略、医院文化的联系;绩效评估方式强调的是结果,是对组织或员工短期行为的评价,缺乏对医院文化的培育、对医院战略目标的关注和引导。国务院《关于深化收入分配制度改革的若干意见》及《新疆事业单位工作人员收入分配制度改革的实施意见》中提出的要贯彻按劳分配与按生产要素分配相结合为原则,坚持以科学的发展观和实事求是为指导,坚持"以患者为中心,以质量安全为核心"的主题,进一步健全劳动、资本、技术、管理等工作,逐步完善医院分配激励机制,规范收入分配程序,建立与岗位职责、工作业绩、实际贡献紧密联系和鼓励创新创造的分配激励机制,以医院发展为契机,正确处理好科学性、公平性、公益性之间的关系,在保证医疗质量、安全和满意度不断提升的基础上,以公平、公正为原则,缩小同质化绩效分配差异,以绩效规范管理的运行机制,全面促进医院建设和可持续性发展,更好地满足人民群众日益增长的医疗服务需求。

医师是医疗体系构建的重要组成部分,医师素质的高低直接影响到医疗服务水平。应用科学的管理方法,以最优化的控制手段可以达到提高管理的工作效率、质量及科学管理水平的目的。而制订一套科学、核心的绩效评估指标体系是开展绩效管理的前提与基础,而指标的科学性是决定绩效管理效果的关键。根据医疗行业培养周期长、职业风险高、技术难度大、责任担当重等特点,需要创新制订符合医疗卫生行业特点的薪酬改革方案,着力体现医务人员技术劳务价值,合理确定医务人员收入水平,并建立动态调整机制。完善绩效工资制度,医院通过科学的绩效考核自主进行收入分配,做到多劳多得、优绩优酬,重点向临床和公共卫生一线、业务骨干、关键岗位和有突出贡献的人员倾斜,合理拉开收入差距。通过医疗绩效指标的调控作用,将医院战略发展目标与医院的创新文化相结合,利用绩效手段充分发挥医疗人员的主观能动性,使创新文化在医院职工日常生活中植根发芽,从而促进医疗质量的提高,实现良好的文化导向作用。

在我国公立医院现有收费制度下,医师是医院价值创造的绝对主力,通过绩效杠杆作用对医师行为进行调节,做到多劳多得、优劳优得的绩效分配体系,体现医师劳务价值,充分调动医师工作积极性和创新工作的持续性,这将成为推动医院战略目标实现的核心内容。

二、适应形势,顶层设计

自 2009 年新医改以来,国家出台了一系列政策推进公立医院改革,特别是党的十九大提出,我国的主要社会矛盾已经由人民日益增长的物质文化需要与落后的社会生产之间的矛盾转变为人民日益增长的美好生活需要和不平衡不充分的发展之间的矛盾。表现在医疗领域主要是医疗、医保、医药制度在现有医疗体制下不协调,医疗资源分布不均,优质医疗资源向东南沿海、向大城市三甲医院汇集,医务人员培训层次标准不统一等。从人员配备的角度来看,医务人员绩效与其培养及工作成本不一致,特别是近些年医患环境的恶化,医务人才培养量与实际到岗量存在巨大差异。《柳叶刀》杂志发表的一项研究分析了 2005—2015 年中国卫生和计划生育委员会公布的卫生年鉴,发现在 10 年中,中国大学培养了 470 万名医学专业毕业生,而医师总数只增加了 75 万,增幅为 16%。中国医务工作者用最少的资源保卫着 14 亿人口的卫生健康安全,必须要有与之相对应的收入,以彰显其社会地位,于是本轮新医改提出了在医疗系统全面推行按劳分配与按生产要素分配相结合的医院绩效分配模式。特别是近两年国家一系列指导政策的密集下发,为公立医院绩效改革铺平了道路。

在绩效改革文件下发的同时,针对公立医院改革,我国自 2017 年起,开始执行公立医院综合改革效果评价工作,从 7 条路径对公立医院的综合效果改革提出了考核要求,为保证考核结果的真实性,国家卫健委采取跨省互查、现场考核的形式开展工作,考核结果与国拨医改资金的拨付直接挂钩。2020 年国家重启等级医院评审,从 7 个模块 8 个内容方面对公立医院规模提出了评审要求,这些"国考"内容从全国公立医院建设、运营标准化方面对各家公立医院提出了统一的考核要求,为公立医院评价提供了一个相对统一、公平的评价体系和评价标准。

2021 年国务院办公厅下发了《关于推动公立医院高质量发展的意见》(国办发〔2021〕18 号)明确了公立医院高质量发展的目标和内容,公立医院应坚持以人民健康为中心,强化体系创新、技术创新、模式创新、管理创新,逐步实现"三个转变、三个提高"。

这些考核标准要求的提出,为公立医院区域规划发展提供了良好的借鉴,成为医院战略规划最直接的考核指标池。公立医院绩效制度建设依托标准,实现与同级医院的比较,医院的规划发展拥有了国家标准的参考依据。

以东南部某地市级三级乙等医院绩效改革为例,该院在绩效分配模式上以收支结余的绩效分配方式为主,在护理、行政等系列方面,因收入数据有限,医护未分开核算,行政采取平均绩效的方式发放。绩效改革前经基础调研,该院存在科室发展不均衡、部分科室工作量不饱和等特点。

以护理绩效为例,笔者从护理单元 RBRVS 工作量与护理人数、床位数的资源配置和占床天数、工作量等指标入手,进行数据相关性分析。通过他院文献报道显示,公立医院科室总工作量与患者占床总天数、医务人员人均工作量、床均工作量均呈正相关性,科室资源配置越优、越充分,相关性越明显。

从表 5-2、表 5-3 可以看出该院临床护理单元整体 RBRVS 工作量与其他指标的相关性,其中 RBRVS 与患者占床天数的相关性呈弱相关。结合现场调研提示科室工作量与实际出院患者的护理天数有不同趋势,存在两种可能:一是护理工作量漏记;二是部分护理单元工作量存在不饱和。同时,护理工作量与护理人员数和床位数不相关,护理单元人均 RBRVS 或床均 RBRVS 与人均或床均护理天数不相关,提示科室护理人员、床位资源配置不合理。

表5-2 东南某医院某年度护理绩效数据情况一览表

核算单元	床位数	人数	RBRVS	占床天数	人均RBRVS	床均RBRVS	人均护理天数	床均护理天数	历史实发人均绩效(元)
感染科护理单元	36	16	16 772 076	19 989	1 048 254.77	465 891.01	1 249.31	555.25	3 583
急诊科护理单元	20	20	6 760 609.7	6 958	338 030.49	338 030.49	347.90	347.90	4 223
产科护理单元	42	30	6 906 544.8	9 966	230 218.16	164 441.54	332.20	237.29	4 072
儿二科护理单元	45	14	22 508 805	15 489	1 607 771.80	500 195.67	1 106.36	344.20	4 059
儿一科护理单元	32	21	50 982 370	19 781	2 427 731.90	1 593 199.06	941.95	618.16	3 827
ICU护理单元	9	17	22 078 203	8 738	1 298 717.84	2 453 133.70	514.00	970.89	3 962
妇科护理单元	33	12	5 050 838.4	6 003	420 903.20	153 055.71	500.25	181.91	3 258
骨二科护理单元	49	15	14 444 273	18 767	962 951.54	294 781.08	1 251.13	383.00	3 719
骨一科护理单元	45	18	15 443 237	13 192	857 957.60	343 183.04	732.89	293.16	3 927
呼吸内科护理单元	48	14	33 626 606	16 274	2 401 900.40	700 554.28	1 162.43	339.04	4 318
心内一科护理单元	49	14	16 603 914	20 719	1 185 993.89	338 855.40	1 479.93	422.84	3 873
心内二科护理单元	33	16	13 893 050	15 699	868 315.65	421 001.53	981.19	475.73	3 683
泌尿外科护理单元	45	14	16 164 844	9 544	1 154 631.71	359 218.75	681.71	212.09	4 128
脑外科护理单元	51	18	28 478 453	17 060	1 582 136.27	558 401.04	947.78	334.51	4 067
普外二科护理单元	49	15	14 525 969	17 287	968 397.96	296 448.36	1 152.47	352.80	4 047
普外一科护理单元	45	15	26 305 751	16 736	1 753 716.73	584 572.24	1 115.73	371.91	5 083
七病区护理单元	41	12	3 722 118.4	17 942	310 176.53	90 783.38	1 495.17	437.61	3 705
神经内科护理单元	48	17	19 018 395	22 287	1 118 729.12	396 216.56	1 311.00	464.31	4 233
肾内科护理单元	24	12	4 911 059.3	10 436	409 254.94	204 627.47	869.67	434.83	3 284
消化内科护理单元	40	13	16 096 527	10 579	1 238 194.40	402 413.18	813.77	264.48	3 650
肿瘤科护理单元	48	14	27 342 699	11 965	1 953 049.90	569 639.55	854.64	249.27	3 732
合计	832	337	381 636 344	305 411	1 132 452.06	458 697.53	906.26	367.08	3 583

同时,东南某省于 2019 年开始在全省三级医院间开展 DRG 解析工作,由省卫健委定期对全省各家三级医院的 DRG 数据开展总量及专科分析并开展医院间的排名,结果向各家参评医院公示。该院在全省排名中等,在此种情况下,该院提出了绩效改革的需求,院领导层依据区域政策考核要求及该院所处地理位置,通过对历史医院发展数据的分析,提出以 RBRVS 工作量和 DRG 为考核导向,与科室收支结余脱钩的绩效改革需求。从东南某省公立医院历史绩效情况来看,经过近 1 年的方案讨论确定及数据测算,该院完成了绩效改革全过程,并取得了改革的胜利。从政策要求及自身发展出发,明确绩效改革的顶层设计,是绩效改革能够成功的保证。

表 5-3　东南某医院某年度护理指标相关性统计结果

A 因素	B 因素	相关性
RBRVS	占床天数	0.408 024
	人均护理天数	0.182 34
	床均护理天数	0.283 898
	护理人员数	0.109 38
	床位数	0.171 123
人均 RBRVS	人均护理天数	0.275 131
	床均护理天数	0.173 577
床均 RBRVS	人均护理天数	−0.191 65
	床均护理天数	0.810 222

三、搭建班子,保障实施

绩效工作说到底是一把手工程,因为改革过程中的不确定性及原有利益分配体系的打破,势必会对既得利益团体及人员产生重大影响,这时必须成立一个以一把手为核心的绩效改革核心工作小组,该小组成员涉及绩效改革的人力、信息、医务、资产等数据提取和指标考核等行政医疗部门,能够对全院绩效考核起到决定性的推动作用,医院的绩效管理部门在这个核心工作小组中起到核心联络作用,对医院高层决议及底层意见起到一个承上启下的传导作用,同时推进凝聚各部门绩效改革的合力对绩效改革能够最终顺利完成起到关键作用。

在公立医院基本职能及组织构架下,一般的绩效改革领导小组的组织构架如下:

组长:医院党委书记、院长。

副组长:绩效主管副院长。

秘书:核算科负责人。

成员:相关考核科室负责人及核算科核心工作人员。

组织机构成立后需制订绩效改革整体工作方案,并明确参加人员、科室工作职责。为避免部门间的推诿扯皮,按照绩效改革工作时间计划进度,定期召开绩效改革例会是工作小组的主要工作推进方式,会前充分沟通、会中集体决议、会后进度跟进和执行,按照 PDCA 的管理要求推进可以有效保证整体绩效改革进度。

对于绩效改革领导小组成员的工作效果考核可以纳入行政科室负责人年度评价,确保各部门的配合并按期完成进度,主要考核指标有:负责人参会率、会议决议执行率及执行效果评价等。

四、制订计划,适时推进

医院绩效改革的时机一定要把握好。时机分为两部分,一是外部因素,一是内部因素。外部因素首先就是政策及外在环境改变;第二是竞争者增多医院下行危险加剧;第三是地理、经济因素。内部因素主要是组织重整再造;内部冲突及矛盾;倦怠的组织文化导致机构运行艰难。

判断医院处在什么时机。在这些外部和内部因素的作用下,如果总体绩效是上涨的,这个矛盾较小,改革比较容易成功。一是改革小组认为医院目前整体绩效偏高,则在此轮绩效改革中可以不给予增长绩效;二是认为医院整体绩效偏低的,可以在预定目标下,给予相应的增幅绩效调整;绩效调整可以预留出较大的调整空间,便于灵活处理不同部门的绩效需求。整体来说,绩效改革以增加整体绩效盘子为宜,这样可以有效提高绩效改革的成功率,故前期对医院运营基本情况资料的采集对给医院管理层提供绩效建议具有重要意义。

按照 PDCA 管理要求,工作计划的制订是绩效改革工作的核心工作步骤,工作计划应对绩效改革全过程进行详细计划,并对过程中的关键进度节点建立反馈调整机制,对整体工作进行闭环管理。

绩效改革的有力推动在于医院运行数据的解析及绩效考核对象对绩效原则、考核指标的理解程度。在绩效改革的过程中,组织者要把握好工作节奏,适时推进工作进度。除了严格执行工作计划以外,还需要对上层要求及下层需求做好收集和链接,确保有的放矢。具体的工作原理及管理工具可以参考前文内容。

以西部某医院绩效改革为例,在全国公立医院绩效思想影响下,该院绩效管理曾经历4 个标准显著的绩效管理发展阶段:①20 世纪 90 年代至 21 世纪初,以收支结余为基础,按比例计提的分配模式;②21 世纪初以来以成本核算为基础,结合综合考核指标体系的绩效管理分配模式;③以成本核算为基础,结合核心指标、关键指标、综合考核指标等的绩效管理模式;④结合目标责任管理,按部门性质不同采用差异化绩效管理评价模式。

2016 年起,该院紧跟国家政策调整步伐及北上广地区先进的医院管理理念,试点摆脱以往收支结余的绩效模式,对医院医疗、护理绩效方案进行改革,在西部地区率先开展以 RBRVS 为核心特征的绩效改革,改革小组严格按照 PDCA 工作办法,采取新旧方案并行的方式,按照甘特图工作计划推进绩效改革进度,仅仅利用2年时间就完成了全院200多个医疗、护理、医技核算单元的绩效方案设定及效果检验。

绩效改革在医院发展的瓶颈期赋予该院高速发展的新动力,该院在经过近15年规模不断扩大的粗放式快速发展阶段之后,进入精细化发展新模式,医院的医疗有效收入不断提高,医护人员满意度逐步提升。

五、集思广益,探索方案

我国公立医院绩效改革经过六个阶段,国内先进医院在绩效改革方面基本遵循了这六个阶段的绩效特点。在实践过程中,各家医院均有大量的经验分享发表于专业期刊,学术交流会议、文献学习等方法是快速了解他院绩效改革经验的主要途径。

以西部某医院绩效改革为例,该院绩效改革前执行的是以收支结余为主要特点的院科两级绩效方案,科室绩效下发后,科室根据医院科室绩效二次指导意见及科室自身实际情况,均制订了科室自己的二次绩效分配方案。该院绩效改革之初,绩效管理部门为全面了解各科室的绩效情况,制订符合医院发展需要的绩效改革方案,以改革骨干外出参观、学习、文献查阅对照等方法,梳理先进医院的绩效改革经验。同时绩效改革部门全面收集全院科室的二次绩效分配方案,对照标准吸取科室绩效方案中的有益指标和内容,结合医院战略发展目标,制订了医院新的绩效方案。

同时,医院绩效管理委员会组织医院各科室负责人、科室绩效分配人员对医院现有绩效方案的问题集中讨论,向全院征集绩效改革意见,经过多轮方案征集、专家讨论和绩效改革宣讲,绩效改革小组归纳、总结、设计了该院新版绩效方案,绩效方案得到医院全体职工的认可,得以在全院有序开展方案测试。

六、基线调研,倾听心声

作为绩效改革推进的管理者,绩效改革涉及的医院专业管理领域多,被考核对象反映的诉求呈现多样化的表现,作为绩效改革核心推进力量的绩效考核部门对于员工诉求的收集和归类整理是一项细致的工作。对于管理者而言,一般采用专家访谈、员工集体访谈等形式推进。

访谈登记表至少包含被访人姓名、职称、职务、工作年限等基本信息,工作小组须提前罗列访谈提纲,积极引导被访谈人准确提供访谈资料。基层医务人员访谈提纲模板参考附录一。

这个提纲可以帮助调研小组进行一次有针对性的绩效问题访谈,以了解基层医务人员的工作表现,发现潜在的改进点,并促进他们的职业发展。

绩效部门成立专门的调研小组,深入一线科室,向基层员工讲解绩效改革的意义,宣教绩效公式内涵,同时开展员工对现行绩效的满意度调查。现行绩效满意度调查的意义在于验证绩效改革结果的有效性,绩效改革后对全体医务人员再开展一次同内容的绩效满意度调查,以了解改革前后员工对绩效满意度的变化。按照管理的二八法则,满意度在80%以上即可认为改革取得了成功。

西北某省护理绩效改革满意度调查问卷如附录二所示。

七、科学测算,细化管理

为准确测算医院绩效,绩效改革之初需要完成全院的核算单元梳理和定岗定编工作。

1. 岗位梳理

按照先进医院管理经验,对全院核算单元按照成本单元可归集的最小单元进行细致拆分,拆分最小核算单元的目的是对核算单元进行有效的行为数据管理,从医院信息管理系统中提取到有效的绩效考核数据,对核算单元的运行情况进行综合评估,并协助相关部门开展管理监督和指导。

对全院核算单元进行编码和归类,三级甲等医院一般分为医、护、技、行政后勤四个系列。医疗进一步拆解可分为内、外、重症三个子系列;护理按照是否管理床位可拆解为临床、非临床两个子系列;临床按照内、外、重症也可以进一步拆解。通常子系列的拆解采取文献法及其他先进医院的工作经验,但在实际的操作过程中由于存在院间差异,系列的拆分还可以选用德尔菲法进一步明确。

2. 定岗定编

全院核算单元梳理完成后,按照定岗定编工作原则,对全院各核算单元开展有效的定岗定编工作,明确岗位职责和岗位人员数量。定岗定编常用工作方法是德尔菲法和因素打分法,由医院人力管理部门组织专家及科室负责人开展。具体方法参照前文所述案例操作。

3. 建立测算模型

完成岗位梳理和定岗定编后,绩效主管部门应利用信息系统积极开展新绩效方案的测算工作。方案测算初期以Excel表制作的绩效测算模型为主要测算方法,按照方案设计思路建立绩效方案测算模型,一般推进方法是按照医、护、技、行政后勤分别建立各系列的绩效测算模型。

模型的建立首先需说明绩效测算逻辑:①明确测算系列的绩效预算总数;②明确测算系列的人员构成(一般按照定岗定编结果,按照职称对人员进行分类)和数量;③明确测算的工作量标准(RBRVS、DRG或者医师费率等);④明确其他效率、效益、质量等考核指标,确保绩效考核内容的覆盖率。

模型建立后一般采取新旧绩效方案并行的方式验证绩效结果,绩效结果与绩效目标越接近,方案可执行性越高。

为确保各核算单元对新绩效方案的接受,绩效改革工作小组在新旧绩效方案并行期间,需对科室继续开展绩效方案的宣讲,原则上宣讲过程中只对该科室的绩效数据进行展示和讲解,宣讲人员不提供其他科室的绩效数据内容。宣讲过程中工作人员进一步收集科室关于绩效方案的意见和建议,并在事后对各科室意见和建议进行汇总验证,这个过程参考 PDCA 管理工具使用方法,在实际执行过程中不宜对绩效公式做大的调整,仅对工作量内涵和考核指标做适当修订,以满足绩效实际情况。全部调研过程应做到宣讲有记录、测算有依据、反馈有回应,确保该项工作内容符合 PDCA 管理要求,并能获得基层工作人员的参与和认同,为后续绩效方案试运行取得大部分的员工认同奠定基础。

八、确定方案,逐步推进

绩效方案的确定建立在新旧绩效方案的测算结果上,为保证绩效改革顺利进行,新绩效方案结果应与现行绩效方案结果大体一致。在绩效改革目标实现上,绩效改革在医院财务预算许可的范围内以使用增量绩效的方法为主,对医院战略优先奖励的部门和系列进行适当的绩效倾斜。从整体而言,绩效改革的目的是奖励先进和正确的事,对于医院非鼓励的系列和部门以维持现行绩效结果为宜。

经过 2～3 轮的绩效内容的反馈调整,经测算无误后,由医院绩效管理委员会对绩效方案进行审议,审议结果报医院职工代表大会批准后即可在全院进行方案公示,并择期开展试运行。

对于新成立的医院则可不按照此程序来要求,可参考文献中他院的经验,进行各系列绩效份额划分。目前国内较常见医、技、护、行政后勤的分配比例分别为 $1:0.7:0.6:0.5$,各医院可根据实际的定岗定编工作结果进行适当的调整。

新的绩效方案执行期间,绩效改革小组仍需对绩效数据进行长时间的监督测算。对于绩效考核指标、工作量定价等原则上每年可做适当的调整,但调整的指标总数不宜超过 20%,工作量单价应以医院财政预算为指导,避免过多调整,以确保考核人对工作内容的认可。按照前文所述,新方案执行半年到一年期间,医院绩效改革小组应对新绩效方案执行情况进行回顾性分析,并将分析结果及时向医院绩效管理委员会及全体员工公示,对于可能出现的问题,绩效改革小组须按照 PDCA 管理原则及时调整,避免绩效方案结果偏离绩效目标。

九、解决难题,寻求支持

1. 有效解决岗位配置不合理,人员流动困难问题

在绩效改革过程中势必会存在特殊绩效问题。例如,医技科室负责患者分诊的护理身份人员,在以往收支结余的绩效方式下,该类人员作为医技科室的工作人员,参与医技科室的绩效分配,但其自身是护理人员,且不参与护理夜班工作,工作难度、强度按照医院岗位分级属于非临床科室护理四类人员。绩效改革后在工作量考核中,医技科室的护理人员考核无法简单地按照医技人员对待,在人员归属上划分到护理人员,人员

统一由护理部管理,参与全院护理绩效分配。这就出现了绩效改革后,在实际处理工作中存在分诊护理人员绩效远低于同科室的医技工作人员的情况。这里就需要有上下一致的绩效政策解答,绩效部门在绩效政策宣讲上需取得科室全体人员对政策的一致认可。西部某医院在该问题的解决上,医院战略要求是引导现有岗位护理人员有序向临床一线流动,通过绩效改革前后人员岗位数据分析,依据本方法制订的绩效方案对护理人员从中等风险、中等强度岗位向高风险、高难度及低风险、低难度岗位的自然流动具有一定的绩效推动意义,为医院护理岗位人员的配置起到一定的优化和推动作用。

2. 及时发现医院管理缺陷,规范管理流程

以南方某医院绩效改革为例,绩效改革小组在调研过程中发现该院部分门诊科室无编制护理人员,但在核算单元却存在大量护理的执行项目。原因是在该院原有收支结余的绩效方式下,为避免收入漏记,信息系统设定科室产生的医嘱在没有执行科室的情况下,系统默认执行科室为开单科室,该现象产生的实际后果是执行科室工作量漏记,一旦发生纠纷、工作质量缺陷等问题,管理人员无法实现行为的溯源追踪,也无法利用数据开展质量改进。

问题发现后,绩效调研小组将问题及时反馈医院绩效管理委员会,并与医院信息科协同解决了医院信息系统(HIS)的漏洞,与护理部规范了护理人员的操作行为,确保在日常工作中每一条医嘱执行都是闭环,完善了医院的数据收集管理体系。

3. 明确科主任绩效形式,设立科主任专项考核指标

在以往收支结余绩效方式下,科室负责人作为科室的核心,与科室员工共同参与科室二次绩效分配,因缺少必要的绩效指导及监管措施,科室负责人在科室绩效分配中往往具有双重身份(科室管理者、科室顶层专业技术掌控者),在绩效分配占比中居于科室的核心位置,这样就可能存在挤占基层员工和低年资医师的绩效份额的情况,出现以下管理问题。

(1)公平性问题:如果科室负责人获得更高比例的绩效奖金,而科室其他人员只能分享余下的部分,可能会引发不满和不公平感。这可能导致工作不和谐,降低整个科室的士气。

(2)缺乏激励:科室其他人员可能感到没有足够的激励来努力工作,因为他们知道无论他们的工作表现如何,他们所分享的绩效奖金都是有限的,可能导致工作质量下降。

(3)领导者不公平行为:如果科室负责人滥用权力,将更多的绩效奖金分配给自己,这可能引发不满和领导者不公平行为的指责。这可能会破坏领导和团队之间的信任。

(4)影响合作:共享绩效奖金可能会影响科室内部的合作精神。科室其他人员可能不愿意积极合作,因为他们认为自己的付出不会得到公平的回报。

(5)团队目标受损:科室负责人可能会将个人目标置于团队目标之上,因为他们知道他们的绩效与科室其他人员无关。这可能导致整个科室的整体绩效受损。

在调研工作中调研小组须充分吸收科室负责人和员工的意见建议,可以调查问卷

表的形式对科室绩效问题进行收集,如附录三所示。

针对附录三中可能出现的问题及收集到的调研结果,西部某医院在绩效改革中将科室主任绩效单独列支预算,并设立与科室目标考核相关的科主任绩效考核指标体系,强调科主任在科室管理中管理职能。但实际执行过程中,科主任作为科室专业技术领头人的职能被削弱。经与科室负责人及员工的充分沟通,绩效调研小组提出紧扣医疗工作核心内容,在科主任绩效中体现手术台次的绩效考核指标,为其增加一部分定额工作量绩效。有效解决了科室负责人双重绩效身份的问题,推动了部门目标的实现。

十、持续改进,不断完善

对于医院发展战略来说,因受到多种诱因的影响,这些诱因通常是由内部和外部因素共同作用的结果,从而导致医院的战略目标会存在定期或不定期的修订和改变,以促使医院能够有效地存活并发展下去。依据前文描述的绩效管理理论和管理工具,绩效管理体系的建立是一个不断进步和完善的过程,好的绩效管理制度可以实现自我革新和进步,并能够伴随医院战略目标的改变而修正完善。

一般来说,出现以下情况预示着医院管理者需要对医院战略目标进行修订。

1. 人口和患者需求的变化

人口构成、健康需求和患者期望的变化可能会推动医院重新评估其服务提供方式。例如,老龄化人口的增加可能导致对长期护理和老年医疗服务的需求增加,医院在科室设置及人员配备上均需考虑这一类患者数量增加带来的医疗服务压力;在医院硬件条件不能改变的情况下,医院需要从绩效政策上对这些相关科室给予一定的绩效支持,推动科室创新服务方法和诊疗能力,提高服务效率。

2. 竞争压力变化

区域内医疗机构的竞争压力可能会迫使医院调整其战略,以吸引患者和保持市场份额。竞争可能来自其他医院、诊所、医疗中心以及远程医疗服务提供商。例如,邻近医院外科微创技术的开展,可能会相应地吸引部分对诊疗结果要求更高的患者。对于未开展该类技术的医院,利用绩效杠杆,引导科室快速推动及发展微创技术,吸引潜在的患者群体,促进微创技术革新成为一条可行的绩效方针。

3. 法规和政策变化

法规、医疗政策和医疗保险制度的变化可能会对医院的经营方式和财务状况产生重大影响。医院可能需要调整策略,以适应这些变化,确保合规性和可持续性。以全国DRG试点工作为例,以往粗放式的临床诊疗管理行为已经无法满足DRG的要求,临床医师为适应这种支付方法必须主动学习DRG的相关概念和内涵,在工作方法上制订严格的临床路径管理制度,从最小成本出发,控制患者的诊疗过程。在绩效制度上,医院可以将病例组合指数及其相对权重等DRG考核指标纳入绩效方案,帮助科室明确绩效目标和内容。

4. 技术和医疗进步

新技术和医疗进步不断涌现,可能会影响医院的医疗服务和治疗方法。医院可能需要更新设备、培训员工,并提供新的医疗服务。医疗新技术的革新进步需要临床医务工作者的参与和推动,如机器人手术的开展提高了手术的精度,对诊疗技术操作的标准化作了系统化的界定,减少了患者并发症的同时,为患者带来了良好的康复预后。但该项技术开展的门槛较高,医院对于新技术的推广需要提供特殊的绩效扶持政策,在一定时期内鼓励、扶持临床科室积极开展此类技术,实现技术的规模效应,从而拉低医院设备成本,提高医院的核心技术竞争力。这些扶持政策包括:更多的 RBRVS 技术点数、专项的手术数量奖励以及科研单项奖励等。

5. 财务压力

财务挑战,如预算削减、医疗成本上升和医疗保险支付的变化,可能迫使医院重新考虑其财务战略和资源分配。随着药品耗材零加成制度、DRG、药品耗材医保支付方式的改变,公立医院运营的现金压力越来越大,如何使用有限的绩效资金预算带动医院的可持续发展成为未来一段时间大多数公立医院需要直面的现实问题。在绩效指挥棒引导下,医院流程管理部门提高医疗服务效率;实现医院医疗设备的共享、共用、节约成本支出;调整医疗服务内容本身,合并或削减不盈利或低盈利的服务线等都将为医院更有效地使用资金提供帮助。

6. 患者体验和满意度

患者体验和满意度对医院的声誉和长期成功至关重要。负面的患者反馈和投诉可能促使医院采取措施改善服务和沟通。国家公立医院绩效考核将患者满意度、职工满意度等考核指标纳入了公立医院整体绩效考核范围,指标考核的内涵、标准被逐步统一和规范,医院绩效制度对此亟须做出相应的调整。

7. 新市场机会

在我国的城镇化过程中,医院可能会识别到新的市场机会。例如,因为医院合并或扩展在新的地理区域、提供特殊化的医疗服务或开设特定专科诊所。

8. 人力资源和领导变更

医院领导层变更、人员流动或新的管理团队可能会引入新的战略方向和文化。新的领导团队可能会重新评估医院的使命和愿景,并制订新的发展战略,进而提出绩效制度的改革。

9. 社会和文化趋势

社会和文化趋势,如健康意识的提高、可持续性关注和数字化技术的普及,也可能影响医院的发展战略。

10. 危机和突发事件

突发事件,如自然灾害、传染病暴发或其他紧急情况,可能迫使医院调整其战略,以应对危机和紧急情况。

第三节　上海某专科医院绩效管理体系构建与改革案例

一、背景

（一）医院情况

上海市某专科医院创建于 1957 年，是新中国第一家以诊治心胸疾病为主的三级甲等专科医院，我国心胸外科四大先驱中的三位——黄家驷、兰锡纯和顾恺时教授，曾担任首任院长、副院长。同年即被国家卫生部指定为全国某专科进修基地，培养了数以千计的专科医师，造就了"中国某专科人才的摇篮"。医院开放床位约 1 000 余张，设有 10 个临床科室、10 个医技科室，拥有国家重点学科、国家临床重点专科、国家中医药管理局"十二五"重点专科及多个上海市重点专科和临床医学中心。设有 28 个病区，建有外科重症监护室（surgical intensive care unit，SICU）、心脏中心重症监护室（cardiac care unit，CCU）、呼吸科重症监护室（respiratory intensive care unit，RICU）、日间化疗病房、日间手术病房、临床研究病房和多学科诊疗团队（multidisciplinary team，MDT）病房。

（二）管理要求

1. 公立医院高质量发展

《关于推动公立医院高质量发展的意见》（国办发〔2021〕18 号）明确了公立医院高质量发展的目标和内容，公立医院应坚持以人民健康为中心，强化体系创新、技术创新、模式创新、管理创新，逐步实现"三个转变、三个提高"。"三个转变、三个提高"是指公立医院的发展方式从规模扩张转向提质增效，提高医疗质量；运行模式从粗放管理转向精细化管理，提高服务效率；资源配置从注重物质要素转向更加注重人才技术要素，提高医务人员待遇。2022 年 10 月，该专科医院被列入上海公立医院高质量发展辅导类试点单位，制定了医院高质量发展的工作方案，提出了高质量发展的具体目标，覆盖医、教、研、防、管等各个方面。医院要实现高质量发展目标，要求各条线、各部门协同配合，凝聚合力，绩效管理需要承担更多的统筹协调工作。2019 年，国家卫健委推出全国三级公立医院绩效考核，通过医疗质量、运营效率、发展持续、满意度评价等四个方面 55 项指标每年考核改革发展成效，并对全国 2 800 余家三级医院进行评分比较，对医院指标改善乃至医疗行为优化指明了方向，要求绩效管理持续强化指导和反馈功能。

2. 公立医院绩效考核要求

2005 年，上海为实施市级医院管办分开改革，成立了上海申康医院发展中心，作为市级公立医院国有资产投资运营的责任主体和政府办医的责任主体，负责 23 家市级医院的重大决策、管理者聘任、考核评估和监管。申康中心于 2006 年制定《市级医院院长年度绩效考核办法》，在国内最早开展了省市级多家三级医院院长的绩效考核，并每年实施。上海市级医院院长绩效考核以整个医院的关键绩效指标作为评价院长绩效的标准，从申康中心的职责定位出发，从社会满意、管理有效、资产运营、发展持续、职工满意五个维度设置 23 项指标对市级医院院长进行考核，考核结果作为院长年度绩效奖惩、选拔任用、评优评先和医院工资总额预算核定的重要依据。

3. 内部绩效考核和分配制度改革要求

2012 年底，为引导医院强化公益性、调动积极性、持续健康发展，申康中心要求医院按照"八要素、两切断、一转变"推进内部绩效考核和分配制度改革，构建以工作量、医疗质量、诊疗难度、患者满意度、费用控制、成本控制、医德医风、科研教学等为核心的绩效考核体系，切断医务人员收入与科室经济收入的关系，改变科室收支结余提成的传统分配模式，建立体现医务人员技术劳务价值的内部绩效考核分配体系。

4. 医院自身发展需要

一是按收支结余分配方式存在的问题日益突出。按收支结余虽然在特定的阶段促进了医院业务的发展，但由于医疗服务性项目定价长期偏低、不同类别医务人员体现价值的方式不同的原因，造成不同科室、不同类别人员收入分配的差距和不公平性日益加大。如儿科、急诊、重症、病理等医务人员劳动投入密集的科室，反而收入水平相对较低，影响了学科的发展。二是医院的发展方式逐步从规模扩张走向提质增效，需要更为科学、精细地识别和评价科室和医务人员的绩效，鼓励诊治急危重症和疑难复杂疾病、开展高难度手术，鼓励内涵质量提升，绩效考核体系也需要从过去的鼓励提高总量指标，逐步转变为持续优化结构指标、控制成本指标、突出创新指标。药品耗材招采机制改革、医疗服务价格调整及 DRG/DIP 付费方式改革等措施，也要求医院大力提升精细化管理水平，建立深度的业财融合、业管融合新格局。

二、专科医院绩效考核分配改革实践

由于原有的绩效分配方案越来越难以满足上级部门考核和改革要求及医院自身的发展需要，该院决定启动内部绩效考核与分配制度改革。2012 年，医院成立了绩效办，具体推进绩效分配制度改革，建立绩效管理体系，并负责医院绩效管理工作。同年，建立了绩效管理委员会，由院长担任主任委员，多位副院长担任副主任委员，主要职能部门负责人担任委员，负责讨论和决策医院绩效管理重要事宜。

（一）制订绩效分配制度改革方案

该院推进绩效分配制度的基本原则是坚持公益导向和三级医院功能定位；目标是落实医院发展战略，健全绩效考核和激励约束机制；内容包括建立分级分类的绩效考核体系，健全与之配套的分配制度。新的绩效考核和分配方案按照医院决策程序，经职代会审议通过后实施。

1. 建立分级分类的绩效考核体系

（1）确定考核对象：由于医院采用院科两级管理架构，即医院对科室进行管理，科主任负责科室内部管理，因而绩效考核体系包括科室考核、医疗组及个人考核两个层面。科室考核方案由医院制订，医疗组和个人考核方案由各科室按照医院的指导原则制订。医院的科室按照职能分为临床、医技、科研、管理、后勤等不同系列，因其责任分工不同，需要分别确定绩效考核指标。

（2）明确考核导向：公立医院的绩效管理比一般的企业更为复杂，因为医院面临着更为多元的要求，目标之间往往存在矛盾又统一的复杂关系。因此，医院绩效考核多借鉴平衡积分卡或者利益相关者模型，将多维度的考核目标结合在一起。经研究，某专科医院明确了绩效考核导向为：坚持公益性、保持高效率、发展可持续、调动积极性，持续强化专科优势。

（3）界定考核内容：围绕上级部门要求的八要素确定考核内容，同时结合医院实际情况，对于不同职级、不同岗位，根据岗位责任、种类和特点实施分类考核。临床医疗和护理岗位考核突出服务能力的要求，工作量、工作质量、医疗安全、患者满意度等指标权重在考核体系中占主要比重，工作量考核体现诊治病种的难易度和技术难易度；医技岗位考核注重工作量、工作质量与安全、成本控制、服务能力；管理岗位考核强调岗位职责、管理水平和为临床一线服务的能力；后勤保障岗位考核强调岗位工作量、工作质量、服务满意度和为临床服务的保障能力。

（4）选择考核指标：医院梳理了上级部门对医院对考核指标、卫生统计和医院内部管理中常用的绩效指标，形成了包含百余个指标的指标库，并对每个指标的重要性和接受度开展了广泛的问卷调查，调研对象包括院领导、职能部门主任、临床医技部门科主任和护士长代表等。在此基础上，借鉴平衡计分卡方法确定了医疗质量、运营效率、发展持续和患者满意四个考核维度，按照SMART原则（具体的、可衡量的、可实现、相关性、时限性）确定了具体考核指标。

（5）确定考核标准：为每个指标设置参照值或者基准值，主要方法包括三种，一是横向比，即以考核期内全部或同类考核对象的平均水平为标杆，适用于同类考核对象的共性指标；二是纵向比，即以考核对象的历史指标值为标杆，适用于难以横向比的个性指标；三是与基准值比较，基准值可以来自指南标准、权威文献或行业惯例等。

（6）制订考核方法：按照指标属性，将考核指标分为正向指标和负向指标，通过专家评议和层次分析法对每个指标赋予不同权重，权重大小体现指标的重要程度。在合理阈值内，正向指标高于标杆则加分、低于标杆则扣分，负向指标反之，从而计算出每个指标的得分，进而计算考核对象的总分。在实施过程中，根据各个指标的管理条线确定责任部门，医疗工作、护理工作、病史质量、成本、科研和满意度等指标分别由医务处、护理部、门诊办公室、财务处、科教处、精神文明办公室等部门负责考核。

2.健全与绩效考核相配套的分配制度

（1）科学核定工资总额预算：在每年制订全院及各科室工作量、医疗收入、医疗成本的基础上，制订工资总额预算，并作为年度薪酬分配的依据。工资总额预算由基本工资、津贴补贴和奖励性绩效工资预算三部分构成，基本工资和津贴补贴根据预算年度职工总数（包括计划招聘的新职工数量）、职称职级和相关政策标准测算，奖励性绩效工资则基于临床、医技、护理、科研、管理等各类科室和人员的年度绩效目标确定。工资总额预算随着工作量等绩效指标的变化而变化，并参考上一年度的预算执行情况和绩效考核结果。

医务人员的人员经费是公立医院业务支出的重要内容，为逐步落实"两个允许"政策，人员经费占比（即人员经费站业务支出比重）应逐步提高，该指标也被纳入了国家三级公立医院绩效考核，2019年在全国三级医院中该指标均值为35.94%，医院编制年度预算的过程中会适当参考该指标核定工资总额。

（2）收入分配以绩效为基础、以考核为依据。一是科室和员工收入分配应与其绩效考核结果紧密衔接。根据考核结果，在分配中坚持多劳多得、优绩优酬，提高临床一线医务人员待遇，重点向关键和紧缺岗位、高风险和高强度岗位、业务骨干和业绩突出的员工倾斜，充分发挥岗位绩效工资的激励导向作用。二是应正确处理好效率和公平的关系。绩效分配兼顾效率与公平，以达到考核奖勤罚懒、奖优罚劣、分配梯度适宜、员工凝聚和谐的目标，适当提高低年资医务人员的收入水平。

（二）改革后绩效分配方案的主要特点

1.构建四位一体临床绩效考核体系

强化公益性导向，巩固三级医院功能定位，促进学科发展，是该院绩效改革的核心目标。为鼓励临床科室收治高难度的病种、开展高难度的手术，持续提升专科能力建设，医院构建了以病种难度、手术难度、学科厚度和人才梯度四个维度为核心的临床绩效考核体系。一是将工作量和工作难度相结合，体现病种难度和手术难度导向。以外科为例，医院基于数据分析和专家咨询设计了手术"分级＋点数"量化评价方法，按人力投入、技术难度和风险程度，将胸外、心外专业的手术细分为九级，并赋予不同点数，同时对达芬奇辅助机器人手术、心肺联合手术、器官移植等手术设置附加点数，作为外科工作量评价的基础；同时，配合综合绩效考核，更好地体现了外科医务人员的知识劳务价值。外科的手术评价、内科病种评价和医技点数评价共同构成了该院临床绩效评价的基础。二是设置学科建设价值系数，体现学科厚度和人才梯度导向。为鼓励科室积极加强学科建设，推动亚学科发展，重视人才培养，加快梯队建设，该院对国家级、省部级重点学科和专科建设项目、各级各类人才项目分别设置不同的系数，予以绩效奖励倾斜。

2.建立专职科研人员绩效考核体系

医学科技创新和临床教学是三级医院承担的重要任务，越来越多的三级医院重视建立专职的科研人员队伍。该院基于在肺部肿瘤治疗和心肺外科手术方面的专业优势，逐步建立起专职科研人员队伍。为鼓励这支队伍充分发挥作用，提升基础和临床研究水平，鼓励获得高层次项目，形成高水平科研产出，大力推进临床研究成果转化，医院建立了科研人员积分制考核和薪酬体系。一是采用积分制进阶的绩效考核办法。针对不同级别的科研人员，分别制定相应的科研产出积分制考核体系；考核周期分为年度、中期和终期考核；考核结果分为特优、优秀、合格和不合格四类。二是实施与考核结果挂钩的年薪制。对科研人员按照不同遴选标准分成不同级别，包括学术团队负责人（PI）、双聘 PI、研究骨干（CO-PI）、科研助理等，分别制订不同等级的宽带年薪，每年和每个聘期按照积分制考核结果确定实际年薪。

3. 通过科室内部考核强化院级绩效考核导向

和多数医院一样，该院的绩效考核和分配实施院科两级管理，员工个人的绩效考核和奖金分配主要由科主任和科室核心小组负责。改革前，医院对科室内部绩效考核无严格要求，大部分科室没有严格意义上的绩效考核，奖金多平均分配、按照出勤天数或按照职称级别分配。改革后，为将医院绩效考核导向落实到医疗行为中，医院制订并发布了科室内部绩效考核和分配指导意见，并指导各科室按照医院要求，围绕工作量、风险难度、工作质量等核心要素改革或完善本科室的绩效分配办法。仍以外科为例，其内部医生个人分配主要以手术"分级＋点数"为依据，每例手术的主刀、一助、二助按比例细分，从而贯彻了医院对科室的考核导向，提高了对科室和个人激励的相容性。

三、基于绩效考核构建综合绩效管理体系

（一）打造纵向协同横向联动的矩阵式运营管理机制

1. 构建三级组织架构，提升协同度

一是医院层面成立运营管理委员会。该委员会作为运营管理的决策机构，由院长、总会计师、各条线分管副院长以及主要职能部门和临床科主任组成，健全议事决策机制，定期讨论审议医院运营管理重大事项，对运营管理工作成效实施监督与评价。二是部门层面新设运营管理部。该管理部作为运营管理的牵头部门，主要由卫生管理、卫生经济、财务会计专业人员组成，负责为医院和学科管理决策提供循证证据和政策建议。三是学科层面设置运营管理联络员。联络员一般由各学科住院总医师担任，负责联络安排运营管理沟通和调研，并配合科主任落实医院管理要求。

2. 细分运营管理专业职能，提高专业性

为了将医院运营管理的重心从专科拓展到全院，医院运营管理部在完成原有专科运营助理工作的基础上新增三项职能，分别是数据科学、运营分析和策略研究。数据科学聚焦运营数据指标的采集和规范，以及运营管理信息化建设。运营分析围绕具体问题深度挖掘数据，并将数据充分融入业务场景。策略研究关注医改政策对医院运营的

影响,收集整理业内前沿研究成果和先进实践经验,为医院战略决策提供参考。运营管理部同时承担着横向联系各职能部门的任务,与纵向的三级管理架构一起,构成了多条线、多层级充分交互的运营管理网络。

3. 实施项目制管理,强化执行力

运营管理内涵丰富,为确保内行充分参与,医院实施项目制管理模式,对于医院层面的具体运营管理问题,运营管理部协调各职能部门和临床业务部门组建专班落实。为确保运营管理工作规范开展,医院制订了包括问题收集和确立、基线调查、数据收集和分析、提出措施建议、委员会审议和决策、管理措施实施、效果评价等环节的运营管理工作流程,并设计了运营管理项目首页数据库。运营管理部完成各类分析报告 50 余份,内容覆盖医院经济运行、业务发展、专科能力、资源配置、成本管控等多个方面。

(二)夯实满足精益管理要求的运营管理数据底座

1. 统筹规划,整合信息系统

一是逐个系统对接,建设数据中台。打通 HIS、病案、物资、预算、会计、人事等多个系统,数据整合后归集于数据中台,通过医院资源规划(hospital resource planning,HRP)系统统一调配,实现数据互联互通和灵活调取。二是规范数据口径,落实数据同源。根据医院专科特色和管理需求,建立运营管理数据库;规范数据来源和指标口径,并编制操作手册,实现一体化管理。三是流程数字化,管理精细化。全面梳理医院业务流程,将内部控制融入信息系统建设,提高流程的规范性及过程的透明度,有效降低运营风险。

2. 精益管理,细化数据粒度

一是建立运营管理指标体系。根据运营管理的需求,以数据治理为基础,建立便捷、稳定、高质量的运营数据指标中心,内容覆盖服务能力、患者来源、医疗费用、运营效率等多个维度。二是开发运营管理规范化报表。围绕运营管理关键指标,区分医院、科室、医疗组及医生个人等多个层面,设计并开发了业务能力、费用控制、患者流向、床位使用、成本消耗等系列报表,通过每日看板、运营周报、月度讲评、季度分析、年度报表等多种维度展示。

3. 监控分析,助力智慧决策

一是搭建运营管理决策支持平台。以医院实际管理场景为基础,以精细化质量管理为导向,提供多维度专题分析,围绕专科特色,建立科学的业务分析模型库和运营管理知识库,配合数据预警管理功能,对医院运营状态进行实时监控预警和日常管理。二是引入行业标杆数据,关注并收集管理部门、医院同行和第三方发布的数据,积极纳入医院运营管理系统作为参考标准,对关键业务、关键指标进行对比分析,为医院运营管理提供及时、准确、科学的参考依据。

(王婷婷,王晓伟,许岩)

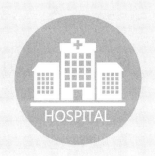

第六章
A 医院绩效改革数据测算实操

公立医院绩效改革的核心是对绩效方案的科学测算,从而得出理想的数据结果,以支持绩效方案的设计定型。而数据测算实操是一个复杂而系统的过程,它涉及多个方面,包括绩效指标的选择、数据收集、数据分析以及结果应用等。

本章将按照绩效改革"十步法"的步骤,利用数据表格的形式阐述全部绩效测算过程,为读者实际掌握测算方法提供经验借鉴。以西部某省三甲医院(以下简称 A 医院)绩效改革为例,为顺应国家政策及自身发展要求,开展医院绩效改革工作。

第一节　绩效改革评价体系概况

一、医院概况

A医院始建于20世纪中期,是一所集医疗、教学、科研、预防和管理为一体的大型综合性三级甲等医院。多年来构建了"大爱无疆、大医精诚"为核心的文化发展理念,坚持为群众提供高质量的医疗服务和高水平的医学教育。A医院目前总建筑面积约55万平方米,编制床位约2500张。医院在职职工约5000人。医院拥有临床型中心20个、技术平台型中心5个,大病、专病培育型中心2个,其他临床医技科室41个、教研室39个。

二、医院绩效评价体系

实施医院绩效管理是医院管理水平发展的新阶段,绩效管理是现代医院管理的重要方法和科学的战略管理工具,是现代医院管理的先进标志。为贯彻落实党的十八大精神,进一步改进工作作风,密切联系群众,积极探索和研究医院的绩效管理重点及难点问题,A医院由发展改革部牵头,从科室绩效管理、科室目标管理探讨、岗位设置与岗位评价、科主任管理与绩效评价以及临床科室管理瓶颈问题等方面对A医院的绩效管理模式进行改进。

A医院的绩效分配模式自2000年起,经历了4个发展阶段:①2000—2004年,以收支结余为基础,按比例计提的分配模式;②2005—2008年,以成本核算为基础,结合综合考核指标等的绩效管理分配模式;③2009—2011年,以成本核算为基础,结合核心指标、关键指标、综合考核指标等的绩效管理分配模式;④2011年至今,结合目标责任管理,按部门性质不同,采用差异化绩效管理评价分配模式。

A医院绩效分配采取"院科两级"的分配模式,即从医院到科室的一次分配,从科室到个人的二次分配。在新医改背景下,医院间内卷加剧,要想取得立足之地需要建立一套科学、高效的绩效评价管理体系以实现精准化管理。A医院单一的考评方式显然已经不能满足医院科学发展的需要。于是,A医院从2011年起对绩效评价体系逐步改进、模拟测算并实施。

三、医院绩效评价体系调查问卷

1. 设计原则

（1）有效性:阐明调查意图,承诺保密调查结果。问卷题量适当,确保问卷整体填写时间在20分钟左右。

（2）简明性：单选题与多选题安排得当、题目排列顺序有逻辑性，先易后难。保证问题内容和比例合理。

（3）人性化：保护被调查者的个人隐私，设计问题结合医院实际情况。敏感性问题设计巧妙，措辞适当。

（4）科学性：问题用词精准，避免结果出现偏差。以中立的态度设计问题，不诱导某些选项的选择，做到科学、客观。

2. 问卷内容

医院绩效评价体系调查问卷具体内容如附录四所示。

3. 绩效体系问题分析

（1）公益性失衡。公立医院经营的主要目标是提供医疗服务，然而医院现有绩效评价体系倾向于医疗服务价格的激励，这对总体的收入增长是具有重大驱动作用的。但是，与公益性相关的考评少之又少，侧面加剧了对收益性的评价，违背了公立医院公益性这一核心价值导向，也不利于医院整体的发展。所以，医院不应过于强调收益性指标，而需把权重适当地分配给其他方面，如患者、内部流程、学习发展等，建立一套科学的绩效评价体系，不仅包括财务指标、员工发展、运营效率，还应重点突出患者满意度，以便更好地服务人民，体现公立医院该有的社会效益。

（2）体系化缺失。绩效评价过程中带有较多主观性，导致最终分配不具备相应的客观性。绩效指标侧重于经营与创收，而质量和满意度等评价指标占比偏少。将科室的收益与医疗耗材、药品费用产生关联，忽视了医疗服务效率、社会公众福利的评价性指标，会产生过度医疗、资源浪费等不良现象，损害了患者的利益。此外，绩效评价指标的权重设置也较为均衡，没有综合考虑指标的重要性、紧急性、影响力等因素，体系整体缺乏科学性。

（3）激励性偏颇。医院在现有绩效评价体系下，职工薪资没有与工作量直接挂钩，这可能导致某些人员的工作流于形式，产生坐享其成的侥幸心理。员工倾向于诊疗难度低、风险较低的病例，因为在同等的上班时间，可以治疗相对较多的患者；而诊疗难度大的病例存在的风险也多，与诊疗难度低的病例收费差距不是特别显著。两者相较而言，诊疗难度低的病例获益更多。这种趋利的绩效评价体系，从长期来看不利于医院长远的发展。此外，绩效评价方式会影响分配结果的准确性，超过 30% 的员工表示绩效分配结果与劳动付出不相匹配。

（4）资源分配不均。现有绩效评价体系下，开单费用较高的科室收入往往会偏高，导致提供基本医疗服务的公益性科室（如中医等依靠医疗技术服务为主的科室）获利相对较少。薪资分配不能充分体现医疗技术的风险价值、难度等多种因素，使得医院内部人员资源的配置不平衡。高收入的科室会有不少人抢着去干，低收入的科室出现人才缺失现象。有些专业性岗位缺少合适的人才资源，资源的分配达不到均衡的效果。公平性较差是造成这种现象的主要原因，不能充分体现多劳多得、优绩优酬。

四、绩效改革基本原则

（1）通过经济杠杆作用，努力控制综合医疗成本，进一步调动职工的工作积极性，将医务人员的待遇与医疗服务的数量、质量、技术难度、群众满意度等方面挂钩，做到优劳优得，充分体现医务人员劳务价值。

（2）坚持"按劳分配、优劳优得、效率优先、兼顾公平、倾斜一线"的分配原则。依据不同科室的业务内容、学科和技术水平、风险和劳动强度、占用医院资源不同等制订不同考核内容与分配办法，逐步建立重学科和技术、重效率和贡献的奖励分配机制。

（3）以"技术含量高低、风险程度大小、工作负荷强弱、管理责任轻重"为原则，以绩效考核为基础，以学科可持续发展为目标，逐步建立并完善科学、合理、有效的内部分配制度。

（4）坚持综合目标绩效考核原则。实行岗位技能、工作效率、服务质量、成本控制相结合的绩效考核办法。同时根据医院发展规划，对医院的核心指标和关键指标通过经济杠杆进行调节，结合绩效考核内容，运用最终的结果核算科室绩效工作。

（5）实行院科两级核算，医院统一按科室进行考核，由科室根据医院制度的绩效工资二次分配指标原则进行绩效的二次分配。

五、绩效改革目标

1. 精细化管理

在新医改背景下，公立医院都在积极建立高质量发展的绩效评价体系。政策文件要求全面推进医院绩效管理体系的改革创新，A医院以此为契机进行绩效改革，鼓励和引导医务人员重视医疗服务价值，保障人民群众的诊疗质量。从原有的以效益为基础的绩效评价模式转变为以医疗资源消耗为基础的精细化管理模式，明确绩效改革的目标，规范医院的质量管理，匹配医改的方针、政策，提升医院治理能力，促进科学发展。把医院绩效评价方式从单一模式转变成复合模式；把绩效评价体系完善成以大数据技术为支撑的独立体系，真正做到精准化管理，实现高质量发展。

2. 体系化科学评价

在绩效评价中，应该综合考虑工作的量与质。若只注重工作量，可能会导致医师过度劳累。人的体力是有限的，超过工作极限产生失误的概率将大大提高。医疗行业与患者的健康甚至生命紧密相关，有些医疗事故造成的损失是不可挽回的。而且，不同工作量之间的工作难度、工作风险、工作时长也不同。如果单一按工作量进行评价，会挫败医师向高难度诊疗病例挑战的积极性。如果只重视工作的质，不利于医院维持日常高速运转。因此，应设置科学的对应性绩效评价指标，并配备管理系统，构建理性与感性相结合的绩效评价体系。

3. 多劳多得和优绩优酬

国家明确指出要鼓励各地结合实际，深化公立医院薪酬制度改革，建立体现岗位职责和知识价值的薪酬体系,有效发挥薪酬制度的激励作用。A医院对现有的不公平薪酬分配之处进行改进,结合员工的工作内容,建立合理的内部薪酬结构;注重医务人员的稳定性收入,充分发挥薪酬的保障功能;采用客观、公正、认可度高的绩效评价体系激励医师多劳多得。尤其对诊疗难度大的病例,增大嘉奖力度,同时也作为评优的申报条件,鼓励有能力的医师向难度大的病例挑战,体现优绩优酬。

4. 资源优化配置

将绩效工资与工作量有机结合,进一步细化科室、组、个人的评价标准,并且在保障科室主任有一定的绩效分配权时,也能确保奖金可以真实地反映个人的工作努力程度,最终提高医院资源的投入效率。此外,每个工作量所对应的分值也并不相同,这样可以引导科室开展劳动技术性强、诊疗难度大的项目。要能够把医务人员的工资待遇与工作量、工作难度相挂钩,摒弃与收入挂钩的弊端,最大限度地激发医务工作者的工作热情,减轻患者的就诊负担。医务人员实现绩效考核量化,利用包含 RBRVS、DRG 及运营效率指标的管理方法,科学、客观、量化地评估医务人员从事医疗服务过程中所付出的劳动。实行院科两级成本控制,确保有政策也要有钱可发;提高绩效考核的成本管理权重,增强成本管控意识,优化资源配置,降低医院运行成本。行政后勤系列开展岗位评级工作,实现不同科室、岗位之间有差别,考评更合理。

六、具体实施步骤

1. 绩效考核的主要方法

绩效考核的主要方法:①总额预算法(按医院年度绩效分配支出预算额度);②岗位系数法;③RBRVS法(医疗服务项目以资源耗用为基础的相对价值),即以医疗服务项目难度及风险为基础的工作量法;④KPI法(关键业绩指标);⑤平衡计分卡(BSC)法;⑥360度考核(主要是对行政管理人员考核)。

2. 绩效改革的组织机构

改革正式启动前,医院设置了绩效改革的组织机构:①成立医院绩效管理委员会,负责医院总体绩效考核分配方案的制订、修订与调整等主要事项的决策。②组建科室绩效考核和分配小组,负责科内绩效分配方案的制订与实施,并设兼职绩效核算员;负责本科室日常考核分配工作,以及与各绩效考核部门及经营核算管理科的沟通与联系。③明确了绩效改革后的绩效预算总额。

第二节　绩效分配及核算内容

绩效分配总额预算控制根据医院总体绩效支出预算核定额度,历年预算在$12\%\sim14\%$。下面以某医院为例,该院人员构成比如表6-1所示。

表6-1 某医院人员构成比

系统		人数	占比（%）	各系统占比（%）	与医疗比重
医疗系统	内科医师	421	32.71	24.19	1.00
	外科医师	384	29.84		
	医技医师	131	10.18		
	其他	8	0.62		
	规培医师	343	26.65		
	合计	1 287	100.00		
护理系统	临床一线护理岗位	1 665	79.13	39.54	1.63
	临床二线护理岗位	190	9.03		
	非临床护理岗位	81	3.85		
	轮转护理岗位	168	7.98		
	合计	2 104	100.00		
医技系统	医技人员	379	69.80	10.20	0.42
	药剂人员	164	30.20		
	合计	543	100.00		
行政后勤人员	行政后勤人员（在编/聘用）	737	98.01	14.13	0.58
	享受行政劳务费医疗人员	15	1.99		
	合计	752	100.00		
其他人员	某分院	36	5.67	11.93	0.49
	健康体检中心人员（除护理人员）	40	6.30		
	普通工人	498	78.43		
	返聘人员	45	7.09		
	大学编制及长期不在岗人员	16	2.52		
	合计	635	100.00		
总计		5 321		100.00	

根据该院历史数据测算，临床系统、护理系统、医技系统、行政职能后勤系统、其他系统绩效分配总额构成比依次为30∶38∶12∶13∶7。

在改革之初，该院根据国内外先进医院绩效经验及自身实际，确定以下5个绩效系列的绩效公式。

一、临床系统

临床系统按月度绩效总额预算30%±3%。

临床系统绩效分配＝岗位系数分配＋（业务工作量点数分配×科室综合考核合格率×成本控制系数±专项奖惩）×社会影响力系数×综合满意度×预算控制系数

1. 岗位分配

由医院人力资源部对医疗人员所有岗位系数进行确定后，按临床系统绩效总额的20％的权重进行分配。

岗位分配＝岗位分配金额÷$\sum$临床人员岗位系数×$\sum$本科室人员岗位系数

2. 业务工作量点数分配

业务工作量点数分配即采用 RBRVS 点值的方法，对临床科室所有的诊疗项目通过系统进行数据采集，预计占临床系数绩效总额的50％的权重进行分配。

临床非手术科室主要考核科室申请诊疗项目、出院人次、门急诊人次、病危病重天数、出院患者实际占用总床日数，将以上指标根据难度和风险测算成点值后赋予单位价值后进行分配。

临床手术科室主要考核科室申请诊疗项目、出院人次、门急诊人次、病危病重天数、出院患者实际占用总床日数、手术台次，将以上指标根据难度和风险测算成点值后赋予单位价值后进行分配。

特别说明的是，手术台次按手术分级进行分别统计，对不同级别的手术赋予不同的点值进行差异化绩效分配。其中手术分级由医务部及信息统计中心提供数据。

3. 科室综合考核合格评分

科室综合考核合格评分采用平衡计分卡（BSC）的方式进行百分制考核，主要从财务维度、顾客维度、内部业务流程维度、学习和成长维度，对考核的维度指标全部采用根据目标值的完成情况进行赋分（表6－2和表6－3）。

表6－2　临床内科系统综合考核合格评分表（BSC）

考核维度	考核项目	权重（％）	评分部门	目标值	完成值	实际得分
财务维度 （15％）	药占比（％）	30	财务部			
	材料占比（％）	70	财务部			
顾客维度 （15％）	患者满意度（％）	10	医务部			
	患者有效投诉率（％）	10	社会工作部			
	医保费用超限	50	财务部			
	出院患者均次费用	30	信息统计中心			
内部业务 流程维度 （60％）	平均住院天数（出科）	20	医务部			
	病床使用率	10	医务部			
	床位周转次	15	医务部			

（续表）

考核维度	考核项目	权重（%）	评分部门	目标值	完成值	实际得分
	Ⅰ级病案率	10	医务部			
	会诊及时率	10	医务部			
	病案修改率	10	医务部			
	非计划重返率	5	医务部			
	院内感染发生率	5	医务部			
	临床路径工作	15	医务部			
学习与成长维度（10%）	员工满意度	20	工会			
	员工保持率	30	人力资源部			
	员工培训	50	人力资源部			

表 6-3 临床外科系统综合考核合格评分表（BSC）

考核维度	考核项目	权重（%）	评分部门	目标值	完成值	实际得分
财务维度（15%）	药占比（%）	30	财务部			
	材料占比（%）	70	财务部			
顾客维度（15%）	患者满意度（%）	10	医务部			
	患者有效投诉率（%）	10	社会工作部			
	医保费用超限	50	财务部			
	出院患者均次费用	30	信息统计中心			
内部业务流程维度（60%）	平均住院天数（出科）	10	医务部			
	病床使用率	10	医务部			
	床位周转次	10	医务部			
	Ⅰ级病案率	10	医务部			
	会诊及时率	5	医务部			
	病案修改率	10	医务部			
	非计划重返率	5	医务部			
	院内感染发生率	5	医务部			
	临床路径工作	10	医务部			
	手术率	10	医务部			
	Ⅲ、Ⅳ级手术率	5	医务部			
	术前占床天数	10	医务部			
学习与成长维度（10%）	员工满意度	20	工会			
	员工保持率	30	人力资源部			
	员工培训	50	人力资源部			

4. 成本控制系数

财务部根据科室历史数据进行测算后,对每个临床科室制订成本控制率的目标值,按目标值的完成程度进行考核。

成本控制系数＝1－(当月实际成本控制率－年度成本控制率目标)

5. 社会影响力系数

社会影响力系数根据临床科室的社会影响力进行评价,具体如表6-4所示。

表6-4　临床社会影响力评价附加系数表

序号	项目名称	附加系数	考核周期	来源
1	国家重点专科	0.2		医务部
2	自治区重点专科	0.1		医务部
3	中华医学会专业委员会主任委员	0.2		医务部
4	中华医学会专业委员会副主任委员	0.15		医务部
5	中华医学会专业委员会常委	0.12		医务部
6	中华医学会专业委员会委员	0.10		医务部
7	中国医师协会专业委员会主任委员	0.2		医务部
8	中国医师协会专业委员会副主任委员	0.15		医务部
9	中国医师协会专业委员会常委	0.12	每一年度评价	医务部
10	中国医师协会专业委员会委员	0.1		医务部
11	专业领域内社会影响力(区域内专业排名)	0.1		医务部
12	新疆医学会专业委员会主任委员	0.15		医务部
13	新疆医学会专业委员会副主任委员	0.10		医务部
14	新疆医学会专业委员会常委	0.05		医务部
15	开展医联体工作(松散型及紧密型)	0.03		发展改革部
16	开展疆外远程会诊工作	0.02		信息统计中心
17	开展疆内远程会诊工作	0.01		信息统计中心

社会影响力系数＝1＋$\sum$差异化考核系数值

社会影响力系数考核的内容是本专业以承担本专业的周期内给予系数赋分,一旦经改选或停止后,此项系数则自动停止。凡是涉及的专业科室全部给予此项赋分。

6. 专项奖惩

根据医院为持续改进医疗质量,改善医疗流程而需要的单项奖惩。

7. 综合满意度

根据医务部或医政科每月进行出院患者满意度调查结果进行考核(表6-5)。

表 6 - 5　出院患者满意度调查与满意度系数

满意度（满意＋较满意）	满意度系数
≥98％	1
≥95％	0.95
≥90％	0.9
＜90％	0.85

8. 预算控制系数

根据全院医疗业务收入预算的绩效支出总额，当月通过核算后的实际绩效总额超出绩效支出预算的部分，按各科室的分配情况计算预算控制系数进行实际发放数据的调整。

二、护理系统

护理系统按月度绩效总额预算 38％±2％计算。根据公立医院改革、优质护理服务示范工程活动及等级医院评审的要求，落实"根据护士工作量、护理质量、患者满意度等要素对护士进行综合考评""将考评结果与护士薪酬分配、晋升、评优等相结合""护士的薪酬分配向临床一线护理工作量大、风险较高、技术性强的岗位倾斜，体现多劳多得，优劳优酬"等相关措施作为护理绩效分配的依据。

护理绩效分配 ＝（护理岗位绩效分配＋工作量分配±专项奖惩）× 护理质量考核系数
　　　　　　　 × 护理综合满意度 × 护理社会影响力系数 × 成本控制系数
　　　　　　　 × 预算控制系数

1. 护理岗位绩效分配

护理岗位绩效分配分为临床一线护理岗位、临床二线护理岗位、非临床护理岗位，占护理绩效总分配的 30％。

（1）护理单元岗位分配：占 40％，主要是由护理部根据各护理单元的工作强度、工作难度、风险程度、岗位趋向程度、不可收费统计护理执行操作繁杂程度、护理排班情况及是否承担夜班情况（早晚班、大夜、小夜）等因素进行分析后，获得所有临床及非临床护理单元的岗位系数。

护理单元岗位分配 ＝ 护理单元岗位绩效分配总额 ÷ $\sum$ 岗位绩效分配系数
　　　　　　　　　 × 各护理单元的岗位系数

（2）护理人员岗位分配：占 60％，主要是由护理部根据各护理人员的能级 N0～N4 在科室所占的权重进行分配。

护理人员岗位分配 ＝ 护理人员岗位绩效分配总额 ÷ $\sum$ 护理人员绩效分配系数
　　　　　　　　　 × $\sum$ 该护理单元护理人员岗位系数

2. 护理工作量绩效分配

护理工作量绩效分配占护理绩效总分配的 50%。根据护理部对可统计的护理项目进行明确，并对每一护理项目确定难度系数和风险系数，根据测算得出每个护理项目的最终分值后进行分配。

$$护理工作量绩效分配 = 护理工作量绩效分配总额 \div \sum 全院护理项目分值$$
$$\times \sum 该护理单元护理项目分值$$

3. 护理工作效率绩效分配

护理工作效率绩效分配占护理绩效总分配的 20%。

（1）临床护理单元考核：出科人次、疑难危重天数、门急诊人次、护理手术人次、出科患者实际占用床位天数等。

（2）非临床护理单元考核：预约人次、登记人次、分诊人次、检查人次、治疗人次等。

$$临床护理工作效率绩效分配 = 出科人次分配 + 患者疑难危重天数分配$$
$$+ 门急诊人次分配 + 出院患者实际占用床位天数分配$$
$$+ 手术人次分配$$

$$出科人次分配 = 出科人次绩效分配总额 \div \sum 出科人次 \times 该护理单元出科人次$$

$$疑难危重天数分配 = 疑难危重天数分配总额 \div \sum 疑难危重天数$$
$$\times 该护理单元疑难危重天数$$

$$门急诊人次分配 = 门急诊人次分配 \div \sum 门急诊人次$$
$$\times 该护理单元所负责的临床科室门急诊人次$$

$$护理手术人次分配 = 护理手术人次分配 \div \sum 护理手术人次$$
$$\times 该护理单元护理手术人次$$

$$出院患者实际占用床位天数分配 = 出科患者实际占用床位天数分配$$
$$\div \sum 出科患者实际占用床位天数分配$$
$$\times 该护理单元出科患者实际占用床位天数$$

非临床护理绩效分配根据各护理单元工作性质不同，在总体权重的控制下，进行差异化分配。

4. 专项奖惩

根据医院为持续改进医疗质量、改善医疗流程而需要的与临床相应的奖惩项目，需要征求相关部门的意见和建议。

5. 护理质量考核系数

由护理部提供，根据护理部每季度的护理三级质控检查结果进行绩效分配，具体如表 6-6 所示。

表 6-6 护理三级质控检查结果的绩效分配系数

护理三级质控考核	考核系数
≥99%	1
≥98%	0.98
≥97%	0.96
≥96%	0.94
≥95%	0.92
<95%	0.9

6. 护理综合满意度

由护理部提供,根据医院出院患者满意度结果进行考核,具体如表 6-7 所示。

表 6-7 出院患者护理满意度调查与满意度系数

满意度(满意+较满意)	满意度系数
≥98%	1
≥95%	0.95
≥90%	0.9
≥80%	0.85
<80%	0.7

7. 社会影响力系数

由护理部提供,根据护理单元的社会影响力进行评价,具体内容如表 6-8 所示。

表 6-8 护理社会影响力评价附加系数表

序号	项目名称	附加系数	考核周期	来源
1	中华护理学会专业委员会	0.2		护理部
2	省级护理学会专业委员会	0.1		护理部
3	省级专科护士培训基地	0.1		护理部
4	省级专科护士实践基地	0.05		护理部
5	获得国家级青年文明号	0.1	每一年度评价	护理部
6	获得省级青年文明号	0.05		护理部
7	举办国家级继续教育项目(或进行适宜技术推广项目)	0.1		护理部
8	获得省级护理大赛一等奖	0.1		护理部

（续表）

序号	项目名称	附加系数	考核周期	来源
9	获得省级护理大赛二等奖	0.05		护理部
10	获得全国护理相关奖项	0.05		护理部

以上护理社会影响力系数考核的内容是本护理专业以承担本专业的周期内给予系数赋分，一旦经改选或停止后，此项系数则自动停止。护理社会影响力系数的考核周期为年度，本年度获得的系数不得顺延至下一年度。

8. 成本控制系数

成本控制系数参照临床成本控制系数，共用临床的护理单元根据护理临床科室的实际成本控制情况进行成本分摊。

9. 预算控制系数

根据全院医疗业务收入预算的绩效支出总额，当月通过核算后的实际绩效总额超出绩效支出预算的部分，按各护理单元的分配情况计算预算控制系数进行实际发放数据的调整。

三、医技系统

医技系统（含药学）按月度绩效总额预算的 $12\% \pm 3\%$ 计算，根据科室性质不同分别采用绩效单价制和用人费率制的方法进行绩效分配。

1. 采用绩效单价制

（1）执行项目点数根据工作项目难度及风险系数订定（参考 2012 版医疗服务价格手册）。

（2）每点数点值根据历史数据测算后得出。

（3）某项目单价＝某工作项目点数×每点数点值。

（4）成本控制系数＝1－（当月实际成本控制率－年度成本控制率目标）。

（5）质量交叉检查得分率：按《Ａ医院临床、医技科主任绩效考核管理办法》的内容进行考核。

$$医技科室绩效分配 = \sum(某医疗执行项目数量 \times 该项目单价) \times 成本控制系数$$
$$\times 综合满意度 \times 质量交叉检查得分率 \times 预算控制系数$$

2. 采用用人费率制

（1）医技人员分配基数＝临床人均绩效×90%。

（2）用人费率＝医技人员分配基数÷上一年度$\sum$（全年本科室工作量）。

（3）成本控制系数＝1－（当月实际成本控制率－年度成本控制率目标）。

（4）质量交叉检查得分率：按《Ａ医院临床、医技科主任绩效考核管理办法》的内容进行考核。

$$医技科室绩效分配＝用人费率×科室当月工作量×成本控制系数$$
$$×质量交叉检查得分率×预算控制系数$$

四、行政职能后勤系统

行政职能后勤系统按月度绩效总额预算的 $13\%±3\%$ 计算,其绩效核算标准以临床、护理、医技系统的人均 80% 进行核算发放。行政职能后勤人员绩效以结合人员岗位、工龄、职称、学历及考勤等因素以科室作为分配单元进行绩效分配(表 6-9、表 6-10)。

表 6-9　行政职能后勤系统绩效核算权重

	岗位系数	工龄系数	学历系数	职称系数
分配权重	50%	25%	15%	10%

表 6-10　行政职能后勤系统绩效核算标准

工龄	系数	学历	系数	职称	系数
≥20 年	1	博士(同等学力)	1	正高	1
≥15 年	0.95	硕士(同等学力)	0.95	副高	0.95
≥10 年	0.90	本科	0.90	中级	0.9
≥5 年	0.85	专科	0.85	初级	0.85
≥1 年	0.80	高中	0.80	无	0.8
<1	0.75	初中以下	0.75		

行政职能后勤人员绩效总额的确定＝医务人员人均绩效 $×80\%×$ 行政职能后勤人员享受劳务费的人数(结合来院时间考虑)

(1)岗位系数分配 = 绩效分配总额 $×50\%÷\sum$ 行政岗位系数 $×\sum$ 该科室人员岗位系数。

(2)工龄系数分配 = 绩效分配总额 $×25\%÷\sum$ 行政工龄系数 $×\sum$ 科室人员工龄系数。

(3)学历系数分配 = 绩效分配总额 $×15\%÷\sum$ 行政学历系数 $×\sum$ 科室人员学历系数。

(4)职称系数分配 = 绩效分配总额 $×10\%÷\sum$ 行政职称系数 $×\sum$ 科室人员职称系数。

(5)行政后勤人员出勤率 = 科室人员实际出勤天数 $÷$ 应出勤天数 $×100\%$。

注:应出勤天数按日历日期计算(即 28 或 29 天、30 天、31 天);实际出勤天数按每

请假一天倒减的方法计算（所有请假均减天数）。

（6）预算控制系数统一采纳医疗预算控制系数。

行政职能后勤人员绩效＝（岗位系数分配＋工龄系数分配＋学历系数分配

＋职称系数分配±奖罚项目）×出勤率×预算控制系数

五、其他

医院的其他工作人员按月度绩效总额预算的 7％±3％ 计算。

（1）医院派出到分院人员绩效按医院办公会通过的规定执行。

（2）健康体检中心绩效分配方案独立制订，同样纳入医院总绩效预算中，通过预算控制系数进行总额控制。

（3）返聘人员按人力资源部的文件规定执行，对于临床返聘人员由临床科室自行在二次分配中体现。

（4）长期不在岗人员不执行绩效分配。

（5）普通工人绩效分配，按普通工人所服务科室的工作性质进行绩效分配。①临床岗位普通工人，由临床科室自行进行二次分配；②服务岗位普通工人，按医院内部定价，以工作服务量核算绩效，进行发放；③后勤普通工人，按现行的绩效分配模式进行绩效分配。

第三节　绩效测算实操

一、护理绩效测算实操

护理团队因其管理的垂直性，以及工作的特殊性，在医院绩效管理改革执行层面往往是先行先试的典范。本节主要以护理绩效方案测算为主，介绍西部某省三甲医院的各系列方案内容及测算方法。护理绩效测算的核心工作内容主要如下。

（一）核算单元和岗位梳理

根据绩效改革"十步法"，核算单元和岗位人员的梳理是测算数据准备的第一步，因绩效测算数据量巨大，且需要定期更新数据内容，需要医院绩效科、护理部、人力资源部及信息科密切配合，做好护理核算单元的梳理及人员资源岗位流转及变动的规章制度，多部门联动，切实做到岗位设置有理有据，人员及信息变动多部门实时同步。

临床护理绩效分配＝（护理岗位绩效分配＋工作量分配＋护理效率分配）

×成本控制系数×预算控制系数＋护理质量考核分配

＋护理综合满意度分配

非临床护理绩效分配＝（护理岗位绩效分配＋工作量分配）×成本控制系数

×预算控制系数＋护理质量考核分配＋护理综合满意度分配

护士长绩效＝（核算单元护理总额／核算单元护士实际出勤天数）×护士长系数

×护士长实际出勤天数×科室质量管理系数

该院绩效改革前存在信息系统核算单元管理混乱、条目不清等情况，为保证绩效改革顺利进行，绩效改革管理小组对该院绩效核算单元、岗位及护理人员进行梳理（表 6-11）。

表 6-11　全院考核信息库数据汇总表

序号	数据库名称	核算单元数量
1	人力资源部人员库	251
2	人员工资库	251
3	住院收入库（HIS）/医技收入库	109/118
4	门诊收入库（HIS）	265
5	百元耗材占比库	100
6	科室资产核算单元核对表	319
7	科主任月度考核表	83
8	目标考核库	104
9	绩效库（医疗）	136
10	绩效库（护理）	115

从表 6-11 可知，该院人力资源信息库与医院信息系统（HIS）、绩效考核、物资及固定资产数据库核算单元均存在核算单元数据差异。为此，绩效改革管理小组需对全院的信息库核算单元名称进行统一，用以协助绩效制度实施和成本等信息归集。为不影响该院正常的运行，改革小组主要以自建数据库的形式，将全院 10 个数据库的核算单元名称进行一一映射，主要采用的软件是 Excel 表单，通过函数建立映射对照表，参考表 6-12 所示。

Excel 主要使用的函数为 VLOOKUP 函数，通过建立映射数据库，并对核算单元重新编码，编码采用字母＋数字的形式，如呼吸重症监护室（respiratory intensive care unit，RICU），其编码为：YLZ016.68，YL 表示医疗核算单元，Z 表示该核算单元划归重症系列，016 表示该核算单元重症系列序列号，68 表示该核算单元全院序列号。

数据库中 N/A 标识为未在相应库匹配到核算单元名称，需要工作人员手工匹配。核算单元名称映射数据库确认后，即可对该院护理人员按照核算单元编码名称进行不同信息系统的统一数据核算（表 6-13）。

表 6－12 多数据库核算单元名称映射样表

序号	自编码	核算单元	分类	1	2	人员库 3	5	6	7	8
1	YLN001.01	高血压科	医疗	心脏中心高血压病区	心脏中心高血压病区	高血压科	高血压科	≠N/A	≠N/A	高血压科
2	YLN001.02	冠心病一科	医疗	心脏中心冠心病一病区	心脏中心冠心病一病区	冠心病一科	冠心病一科	≠N/A	≠N/A	冠心病一科
3	YLN001.03	冠心病二科	医疗	心脏中心冠心病二病区	心脏中心冠心病二病区	冠心病二科	冠心病二科	≠N/A	≠N/A	冠心病二科
4	YLN001.04	心电搏电生理科	医疗	心脏中心心脏起搏电生理病区	心脏中心心脏起搏电生理病区	心脏起搏电生理科	心脏起搏电生理科	≠N/A	≠N/A	心脏起搏电生理科
5	YLN001.05	心脏中心重症监护室	医疗	心脏中心重症监护病区	心脏中心重症监护病区	心脏中心重症监护室	心脏中心重症监护室	≠N/A	≠N/A	心脏中心重症监护室
6	YLN001.06	综合心脏内科	医疗	心脏中心综合心脏内科病区	心脏中心综合心脏内科病区	综合心脏内科	综合心脏内科	≠N/A	≠N/A	综合心脏内科
7	YLN001.07	心力衰竭科	医疗	心脏中心心力衰竭病区	心脏中心心力衰竭病区	心力衰竭科	心力衰竭科	≠N/A	≠N/A	心力衰竭科
8	YLN015.64	消化科	医疗	消化科	消化科	消化科	消化科	≠N/A	≠N/A	消化科
9	YLN002.09	血液病中心一病区	医疗	血液病中心一病区	血液病中心一病区	血液病中心一病区	血液病中心一病区	≠N/A	≠N/A	血液病中心一病区
10	YLN002.10	血液病中心二病区	医疗	血液病中心二病区	血液病中心二病区	血液病中心二病区	血液病中心二病区	≠N/A	≠N/A	血液病中心二病区
11	YLN016.65	呼吸一科	医疗	呼吸与呼吸危重症中心一病区	呼吸与呼吸危重症中心一病区	呼吸一科	呼吸一科	≠N/A	≠N/A	呼吸一科
12	YLN016.66	呼吸二科	医疗	呼吸与呼吸危重症中心二病区	呼吸与呼吸危重症中心二病区	呼吸二科	呼吸二科	≠N/A	≠N/A	呼吸二科
13	YLZ016.68	呼吸重症监护室	医疗	呼吸与呼吸危重症中心重症监护病区	呼吸与呼吸危重症中心重症监护病区	呼吸科重症监护室	呼吸重症监护室	≠N/A	≠N/A	呼吸重症监护室

注：≠N/A 表示无法提供数据或信息。

表 6-13　护理能级例表

核算单元代码	编号	工号	用工形式	能级	能级系数
flc-001	2571	3345	聘用	N2	1.4
flc-001	2581	4213	在编	护士长	2
flc-001	2585	5452	在编	N2	1.4
flc-001	2582	4220	在编	N2	1.4
flc-001	2583	5088	在编	N3	1.6
flc-001	2574	10382	聘用	N2	1.4
flc-001	2597	7690	聘用	N2	1.4
flc-001	2572	6232	聘用	N2	1.4
flc-001	2584	5451	在编	N2	1.4
flc-001	2573	7439	聘用	N2	1.4
flc-001	2575	11096	聘用	N1	1.2
flc-001	2590	3344	在编	N3	1.6
flc-001	2569	11644	聘用	N1	1.2
flc-001	2624	10405	聘用	N2	1.4
lc-040	231	7072	聘用	N2	1.4
lc-040	244	11669	聘用	N1	1.2
lc-040	239	11144	聘用	N1	1.2
lc-040	250	1934	在编	护士长	2
lc-040	230	6485	聘用	N2	1.4
lc-040	228	5935	聘用	N2	1.4
lc-040	236	9308	聘用	N2	1.4
lc-040	237	10754	聘用	N2	1.4
lc-040	241	11667	聘用	N1	1.2
lc-040	234	9187	聘用	N2	1.4
lc-040	232	7358	聘用	N2	1.4
lc-040	233	8926	聘用	N2	1.4
lc-040	227	5899	聘用	N2	1.4
lc-040	229	5938	聘用	N2	1.4

　　该院在全国较早实行了护理能级管理,护理能级在新版绩效改革中占据了一定的人员岗位绩效占比,如表 6-14 所示,主要包含信息为护理人员所在科室编码、人员全院计数编号、人员工号、用工形式、能级及能级系数。其中能级评定采用国际护理能级测量表并结合该院情况编订而成。

表 6-14　西部某医院护理能级测量表

能级		N0	N1	N2	N3	N4
工作年限与职称要求		工作年限≥1年；尚未获得护士执业资格证书	工作年限1~3年；通过N1级考核标准	护师；或工作年限≥4年	主管护师；或工作年限≥8年并具备护师职称	副主任护师及以上，或工作年限≥12年且具备主管护师职称
培训要求		(1)按照规范化培训完成科室轮转；(2)护理部规培护士理论与技能考核达标	(1)按照护理部能级培训完成每年N1能级的理论与技能培训；(2)护理部三基理论考核及技能考核达标	(1)按照护理部能级培训完成每年N2能级的理论与技能培训；(2)护理部三基理论考核及技能考核达标	(1)按照护理部能级培训完成每年N3能级的理论与技能培训；(2)护理部三基理论考核及技能考核达标	(1)按照护理部能级培训完成每年N3能级的理论与技能培训；(2)护理部三基理论考核及技能考核达标
考核标准	月考核平均分	≥80分	≥90分	≥90分	≥90分	≥90分
	出勤率	≥95%	≥95%	≥95%	≥95%	≥95%
	责任班数量		96个/年（平均6个/月）	120个/年（平均8个/月）	120个/年（平均8个/月）	96个/年（平均6个/月）
	夜班数量		96个/年（平均8个/月）	72个/年（平均4个/月）	48个/年（平均6个/月）	36个/年（平均3个/月）
	综合业务能力		(1)完成一级护理及以上患者的护理历2份/年，并合格；(2)经科室对自身能力和工作能力、工作态度等方面考核各班次能够胜任工作，能够完成患者的常规一般护理任务）	(1)完成病情危、重或病情特殊患者的护理历2份/年，并合格；(2)经科室对自身能力和工作能力、工作态度等方面考核各班次能够胜任各班次完成病较重患者的专科、护理常规，护理特殊患者及能够参与能够完成特殊护理任务）	(1)完成病情危、重或危急病情特殊患者的护理病例2份，并获得优秀成绩（90分以上）；或完成护理经验报告或完成护理经验体会2份；(2)主讲业务学习不少于2次/年；或者护理病例讨论或者护理会诊1次/年；(3)经科室对自身素质	(1)病重/危或护理特殊患者的护理病例2份，并获得优秀成绩（90分以上）；或完成特殊危急病情特殊患者的护理病例的经验总结或质量改进报告1份/年；(2)主讲业务学习不少于2次/年；或者护理会诊1次/年；或者护理病例讨论或会诊

（续表）

与科室管理及质量管理工作	工作能力和工作态度等方面考核合格（能够胜任各班次工作，能够完成危重病情患者的常规、专科护理任务，能够承担科室管理、能够参与科室质量持续改进，能够指导实习生、进修生及低年资护士工作，并获得认可）	（3）经科室对自身素质、工作能力和工作态度等方面考核合格（能够胜任各班次工作，能够完成危重病情患者的常规、专科护理及特殊护理任务，能够承担科室管理、能够参与科室质量持续改进，主持质量持续改进，能指导实习生、进修生及低年资护士工作，并获得认可） 诊1次/年；

科研能力	暂无要求	每两年发表会议论文≥1篇	每两年发表学术论文：省级一般刊物论文≥1篇；或发表会议论文≥2篇；或者每两年参与院及以上课题：主持或第一、第二参与人；≥1项	每两年发表学术论文省级一般刊物论文≥2篇；或期刊论文≥1篇；或者每两年主持课题1项，或者参与自治区级以上课题及以上课题：主持第一、第二参与人；≥1项
晋级要求（上一级的考核标准即为下一级的晋级标准）	（1）科室三方评价：护士、护士长及医师评价，科室80%人员参与评价，通过率≤60%则不予晋级；（2）完成1年规范化培训，年考核合格者	（1）科室三方评价：护士、护士长，科室主任及医师评价，科室80%人员参与评价，通过率≤60%则不予晋级；（2）完成N1护士的3年培训及工作，年考核合格且达到N2级晋级标准者	（1）科室三方评价：护士、护士长，科室主任及医师评价，科室80%人员参与评价，通过率≤60%则不予晋级；（2）完成N2护士的4年培训及工作，年考核合格且达到N3级晋级标准者	（1）科室三方评价：科室80%人员参与评价，包括护士、护士长，科室主任及医师，通过率≤60%则不予晋级；（2）完成N3护士的4年培训及工作，年考核合格且达到N4级晋级标准者

（续表）

	备注说明	其他说明
	（1）统一标准：无重大责任不良事件的发生；在基本资质满足的基础上，连续两年满足晋级条件者方可参与晋级考核。 （2）每年12月份晋级考核；未达到晋级标准者原级维持原级；考核合格者原级维持原级；连续两年满足晋级条件方可参与晋级考核。考核合格范围内，出现2次及以上不合格（上述任一指标不达标或未完成即为不合格）者降级使用； （3）护士能级考核或晋级时，哺乳期间的工作时间同不考核评价夜班指标； （4）连续休假达到或超过6个月的护士，在进入临床工作时需由科室统一评价其工作能力，重新确定能级，以保证工作能力与能级匹配	（1）2016年开始按照新标准进行年度考核，涉及两年完成的指标，按两年期考核； （2）此方案涉及两年的晋级准备期，故2016年晋级的护士按老标准晋级，2017年底及以后晋级的护士按新标准晋级； （3）1年以上的无证护士参考N1工作内容与考核要求，在科室考核； （4）科研论文方面，1项专著主编＝1项专著副主编＝1篇省级期刊论文；1篇核心期刊论文＝2篇省级期刊论文； （5）出勤率＝护士实际出勤天数/应出勤天数（排除所有法定节假日，包括婚假、产假、计生假、教休假、旅游假等）

该院使用人员岗位和护理能级联合作为护理岗位绩效分配考核内容,人员岗位直接使用国内采用的职称评定体系,两个考核指标各占护理岗位绩效的50%。职称及护理能级指标的使用从护士岗位职业生涯及岗位操作等情况综合考虑护理岗位的绩效属性,相对以往单纯地使用职称考核而言,体现了护理岗位难度和风险。

经引入该院历史护理绩效数据测算,护理岗位绩效比例占到总绩效比例的20%,既可体现医院对护理团队的关心关爱,也可以给护理单元一定的绩效分配灵活性。这主要体现在:护理岗位绩效按照人头对核算单元予以下发,即便考核单元护士出现休假等不在岗情况,医院仍按照护理人数给予下发,由核算单元自行决定科室绩效二次分配的方案和内容。

护理岗位梳理清晰后对于如何体现不同岗位的风险难度差异,该院采用同行评议及德尔菲法,对该院100个多护理核算单元进行了档位梳理,同行打分表见表6-15。

表6-15 护理岗位同行打分表

西部某省三甲医院护理工作状况调查表																					

科室:_____ 填表时间:_____月____日

参与者:□主任 □副主任医师 □主治医师 □住院医师 □副主任护师 □主管护师 □护理师 □护士

填表说明:

　　各位护士长:大家好!护理部拟测算各病区的工作量、工作风险、工作难度将各科室分级,各指标赋分由高到低分别为12、10、8、6、4、2,请各位根据各科室实际情况给予客观、公正的分值,谢谢!

　　调查对象:科室主任1名、副主任医师1名,主治医师2名,住院医师2名,科室当班护士均参与。填表人对于不熟悉的科室可不评价。

分类	序号	科室	护理工作量						工作风险						工作难度					
			很高	高	较高	适中	较低	低	很高	高	较高	适中	较低	低	很高	高	较高	适中	较低	低
			12	10	8	6	4	2	12	10	8	6	4	2	12	10	8	6	4	2
内科																				
外科																				
重症																				
特殊科室-夜班																				
其他																				

通过对同行评议数据最后的汇总,该院将临床及非临床护理单元划分了8个档位,在绩效分配测算方面采用阶梯式预算总额控制,即一档>二档>三档>四档,临床同档位单元大于非临床同档位单元。其档位划分如下表6-16所示。

表6-16 西部某省三甲医院护理单元分档情况一览表

临床科室	
一档	心脏中心重症监护室（CCU）、呼吸科重症监护室（RICU）、小儿重症监护室、感染重症医学（负压）病区、重症医学科（ICU）、重症医学科（ICU）二病区、急救中心重症监护室（EICU）、新生儿重症监护病区（NICU）
二档	血液病中心二病区、血液病中心一病区、呼吸一科、呼吸二科、肾病科、小儿内一科、小儿内二科、小儿内三科、感染性疾病一科、感染性疾病二科、感染性疾病三科、神经内科、老年病科、呼吸三科、血液病中心三病区、血管甲状腺外科、胃肠（肿瘤）外科、肝（移植）腔镜外科、肝胆包虫科、胰腺、介入病区、胸外科、心脏外科一科、儿外一病区、儿外二病区、烧伤整形科护理单元、神经外科一病区、产科（爱婴病房）一病区、产科（爱婴病房）二病区、产科特需病房、全科医学病区护理单元、急救中心内科、急救中心外科、神经外科二病区、神外三、耳鼻喉二病区护理单元
三档	高血压科、冠心病一科、冠心病二科、心脏起搏电生理科、综合心脏内科、心力衰竭科、消化科、内分泌科、神经内科二病区、针灸推拿、皮肤科、心理医学中心一病区、肝病科、风湿免疫科、康复医学科、肿瘤中心一科、肿瘤中心二科、肿瘤中心三科、疼痛、肿瘤日间病房、泌尿中心三病区、肾病附加病区、乳腺科、脊柱外科、关节外科、骨肿瘤外科、显微修复外科、泌尿中心一病区、泌尿中心二病区、妇科一病区、妇科二病区、妇科三病区、眼科、耳鼻喉科、颌面肿瘤外科、中医外、肛肠科护理单元、颌面部创伤正颌外科、心理医学中心二病区、全科医学科二病区、康复医学科二病区
四档	中医内科、干部病房内一科、干部病房内二科、干部中医病区、内科（VIP）一病区、内科（VIP）二病区、生殖助孕病区、外科（VIP）病区、干部病房外科
非临床核算单元	
一档	产房、急救·创伤中心（抢救室）、麻醉科、中心手术室儿科门急诊（含急诊病房）
二档	介入放射中心、心脏中心介入诊疗中心、血液净化二、血液净化一、腔镜·内镜中心、消毒配送中心（次供应室）二、消毒配送中心（次供应室）一
三档	医务部（门诊部）＜妇科宫腔镜＞、感染性疾病中心（门诊）、消毒配送中心、影像中心（CT室）、影像中心（磁共振室）
四档	医务部（门诊部）＜内科＞、医务部（门诊部）＜外科＞、门诊口腔中心＜儿牙预防科＞、门诊口腔中心＜口腔颌面外科门诊＞、门诊口腔中心＜口腔修复科＞、门诊口腔中心＜口腔牙体牙髓科＞、门诊口腔中心＜口腔牙周黏膜科＞、门诊口腔中心＜口腔正畸科＞、医务部（门诊部）＜妇科分诊＞、医务部（门诊部）＜综合治疗中心＞、医务部（预防保健科儿保、预防保健）、临床营养科、干部特诊科、高压氧舱、影像中心（放射科）、腹部超声诊断科、妇产超声诊断科、护理部＜陪送中心＞、护理部＜陪送中心＞-送血、母胎医学中心门诊（分诊）、健康管理中心（健康体检部）、疼痛科（治疗）、眼科（治疗）、皮肤科（治疗）、呼吸一科（肺功能室）、医务部（门诊部）＜导医＞、健康管理中心（个案管理部）、消化血管外科中心肝胆包虫病区（专职药研）、神经内科一（脑卒中筛查）、心脏中心高血压病区（高血压卒中）、心脏中心（咨询门诊分诊）、肿瘤日间病房后装、感染性疾病中心、泌尿中心一病区（造影室）、医务部（预防保健科艾滋病）、血液病中心日间病房、护理部＜陪送中心＞-送药、肿瘤日间病房热疗、生殖助孕中心（门诊）

（二）护理工作量的确定及核算

护理工作量的确定是护理绩效测算的核心和重点，占到护理绩效总量的50%。在医疗机构，医嘱的产生是由医师和有资质的医务人员开出的，护理人员仅作为医嘱的执行人。在实际工作中,护理人员可以与医师共享医嘱的信息记录内容来作为护理工作量的主要数据来源。

以南部某省医院护理绩效工作量改革为例,该院护理绩效工作量采用国际通行的RBRVS点值法作为护理工作量绩效的核定。但在实际操作过程中,国内医院采用的RBRVS大多为国外RBRVS项目翻译后与国内医疗服务项目的对照,在项目点数设计、项目内容等方面与国内实际情况存在差异,但国内在RBRVS方面并没有太多成熟可以借鉴的经验。

2012年国务院三部委组织全国570余名专家统一修订了《全国医疗服务价格项目规范(2012版)》(简称《2012版规范》),明确了全国9000余项医疗服务项目的风险、难度、人员时长消耗。该院依据RBRVS计算方法,以《2012版规范》为标准,制订了以国内医疗服务项目操作标准为核心的RBRVS点数目录(表6-17)。

表6-17 2012版全国医疗服务价格项目规范表单内容

项目编码	项目名称	项目内涵	内涵一次性耗材	除外内容	低值耗材	基本人力(时间)消耗	技术难度	风险程度	计价单位	计价说明
A		一、综合医疗服务								
	本章说明: 1. 本章"综合医疗服务"项目指多科室共同使用的医疗服务价格项目,如护理、抢救、注射、换药、清创缝合等。 2. 本章包括"一般医疗服务""一般治疗操作""护理"和"其他"服务项目4个部分,共计142项。本章项目编码字首为A。								
AA	(一)一般医疗服务									
AAA	1. 诊察费									
AAAA-AAAD	西医诊察费									
AAAA0001	普通门诊诊察费	指主治及以下医师提供的普通门诊诊疗服务。挂号,初建病历(电子或纸质病历),核实就诊者信息,就诊病历传送,病案管理。询问病情,听取主诉,病史采集,向患者或家属告知,进行一般物理检查,书写病历,开具检查单,根据病情提供治疗方案(治疗单、处方)等			1	医1(20分钟)	d50	d60	次	

项目编码	项目名称	项目内涵	内涵一次性耗材	除外内容	低值耗材	基本人力(时间)消耗	技术难度	风险程度	计价单位	计价说明
AAAA0002	副主任医师门诊诊察费	指由副主任医师在专家门诊提供技术劳务的诊疗服务。挂号,初建病历(电子或纸质病历),核实就诊者信息,就诊病历传送,病案管理。询问病情,听取患者主诉,病史采集,向患者或家属告知,进行一般物理检查,书写病历,开具检查单,根据病情提供治疗方案(治疗单、处方)等病情诊治和健康指导			1	医1(20分钟)	d60	d60	次	
AAAA0003	主任医师门诊诊察费	指由主任医师在专家门诊提供技术劳务的诊疗服务。挂号,初建病历(电子或纸质病历),核实就诊者信息,就诊病历传送,病案管理。询问病情,听取患者主诉,病史采集,向患者或家属告知,进行一般物理检查,书写病历,开具检查单,根据病情提供治疗方案(治疗单、处方)等病情诊治和健康指导			1	医1(20分钟)	d70	d60	次	
AAAB0001	急诊诊察费	指各级急诊医师在护士配合下于急诊区域24小时提供的急诊诊疗服务。挂号,初建病历(电子或纸质病历),核实就诊者信息,就诊病历传送,病案管理。急诊医师询问病情,听取主诉,病史采集,向患者或家属告知,进行一般物理检查,书写病历,开具检查单,提供治疗方			1	医1(5~20分钟)	d90	d80	次	

项目编码	项目名称	项目内涵	内涵一次性耗材	除外内容	低值耗材	基本人力(时间)消耗	技术难度	风险程度	计价单位	计价说明
		案(治疗单、处方)等服务,记录患者生命体征。必要时开通绿色通道								
AAAC0001	门/急诊留观诊察费	挂号,初建病历(电子或纸质病历),核实就诊者信息,就诊病历传送,病案管理。在门/急诊留观室内,医护人员根据病情需求随时巡视患者,观察患者病情及生命体征变化,病史采集,向患者或家属告知,准确记录并提出相应的治疗方案,及时与患者家属交代病情。必要时进行抢救工作			1	医1护1(5~20分钟)	d60	d60	日	
AAAD0001	住院诊察费	指医务人员对住院患者进行的日常诊察工作。检查及观察患者病情,病案讨论,制订和调整治疗方案,住院日志书写,向患者或家属告知病情,解答患者咨询,院、科级大查房。不含邀请院际或院内会诊进行治疗指导			1	医1(10分钟)	d60	d50	日	

示例医院在方案设计上充分考虑不同核算单元执行项目风险程度、技术难度、消耗时长、工作数量,以 RBRVS 绩效单价制、时间(权重)绩效单价制等办法,结合医院实际,以医疗服务科室操作项目数据集合为起点,在《2012 版规范》的技术难度、风险程度、消耗时长赋值基础上,形成适用于医院不同岗位人员的工作量 RBRVS 价值考核体系,充分体现不同核算单元技术和风险的差异。

(三) 项目点数计算方法

1. 初始化操作

将上一年度所有护理系统核算单元所执行项目的项目代码、项目名称、数量、金额、费用结算类别、执行科室、执行科室代码、前缀字母、技术难度、风险程度、消耗时长(分钟)、医师人数、护士人数、医技人数、其他人数等分别做到各系列的一张 Excel 表格中。

2. RBRVS 点值测算公式内容

$$Wn = \sum (An \times Bn \times Cn \times Dn/100) \times En$$

$En = M/S$

Wn：第 n 个该系统核算单元本月绩效工资。

An：本月某项目技术难度。

Bn：本月某项目风险程度。

Cn：本月所有项目数量。

Dn：本月所有项目所在系统的系列系数。

En：点值，通过上一年度计算出，可以在本年度使用1年。

M：上一年度合理化的绩效奖金总额。

S：上一年度调整后的点数总和，计算公式为 $\sum (An \times Bn \times Cn \times Dn/100)$。

经反复测算，该院对护理系列使用的项目确定了 RBRVS 点数，并根据护理人员是否参与项目内容，对这些项目做了直接和间接的类别划分。原则上，护理人员直接参与的项目，RBRVS 点数全部划给执行单元，间接参与的护理项目则按照参与的工作量大小（所占百分比）给予一定的项目点数，示例如表 6-18 所示。

表 6-18　西部某省三甲医院护理项目 RBRVS 点数示例

序号	项目名称	风险难度系数	项目代码	直接/间接项目标识
1	挂号分诊	1	302395	直接
2	门急诊留观诊察费	36	302406	直接
3	门急诊输液留观诊察费	36	302407	直接
4	急诊监护费	90	302409	直接
5	单人间床位费（A类）	1	302433	直接
6	双人间床位费（A类）	1	302434	直接
7	多人间床位费（A类）	1	302435	直接
8	单人间床位费（B类）	1	302436	直接
9	双人间床位费（B类）	1	302437	直接
10	套间床位费（C类）	1	302439	直接
11	单人间床位费（C类）	1	302440	直接
12	双人间床位费（C类）	1	302441	直接
13	新生儿监护床位费	1	302442	直接
14	精神科病床加收	1	302444	直接

（续表）

序号	项目名称	风险难度系数	项目代码	直接/间接项目标识
15	烧伤科病床加收	1	302445	直接
16	传染科病床加收	1	302446	直接
17	母婴同室病床加收	1	302447	直接
18	层流洁净病房床位费	1	302448	直接
19	监护病房床位费（单人间）	1	302449	直接
20	监护病房床位费（双人间）	1	302450	直接
21	急诊观察床位费	1	302452	直接
22	陪护费	1	302453	直接
23	重症监护	90	302464	直接
24	特级护理	90	302465	直接
25	特护、一级护理	64	302466	直接
26	二级护理	25	302467	直接
27	三级护理	4	302468	直接
28	特殊疾病护理	64	302469	直接
29	新生儿护理	30	302470	直接
30	新生儿抚触	30	302472	直接
31	新生儿干预	5	302473	直接
32	新生儿油浴	64	302475	直接
33	新生儿呼吸道清理	64	302476	直接
34	精神病护理	45	302477	直接
35	气管切开护理	72	302478	直接
36	吸痰护理	72	302479	直接
37	造瘘护理	6	302480	直接
38	动静脉置管护理	25	302481	直接
39	口腔护理	16	302482	直接
40	擦浴	6	302486	直接
41	大抢救	90	302489	直接
42	中抢救	90	302491	直接

（续表）

序号	项目名称	风险难度系数	项目代码	直接/间接项目标识
43	小抢救	90	302493	直接
44	低流量氧气吸入	25	302494	直接
45	中心给氧氧气吸入	10	302495	直接
46	加压给氧氧气吸入	25	302497	直接
47	肌肉皮下注射	16	302498	直接
48	肌内注射	16	302499	直接
49	皮试	16	302500	直接
50	静脉注射	42	302501	直接
51	静脉采血	42	302502	直接
52	动脉采血	33	302505	直接
53	皮下输液	25	302506	直接
54	静脉输液	42	302507	直接
55	静脉输血	42	302508	直接
56	微量泵注射	42	302509	直接
57	输液气体净化治疗	42	302510	直接
58	小儿头皮静脉输液	70.98	302511	直接
59	小儿头皮静脉输液使用微量泵、输液泵加收	12	302512	直接
60	静脉高营养治疗	56	302513	直接
61	静脉切开置管术	4.2	302514	直接
62	静脉穿刺置管术	42	302515	间接
63	中心静脉穿刺置管术	90	302516	直接
64	中心静脉穿刺置管测压	56	302517	直接
65	深静脉穿刺置管术	90	302518	直接
66	动脉穿刺置管术	42	302519	直接
67	抗肿瘤化学药物配置	42	302520	直接
68	大清创缝合术	17.15	302521	间接
69	中清创缝合术	18	302522	间接
70	小清创缝合术	6.75	302523	间接

序号	项目名称	风险难度系数	项目代码	直接/间接项目标识
71	特大换药	11.16	302524	直接
72	大换药	11.07	302525	直接
73	中换药	2.52	302526	直接
74	小换药	0.81	302527	直接
75	门诊拆线	0.81	302528	直接
76	超声雾化吸入	16	302529	直接
77	氧化雾化吸入	16	302531	直接
78	鼻饲插胃管	56	302533	直接
79	鼻插胃管	56	302534	直接
80	鼻饲	56	302535	直接
81	鼻注药	36	302536	直接
82	鼻十二指肠灌注	36	302537	直接
83	胃肠减压	56	302538	直接
84	洗胃	56	302539	直接
85	洗胃机洗胃	56	302540	直接
86	冰袋物理降温/酒精擦浴	12	302541	直接
87	特殊物理降温	25	302543	直接
88	坐浴	6	302544	直接
89	冷热湿敷	9	302545	直接
90	引流管冲洗	49	302546	直接
91	更换引流装置	49	302547	直接
92	一般灌肠	20	302548	直接
93	保留灌肠	20	302549	直接
94	三通氧气灌肠	0.49	302550	直接
95	经肛门清洁灌肠	36	302551	直接
96	经口全消化道清洁洗肠	25	302552	直接
97	导尿/留置导尿	1.68	302553	直接
98	留置导尿	1.68	302554	直接

（续表）

序号	项目名称	风险难度系数	项目代码	直接/间接项目标识
99	肛管排气	9	302555	直接
100	血清葡萄糖测定	48	302565	直接
101	尸体料理	21	302570	直接
102	尸体冷冻存放	14	302574	直接
103	离体残肢处理	1	302575	直接
104	死婴处理	8	302576	直接
105	乳腺钼靶摄片	13.52	302614	间接
106	数字化摄影（DR）	9.02	302618	间接
107	数字化X线上消化道造影	42.7	302650	直接
108	经内镜逆行胰胆管造影（ERCP）	50.05	302665	间接
109	相关的磁共振检查项目	1	302722	直接
110	经阴道B超检查	30.8	302788	间接
111	肿瘤声学造影	1	302817	直接
112	脏器声学造影	1	302818	直接
113	临床操作的彩色多普勒超声引导	67.15	302822	间接
114	双能量X线骨密度测定	9.25	302857	间接
115	锝-99（云克）治疗	11.4	302893	直接
116	血糖监测	1	303265	直接
117	血清β-羟基丁酸测定（干化学法）	36	303303	直接
118	颅内压监测	30.16	304028	直接
119	葡萄糖耐量试验	7.22	304070	直接
120	馒头餐糖耐量试验	7.22	304071	直接
121	电脑血糖监测	7.22	304078	直接
122	普通视力检查	0.8	304102	直接
123	散瞳	9.9	304113	直接
124	双眼视觉检查	18.48	304127	直接
125	普通图谱色觉检查	4.94	304128	直接
126	FM-100Hue测试盒色觉检查	4.94	304129	直接

序号	项目名称	风险难度系数	项目代码	直接/间接项目标识
127	注视性质检查	2.28	304134	直接
128	眼压检查（非接触眼压计法）	5.75	304137	直接
129	泪液分泌功能测定	15.96	304151	直接
130	泪道冲洗	0.96	304152	直接
131	眼外肌功能检查	16.28	304193	直接
132	睑板腺按摩	2.08	304219	直接
133	冲洗结膜囊	11.78	304220	直接
134	眼部脓肿切开引流术	13.5	304226	间接
135	泪小点扩张	1.61	304244	直接
136	弱视训练	7.6	304248	直接
137	鼓膜按摩	5.4	304300	直接
138	耵聍冲洗	3.42	304303	直接
139	波氏法咽鼓管吹张	3.51	304305	直接
140	耳郭假性囊肿穿刺压迫治疗	4.6	304312	直接
141	鼻腔冲洗	0.54	304326	直接
142	前鼻孔填塞	3.64	304337	直接
143	鼻部射频、微波治疗	7.36	304341	直接
144	鼻部激光治疗	7.36	304342	直接
145	电子喉镜检查	3.51	304353	间接
146	咽部射频、微波治疗	11.88	304366	直接
147	全口牙病系统检查与治疗设计	24.8	304369	间接
148	口腔局部冲洗上药	3.8	304429	直接
149	不良修复体拆除术	2.6	304432	间接
150	牙开窗助萌术	5.28	304433	间接
151	口内脓肿切开引流术	47.7	304438	间接
152	牙外伤结扎固定术	24.75	304439	间接
153	简单充填术Ⅰ类洞（进口）	13.12	304442	间接
154	复杂树脂充填术Ⅱ类洞充填（进口）	2.47	304446	间接

（续表）

序号	项目名称	风险难度系数	项目代码	直接/间接项目标识
155	牙体水晶玻璃复合体桩钉固位修复术	24	304452	间接
156	充填体抛光术	1.44	304455	间接
157	前牙美容修复术	10.45	304456	间接
158	前牙美容修复术（进口材料）	10.45	304457	间接
159	树脂嵌体修复术	24	304458	间接
160	水晶瓷嵌体修复术	1	304459	间接
161	特殊仪器牙脱色术	3.61	304463	间接
162	牙齿漂白术	1	304464	间接
163	特殊仪器牙齿漂白术	11.34	304465	间接
164	盖髓术	17.28	304466	间接
165	牙髓失活术	13.5	304468	间接
166	开髓引流术	8	304469	间接
167	干髓术	4.68	304470	间接
168	牙髓摘除术	6.65	304471	间接
169	特殊仪器根管预备术	40.32	304473	间接
170	根管充填术	33.6	304474	间接
171	特殊仪器根管充填术加收	33.6	304475	间接
172	特殊仪器髓腔消毒术	15.58	304477	间接
173	特殊仪器根管消毒术	15.58	304479	间接
174	特殊仪器瘘管治疗术	15.58	304481	间接
175	根管再治疗术	58.8	304490	间接
176	髓腔（根管）穿孔修补术	1	304491	间接
177	根管壁穿孔外科修补术	41.3	304497	间接
178	牙槽骨烧伤清创术	5.64	304499	间接
179	后牙纵折固定术	23.56	304502	间接
180	进口材料根尖诱导成形术	7.95	304504	间接
181	钙化桥打通术	22.8	304516	间接
182	活髓切断术	32.2	304518	间接

（续表）

序号	项目名称	风险难度系数	项目代码	直接/间接项目标识
183	牙面光洁术	2.28	304526	间接
184	牙面光洁术（特殊材料）	2.28	304527	间接
185	手工根面平整术	19.2	304533	间接
186	超声根面平整术	19.2	304534	间接
187	口腔黏膜病灶红外线、微波频谱治疗	5.06	304538	直接
188	颞下颌关节复位	4.93	304539	直接
189	干槽症换药	5.51	304541	直接
190	腮腺导管内药物灌注治疗	10.8	304543	直接
191	颞颌关节腔内封闭治疗	7.7	304551	直接
192	关节腔灌洗治疗	8.4	304553	直接
193	复合树脂贴面修复	18.56	304580	间接
194	支气管激发试验	44.73	304732	间接
195	持续呼吸功能监测	9	304739	直接
196	血气分析	36	304740	直接
197	血气分析干化学法加收	36	304741	直接
198	呼吸机辅助呼吸	54.6	304742	直接
199	胸腔穿刺	26.23	304748	直接
200	电子支气管镜检查	48.18	304753	间接
201	经纤维支气管镜取异物	15.84	304758	间接
202	经纤维支气管镜滴药	15.84	304759	间接
203	经纤维支气管镜止血	15.84	304760	间接
204	经纤维支气管镜化疗	1	304761	间接
205	经纤维支气管镜黏膜活检术	60.75	304762	间接
206	经纤维支气管镜透支气管壁肺活检术	65.45	304763	间接
207	经纤维支气管镜肺泡灌洗诊疗术	58.4	304764	间接
208	经纤维支气管镜防污染采样刷检查	24.75	304765	间接
209	经纤维支气管镜下微波治疗	14.52	304766	间接
210	经纤维支气管镜下激光、高频电刀治疗	14.52	304767	间接

（续表）

序号	项目名称	风险难度系数	项目代码	直接/间接项目标识
211	经纤维支气管镜支架植入术	60.84	304768	间接
212	高压氧舱治疗	1	304778	直接
213	急救单独开舱（高压氧舱治疗）	1	304781	直接
214	心电图	2.1	304786	直接
215	床旁心电图加收	2.1	304787	直接
216	遥测心电监护	2.7	304791	直接
217	心电监测	0.9	304814	直接
218	指脉氧监护	0.25	304819	直接
219	有创性血流动力学监测（床旁）	23	304821	直接
220	持续有创性血压监测	11.2	304823	直接
221	临时起搏器应用	14.8	304827	直接
222	电除颤	14.8	304838	直接
223	心包穿刺	38.4	304845	直接
224	骨髓穿刺术	37.8	304847	间接
225	血浆置换术	61.41	304858	间接
226	自体骨髓或外周血干细胞支持治疗	32	304871	直接
227	经食管镜取异物	25.65	304880	间接
228	食管腔内支架植入术	63.91	304881	间接
229	内镜下食管腔内支架取出术	63.91	304882	间接
230	透视下食管腔内支架置入术	63.91	304883	间接
231	透视下食管腔内支架取出术	1	304884	间接
232	经胃镜食管静脉曲张治疗	33.15	304885	间接
233	经胃镜食管静脉曲张治疗每增加一个位点加收	33.15	304886	间接
234	食管狭窄扩张术	41.61	304887	间接
235	电子纤维胃十二指肠镜检查	13.2	304898	间接
236	经胃镜微波、电凝治疗	25.65	304899	间接
237	经胃镜激光治疗	25.65	304900	间接
238	每增加一个肿物或生血点加收	25.65	304902	间接

（续表）

序号	项目名称	风险难度系数	项目代码	直接/间接项目标识
239	经胃镜胃内支架置入术	41.61	304903	间接
240	经胃镜碎石术	25.65	304904	间接
241	超声胃镜检查术	25.65	304905	间接
242	经胃镜胃肠置管术	12.22	304906	间接
243	经十二指肠镜胆道结石取出术	52.65	304908	间接
244	经十二指肠镜胆道异物取出术	52.65	304909	间接
245	经十二指肠镜胆道蛔虫取出术	1	304910	间接
246	电子纤维结肠镜检查	19.11	304914	间接
247	经内镜结肠治疗	25.65	304917	间接
248	经内镜结肠取异物术	25.65	304918	间接
249	经肠镜微波、电凝治疗	25.65	304919	间接
250	经肠镜激光治疗、胃镜电切射频治疗等	25.65	304920	间接
251	经肠镜电切射频治疗	25.65	304921	间接
252	先天性巨结肠清洁洗肠术	10.08	304922	直接
253	肠道水疗	5	304923	直接
254	肛门指检	2.52	304929	直接
255	腹腔穿刺	45.5	304936	直接
256	经内镜鼻胆管引流术（ENBD）	52.65	304956	间接
257	经内镜十二指肠狭窄支架植入术	41.61	304962	间接
258	经内镜胰管内引流术	52.65	304963	间接
259	胆道球囊扩张术	63.91	304966	间接
260	胆道支架置入术	77.08	304967	间接
261	腹透机自动腹膜透析	12	304971	直接
262	腹膜透析换液	3	304972	直接
263	腹膜透析换管	18.5	304973	直接
264	腹膜平衡试验	25	304974	直接
265	碳酸液血液透析	36.57	304975	直接
266	血液透析滤过	54.6	304978	直接

（续表）

序号	项目名称	风险难度系数	项目代码	直接/间接项目标识
267	血液灌流	37.26	304980	直接
268	连续性血液净化（机器法）	61.41	304982	直接
269	血透监测	12	304983	直接
270	结肠透析（人工法）	1.8	304984	直接
271	结肠透析（机器法）	1.8	304985	直接
272	经膀胱镜输尿管插管术	12.16	304996	间接
273	经膀胱镜输尿管支架置入术	15.81	305003	间接
274	经膀胱镜输尿管支架取出术	15.81	305004	间接
275	膀胱灌注	4	305009	直接
276	膀胱镜尿道镜检查	15.58	305012	间接
277	膀胱镜尿道镜异物取出术	15.58	305013	间接
278	经膀胱镜尿道镜特殊治疗	21.84	305014	间接
279	尿道狭窄扩张术	18	305015	间接
280	附睾抽吸精子分离术	15.3	305028	间接
281	阴道填塞	1.82	305049	直接
282	阴道灌洗上药	0.5	305050	直接
283	宫颈注射	4.6	305054	直接
284	宫颈扩张术	5.98	305058	直接
285	宫颈内口探查术	2.6	305059	直接
286	宫腔填塞	1	305069	直接
287	妇科激光、微波、电熨治疗	5.2	305070	直接
288	胎心监测	4	305075	直接
289	羊水穿刺	16.2	305078	直接
290	B超下采卵术	31.5	305084	间接
291	B超下卵巢囊肿穿刺术	19.5	305085	间接
292	胚胎移植术	20	305088	间接
293	冻融胚胎移植术	20	305089	间接
294	宫腔内人工授精术	22.4	305092	间接

序号	项目名称	风险难度系数	项目代码	直接/间接项目标识
295	宫内节育器放置术	6.5	305095	间接
296	宫内节育器取出术	6.5	305096	间接
297	刮宫术	9.8	305101	间接
298	产后刮宫术	29.4	305103	直接
299	人工流产术	22.95	305105	间接
300	瘢痕子宫人工流产术	22.95	305107	间接
301	子宫内水囊引产术	1	305109	直接
302	催产素滴注引产术	9.9	305110	直接
303	药物性引产处置术	3.3	305111	直接
304	乳房按摩	1.5	305112	直接
305	妇科检查	15.96	305115	间接
306	新生儿暖箱	18.55	305116	直接
307	新生儿复苏	51.62	305118	直接
308	新生儿气管插管术	32.66	305119	直接
309	新生儿人工呼吸（正压通气）	25.42	305120	直接
310	新生儿洗胃	31.95	305121	直接
311	新生儿监护（心电监护）	8.05	305122	直接
312	新生儿监护（心电、呼吸、血压监护）	8.05	305123	直接
313	新生儿监护（心电、呼吸、血压、氧饱和度监护）	8.05	305124	直接
314	新生儿蓝光治疗	36	305126	直接
315	新生儿辐射抢救辐射治疗	10.8	305130	直接
316	新生儿行为测定	30	305134	直接
317	软组织内封闭术	4.6	305140	间接
318	性病检查（男）	5.1	305156	间接
319	性病检查（女）	5.1	305157	间接
320	皮肤活检术	31.8	305159	间接
321	醋酸白试验	10.35	305170	直接
322	白癜风表皮移植治疗	73	305178	直接

（续表）

序号	项目名称	风险难度系数	项目代码	直接/间接项目标识
323	泡液抽取术	2.1	305187	间接
324	皮损内注射	54.4	305189	直接
325	二氧化碳激光治疗	40.5	305196	直接
326	二氧化碳激光治疗（性病疣）	40.5	305197	直接
327	激光治疗腋臭	33.75	305203	直接
328	疣液氮冷冻治疗	15.05	305204	直接
329	护架烤灯	0.63	305213	直接
330	翻身床治疗	25	305219	直接
331	烧伤换药	4.68	305222	直接
332	精神科B类量表电脑测查（阳性和阴性精神症状评定（PANSS）量表）	8	305313	直接
333	精神科B类量表电脑测查（精神护理观察量表）	18	305318	直接
334	精神科B类量表电脑测查（图片词汇测验）	6.6	305324	直接
335	抗精神病药物治疗监测	58.5	305376	直接
336	行为观察和治疗	10	305383	直接
337	冲动行为干预治疗	32.2	305384	直接
338	脑电生物反馈治疗	10	305385	直接
339	脑反射治疗	10	305386	直接
340	脑电治疗	42.35	305387	直接
341	工娱治疗	1	305391	直接
342	特殊工娱治疗	1	305392	直接
343	心电、压力连续示波监护	0.9	305485	直接
344	局部浸润麻醉	25	305518	直接
345	神经阻滞麻醉	20	305520	直接
346	无痛分娩术	1	305538	直接
347	心肺复苏	100	305547	直接
348	气管插管术	90	305549	直接
349	麻醉中监护	12	305551	直接

序号	项目名称	风险难度系数	项目代码	直接/间接项目标识
350	特定电磁波谱（TDP）治疗	5.5	305556	直接
351	红外线光浴治疗	1.76	305559	直接
352	红光照射	4.6	305561	直接
353	神经肌肉电刺激治疗	26.4	305588	直接
354	分米波治疗	31.68	305604	直接
355	毫米波治疗	9.62	305606	直接
356	微波组织凝固治疗	31.68	305607	直接
357	微波体腔治疗	31.68	305608	直接
358	超声雾化治疗	41.25	305618	直接
359	新生儿水疗	20	305623	直接
360	浸蜡蜡疗	18.87	305624	直接
361	牵引	34.79	305627	直接
362	肢体气压治疗	38.88	305630	直接
363	贴敷疗法	4	305685	直接
364	中药熏洗治疗（局部）	10.5	305691	直接
365	中药熏洗治疗（半身）	12.25	305692	直接
366	中药熏洗治疗（全身）	16	305693	直接
367	穴位注射	4.8	305783	直接
368	穴位贴敷治疗	6.25	305786	直接
369	眼结膜囊穴位注射	8	305856	直接
370	经内镜气管内肿瘤切术	60.68	305975	间接
371	经内镜气管内激光肿瘤切除术	15.17	305979	间接
372	经纤维喉镜喉肿物摘除术（再次手术加收）	4.92	306130	间接
373	经纤维喉镜活检及喉异物取出（再次手术加收）	4.92	306131	间接
374	经纤维喉镜喉肿物摘术	16.4	306161	间接
375	经纤维喉镜活检及喉异物取出	16.4	306162	间接
376	经纤维喉镜喉肿物摘除术（同一切口或同一入路加收）	1	306165	间接

（续表）

序号	项目名称	风险难度系数	项目代码	直接/间接项目标识
377	经纤维喉镜活检及喉异物取出（同一切口或同一入路加收）	8.2	306166	间接
378	种植体取出术	1	306213	间接
379	骨挤压术	34.32	306217	间接
380	种植体周软组织成形术	18.9	306221	间接
381	引导骨组织再生术	20.25	306244	间接
382	缺牙区游离骨移植术（同一切口或同一入口）	1	306246	间接
383	种植体二期手术	18.45	306251	间接
384	牙种植体植入术	11.7	306257	间接
385	牙种植体植入术（同一切口或同一入路）	1	306258	间接
386	牙种植体植入术（再次手术加收）	1	306260	间接
387	上颌窦提升术	85.5	306261	间接
388	下齿槽神经移位术（同一切口或同一入口）	1	306266	间接
389	骨劈开术	1	306272	间接
390	单颌牙弓夹板拆除术	1.9	306325	间接
391	颌间固定拆除术	1.71	306329	间接
392	颌骨骨折单颌牙弓夹板固定术	1.82	306379	间接
393	系带成形术	1.95	306716	间接
394	侧向转移瓣术（再次手术加收）	1.73	306844	间接
395	口腔颌面部小肿物切术	3.6	306846	间接
396	口腔颌面小肿物切除术（同一切口或同一入路加收）	1.8	306847	间接
397	引导性牙周组织再生术	1	306868	间接
398	双乳头龈瓣转移瓣术	19.2	306874	间接
399	游离龈瓣移植术	4.8	306875	间接
400	牙龈结缔组织瓣移植术	1	306876	间接
401	牙周骨成形手术	23.65	306886	间接
402	牙周骨成形术	5.91	306887	间接

序号	项目名称	风险难度系数	项目代码	直接/间接项目标识
403	牙冠延长术	22.4	306890	间接
404	龈瘤切除术	13.65	306894	间接
405	牙周植骨术	44.2	306897	间接
406	截根术	22.04	306901	间接
407	分根术	17.1	306906	间接
408	牙龈翻瓣术	47.25	306914	间接
409	牙龈再生术	11.75	306921	间接
410	牙龈切除术	12.8	306925	间接
411	根端囊肿摘除术	7.98	306929	间接
412	牙齿萌出囊肿袋形成术	13.65	306933	间接
413	根尖切除术	70.56	306945	间接
414	根尖搔刮术	19.5	306949	间接
415	修复前软组织成形术	3.6	306955	间接
416	阻生智齿龈瓣整形术	5.51	306958	间接
417	牙槽突骨折结扎固定术	15.6	306962	间接
418	颌骨病灶刮除术	10.24	306966	间接
419	皮肤瘘管切除术	3.9	306970	间接
420	口腔上颌窦瘘修补术	16.38	306985	间接
421	乳牙拔除术	6.27	306995	间接
422	前牙拔除术	14.1	306996	间接
423	前磨牙拔除	12.8	306997	间接
424	磨牙拔除术	6.5	306998	间接
425	复杂牙拔除术	22.8	306999	间接
426	阻生牙拔除术	7.2	307001	间接
427	拔牙创面搔刮术	20.4	307003	间接
428	牙再植术	23.52	307004	间接
429	牙槽骨修整术	4.8	307010	间接

(续表)

序号	项目名称	风险难度系数	项目代码	直接/间接项目标识
430	耳前瘘管感染切开引术	1.62	307488	间接
431	耳道异物取出术（门诊）	27.47	307506	间接
432	睑腺炎切除术	6.5	307972	间接
433	睑腺炎切开术	6.5	307973	间接
434	眼睑肿物切除术	15.12	308111	间接
435	因患者自身原因终止手术，收取材料补偿费	1	308900	直接
436	经纤维支气管镜支气管胸膜瘘堵塞术	1	309667	间接
437	经纤维支气管镜支气管胸膜瘘堵塞术（同一切口或同一入路加收）	9.88	309668	间接
438	经纤维支气管镜支气管胸膜瘘堵塞术（再次手术加收）	5.93	309670	间接
439	任意皮瓣形成术	4.41	312229	间接
440	浅表肿物切除术	6.75	312611	间接
441	脓肿切开引流术	6.48	312636	间接
442	体表异物取出术	13.32	312640	间接
443	皮肤牵引床（器）	2.6	312774	直接
444	骨骼牵引床（器）	2.6	312779	直接
445	选择性减胎术	44.1	314405	间接
446	子宫颈裂伤修补术	3	314409	直接
447	手取胎盘术	2.3	314426	直接
448	脐带还纳术	1	314429	直接
449	双胎接生	1	314448	直接
450	多胎接生	1	314451	直接
451	死胎接生术	1	314454	直接
452	各种死胎分解术	10.41	314457	直接
453	难产接生	1	314460	直接
454	外倒转术	1	314463	直接
455	内倒转术	13.86	314467	直接

序号	项目名称	风险难度系数	项目代码	直接/间接项目标识
456	经宫腔镜子宫内膜剥术	24.64	314476	间接
457	人工破膜术	3.23	314485	直接
458	单胎顺产接生	1	314487	直接
459	手术配合	24.2	314510	间接
460	经宫腔镜取环术	29.9	314514	间接
461	阴道壁血肿切开术	4.14	314631	直接
462	阴道裂伤缝合术	1.86	314639	直接
463	阴道纵隔切除术	4.11	314651	直接
464	经宫腔镜子宫整形术	27	314710	间接
465	宫颈环形 LEEP 刀电术	11.18	314808	间接
466	宫颈息肉切除术/经宫腔镜子宫内膜剥离术/子宫纵隔电切术/子宫肌瘤电切术	22.4	314826	间接
467	经尿道膀胱碎石取石术	5.78	315346	间接
468	经膀胱镜膀胱颈电切术	5.48	315374	间接
469	经尿道膀胱肿瘤电灼疗	25.37	315377	间接
470	经尿道膀胱肿瘤电灼治疗等	25.37	315378	间接
471	经内镜奥狄氏括约肌切开取石术（ECT）等	40.88	315986	间接
472	经十二指肠镜乳头扩张术	32.76	316004	间接
473	经十二指肠镜乳头扩张术（同一切口或同一入路加收）	16.38	316005	间接
474	经十二指肠镜奥狄氏括约肌切开成形术	40.88	316008	间接
475	十二指肠乳头括约肌切开术	40.88	316009	间接
476	经十二指肠镜奥狄氏括约肌切开成形术（同一切口或同一入路加收）	20.44	316010	间接
477	经内镜奥狄氏括约肌切开取石术（ECT）	40.88	316016	间接
478	经内镜奥狄氏括约肌切开取蛔虫术	40.88	316017	间接
479	经内镜奥狄氏括约肌切开取石术（ECT）（同一切口或同一入路加收）	20.44	316018	间接
480	经内镜奥狄氏括约肌切开取蛔虫术（同一切口或同一入路加收）	20.44	316019	间接

（续表）

序号	项目名称	风险难度系数	项目代码	直接/间接项目标识
481	经内镜直肠良性肿物激光、套扎切除术、胃镜电切射频治疗等	4.61	316394	间接
482	经内镜直肠良性肿物激光、套扎切除术	18.45	316433	间接
483	内镜下取活检	1	321078	间接
484	机器吸痰	25	326682	直接
485	膀胱冲洗	1.68	326683	直接
486	持续膀胱冲洗	25	326684	直接
487	经胃镜特殊治疗	25.65	326687	间接
488	子宫内膜息肉（或宫颈管息肉）切除术	22.4	326694	间接
489	使用防褥疮气垫加收	0.3	328111	直接
490	监护病房床位费（多人间）	1	339633	直接
491	无痛消化道检查内镜疗	30	342933	直接
492	经纤维支气管镜治疗	15.84	344153	间接
493	过道临时加床床位费	1	418381	直接
494	特需病房床位费（单间）	1	428403	直接
495	特需病房床位费（小套间）	1	428408	直接
496	特需病房床位费补差（单间）	1	428412	直接
497	特需病房床位费补差（小套间）	1	428414	直接
498	陪护占用床位多人间床位费（A类）	1	428451	直接
499	陪护占用床位多人间床位费（B类）	1	428453	直接
500	陪护占用床位双人间床位费（B类）	1	428457	直接
501	陪护占用床位双人间床位费（C类）	1	428458	直接
502	高压注射器	1	429196	直接
503	一次性口腔盘	1	429320	直接
504	气管插管护理	64	433144	直接
505	点眼护理	6	433145	直接
506	外搽药物治疗（大）	5	433150	直接
507	外搽药物治疗（中）	2.52	433151	直接

（续表）

序号	项目名称	风险难度系数	项目代码	直接/间接项目标识
508	外搽药物治疗（小）	0.81	433152	直接
509	负压引流	49	433154	直接
510	引流管引流	49	433155	直接
511	床旁血糖仪检测加收	1	433163	直接
512	放疗后皮肤护理	6	434949	直接
513	机械辅助排痰	25	435468	直接
514	双气囊小肠镜检查	33.8	435507	间接
515	经内镜胰胆管扩张术＋支架置入术	52.65	435509	间接
516	磁共振增强扫描	1	436807	直接
517	血液透析	36.57	439669	直接
518	经内镜气管扩张术	51.8	441046	间接
519	显微根管外科手术	45.76	441209	间接

（四）护理综合质量考核

1. 护理单元综合质量考核

根据医院实际情况，护理单元综合质量考核主要选取以下指标：出科人次、疑难危重天数、护理手术人次、出科患者占用床位天数等。

护理工作效率绩效分配＝出科人次分配＋患者疑难危重天数分配＋出科患者占用床位天数分配＋手术人次分配

$$出科人次分配（30\%）＝出科人次绩效分配总额÷\sum 出科人次$$
$$×该护理单元出科人次$$

$$疑难危重天数分配（20\%）＝疑难危重天数分配总额÷\sum 疑难危重天数$$
$$×该护理单元疑难危重天数$$

$$出科患者占用床位天数分配（30\%）＝出科患者占用床位天数分配$$
$$÷\sum 出科患者占用床位天数分配$$
$$×该护理单元出科患者占用床位天数$$

$$护理手术人次分配（20\%）＝护理手术人次分配÷\sum 护理手术人次$$
$$×该护理单元护理手术人次$$

2. 非临床护理单元综合质量考核

非临床护理单元综合质量考核以下指标：预约人次、登记人次、分诊人次、检查人次、治疗（助疗）人次、手术时长、手术台次等。

（五）护士长绩效

护士长绩效的核心是护士长系数的确认，该院根据调研及实际情况，制订了护士长系数的确定方式，如表 6‐19 所示。

表 6‐19 西部某省护士长系数分值一览表

项目	分档	分值	得分
学历	5 博士	0.05	
	4 硕士	0.04	
	3 本科	0.03	
	2 专科	0.02	
	1 中专及以下	0.01	
职称	1 主任护师	0.2	
	2 副主任护师	0.16	
	3 主管护师	0.12	
	4 护师	0.08	
工龄	≥20	0.1	
	≥15	0.08	
	≥10	0.06	
	≥5	0.04	
	≥2	0.02	
担任护士长年限	≥10	0.15	
	≥8	0.12	
	≥6	0.09	
	≥4	0.06	
	≥2	0.03	
	≥1	0.02	
合计		1.45	

护士长绩效与科室护理平均绩效挂钩，护士长绩效独立于科室护士绩效总盘子，由护理部根据预算直接发放。

二、医技科室绩效测算

医技科室绩效的测算与护理绩效测算类似，但在科室岗位划分上因为医技科室数量较护理单元少，且主要依靠项目固定的工作量获取绩效，故无须细分岗位等级。

经绩效改革小组对各科室情况摸底，将绩效公式细化修订为：

医技科室绩效＝职称绩效30％＋工作量绩效50％＋业务能力绩效20％

1. 医技职称岗位绩效

按照该院医技科室现有工作人员职称情况，设置各级职称点数如表6-20所示。

表6-20　医技系列职称绩效点数

职称	职称点数
正高级	1.2
副高级	1.1
中级	1
初级	0.9
无职称人员	0.8

$$科室职称绩效 = \sum 科室职称点数 \times 全院医技职称点数单价$$

$$全院医技职称点数单价 = 当月全院医技预算 \times 30\% \div \sum 全院医技职称点数$$

2. 医技工作量绩效

工作量绩效依然采用《2012版规范》。经测算，该院医技科室（以影像科为例）项目RBRVS点数如表6-21所示。

表6-21　西部某省三甲医院影像科项目RBRVS点数示例

序号	项目名称	点数	序号	项目名称	点数
1	CT成像	49.4	9	冰冻切片检查与诊断	89.28
2	螺旋CT单次多排扫描	19.6	10	穿刺组织活检检查与诊断	77.43
3	双源CT三维重建	49.4	11	甲状腺抽液	5.4
4	^{131}I-甲亢治疗	88.32	12	脱落细胞学检查与诊断	25.16
5	^{131}I-甲状腺癌转移灶治疗	92	13	X线机简易定位	42.25
6	甲状腺摄^{131}I试验	20.5	14	腹部透视	26.23
7	肿瘤局部断层显像	57.6	15	食管钡餐透视	3.64
8	肿瘤全身断层显像	92	16	运动激发试验	53.2

（续表）

序号	项目名称	点数	序号	项目名称	点数
17	呼吸肌功能测定	12.87	24	特殊方法气管插管术	100
18	临床操作的彩色多普勒超声引导	67.15	25	局部浸润麻醉	25
19	彩色多普勒超声单脏器常规检查	31.85	26	组织间插植放疗	92
20	胎儿脐血流监测	9.9	27	常规心电图检查（含单通道、常规导联）	2.1
21	磁共振波谱分析（MRS）（场强＞1 T）	59.2	28	常规心电图检查（十二通道）	2.1
22	磁共振平扫（场强＞1 T）	26.23	29	大抢救（半日）	90
23	口腔 X 线一次成像（RVG）	23.4	30	高速冠状动脉内膜旋磨术	91

3. 医技科室业务能力绩效

该院医技科室业务能力绩效指标主要选取的是表 6‑22 所示指标，根据不同科室性质选择不同的指标内容。

表 6‑22 医技科室业务能力绩效指标示例

序号	一级指标	二级指标	指标属性	指标导向
1	医疗质量	值班和交接班制度	定量指标	监测比较
2	医疗质量	检查报告及时率	定量指标	逐步提升
3	医疗质量	报告诊断符合率	定量指标	逐步提升
4	医疗质量	急诊检验检查及时率	定量指标	逐步提升
5	医疗质量	阴道分娩椎管内麻醉使用率	定量指标	逐步提升
6	医疗质量	麻醉后 PACU 转出延迟率	定量指标	逐步下降
7	医疗质量	术中自体血输注率	定量指标	逐步提升
8	医疗质量	大型仪器设备检查阳性率	定量指标	逐步提升
9	医疗质量	营养科会诊及时率	定量指标	逐步提升
10	医疗质量	门诊患者检查及时率	定量指标	逐步提升
11	医疗质量	院感质控考核	定量指标	逐步提升
12	医疗质量	首台手术准点开台率	定量指标	逐步提升
13	医疗质量	首台手术入室准时率	定量指标定	逐步提升
14	医疗质量	维持性血液透析患者检验完成率	定量指标	逐步提升
15	医疗质量	维持性血液透析患者动静脉内瘘长期使用率	定量指标	逐步提升
16	成本控制及运营效率	百元医疗收入消耗的可收费卫生材料费占比	定量指标	监测比较

（续表）

序号	一级指标	二级指标	指标属性	指标导向
17	成本控制及运营效率	医技检查流失率	定量指标	逐步下降
18	成本控制及运营效率	手术室占用率	定量指标	逐步提升
19	成本控制及运营效率	营养状况与指导量增幅	定量指标	逐步提升
20	成本控制及运营效率	放疗差错率	定量指标	零差错
21	成本控制及运营效率	放疗及时率	定量指标	逐步提升
22	成本控制及运营效率	卫生材料二级库耗材存储管理	定量指标	监测比较
23	满意度评价	满意度评价	定量指标	逐步提升

与护理系列类似，医技科室科主任绩效按照科室平均绩效乘以科主任系数，由医院单列预算予以发放，不同于护士长绩效的是，医技、医疗及行政负责人绩效系数采取定值，不做差异化体现。

三、医疗绩效测算

临床科室因收治患者、科室性质不同，参考国内其他公立医院绩效方案，在示例医院主要分为内科系列、外科系列和重症急诊系列，经摸底和意见收集，该院最终医疗系列绩效公式如下：

$$临床科室绩效＝职称岗位绩效\,30\%＋临床工作量绩效\,50\%$$
$$＋临床科室业务能力绩效\,20\%$$

1. 医疗职称岗位绩效

职称岗位绩效与医技系列一致，按照在岗人员的职称直接予以发放，公式为：

$$科室职称绩效 = \sum 科室职称点数 \times 全院医技职称点数单价$$

$$全院医技职称点数单价 = 当月全院医技预算 \times 30\% \div \sum 全院医技职称点数$$

2. 医疗工作量绩效

工作量绩效与护理及医技工作量一致，均采用 RBRVS 点数的方式，但在实际操作过程中，受《全国医疗服务价格项目规范（2012 版）》自身编辑特点影响，其没有形成各系统和专业之间具有可比性的风险、难度"项目点数"。

在 RBRVS 公式（见护理绩效 RBRVS 测算）中 Dn 指本月某项目所在系统的系列系数，即前缀的值，该值的确定目前没有国内认可的标准。这为医疗 RBRVS 同一医院的点数确认带来了困难。《2012 版规范》根据各专业特点，分设外科系统、内科系统和医技系统 3 个系统，进行系统内若干专业的技术难度及风险程度的赋值平衡，在本系统内完成 1～100 分的赋值平衡工作。3 个系统内下设专业如下：①外科系统，包括普外、心外、胸外、骨科创伤、脊柱、关节、肿瘤、手外、泌尿、神外、整形、妇科、产科、男生殖、女生殖、耳鼻喉、颌面、眼科、烧伤、儿外20个专业；②内科系统，包括消化、呼吸、内分泌、心内、血液、肾脏、神内、皮科、儿内9个专业；③医技系统，包括影像、超声、核医学、病理4个专业（各个医院医技科室还包含检验、介入、放化疗等专业，新版规范没有纳入）。除上述3个系统外，尚有综合（物价、护理、社区3个专业）、放疗、牙科、精神、理疗、康复、麻醉、中医8个专业因其专业的特殊性，在规范中自成体系由1～100分单独赋值，未与其他3个系统平衡。为区分上述3个系统和8个专业的分值，工作手册中技术难度和风险程度的赋值由字母和数字共同组成，其中字母代表系统和专业，数字代表技术或风险的分值。

因此，《2012版规范》只是完成了初步工作，只在外科、内科、医技3个大系统内部达到了平衡，而3个大系统及8个独立的专业之间尚未做到统一。没有形成各系统、专业之间具有可比性的"项目点数"。

医、护、技各系统绩效工资分配算法中，RBRVS项目点值表是核心。如果要将《2012版规范》转化为只适用于自己医院的RBRVS项目点值表，计算出各系统、专业之间具有可比性的"项目点数"，是其中的核心内容。

存在即合理，在绩效改革"十步法"中，对于历史绩效方案的回顾及认可是改革的核心原则，利用历史绩效数据及借鉴省级医疗服务定价去测算不同专业及系列间的系数成为解决系数定值的可行方案。

3. 计算方法

$$项目点数（点/个）= 难度 \times 风险/100$$

$$医、护、技各系统历史年度绩效的50\% = \sum（系列项目点数 \times 系列系数）\times X 元/点$$

$$系列项目点数 = \sum（风险 \times 难度/100）\times 数量$$

系列系数 $= a, b, c, d, e, f, k, n, p$（检验类的空白设置为 p）。

X：各系统单点点值。

对于空白的项目：以 p 命名；暂时赋值：风险 $\times$ 难度/100 $= 1$，点数与数量有关。

a 系列点值 $=$ 历史提成方案/a 系列总点数

$$a 历史提成方案 = \sum（a 系列项目点数 \times 项目点值 \times 数量）$$

$$b 历史提成方案 = \sum（b 系列项目点数 \times 项目点值 \times 数量）$$

$$c 历史提成方案 = \sum（c 系列项目点数 \times 项目点值 \times 数量）$$

每一组的 a、b、c、d、e 等各前缀未知量放在一起解方程；

系数 $=$ 元/点，前缀空白赋值 $= 1$ 点/个，数量（个）$\times 1$ 点/个 $=$ 点，设空白的系数 $=$ p 元/点，空白点数 $=$ 空白数量（个）$\times$ 风险 $\times$ 难度/100，此时对于空白，风险 $\times$ 难度/

100＝1,所以空白的"风险×难度＝100"。

对既往护理各系统绩效性收入与单一系统核算单元执行项目点值建立多重线性回归分析方程：

$$Y_i = \beta_0 + \beta_1 x_{1i} + \beta_2 x_{2i} + \cdots + \beta_k x_{ki}$$

$$\hat{y} = b_0 + b_1 x_1 + b_2 x_2 + \cdots + b_k x_k$$

每点数点值根据历史数据测算后得出,点值只进行核算单元内部执行项目的比较,不进行核算单元之间比较。

该分配方案完全撇开收支结余的传统分配模式,核算单元收入与核算单元经济收入完全脱钩,以工作量为基础,结合核算单元的个性化差异,兼顾公平与效率。

四、临床科室业务能力绩效

临床科室业务能力参考国家等级医院考核及绩效考核指标库集,该院选择的具体指标如表6-23所示。

表6-23　医疗科室业务能力绩效指标示例

序号	一级指标	二级指标	指标属性	指标导向
1	医疗质量	临床路径管理	定量指标	逐步提升
2	医疗质量	首台手术准点开台率	定量指标	逐步提升
3	医疗质量	Ⅰ级病案率	定量指标	逐步提升
4	医疗质量	单病种上报及时率	定量指标	逐步提升
5	医疗质量	危急值处置及时率	定量指标	逐步提升
6	医疗质量	病案书写及时率	定量指标	逐步提升
7	医疗质量	病历回退修改率	定量指标	逐步降低
8	医疗质量	出院患者微创手术占比	定量指标	逐步提升
9	医疗质量	出院患者四级手术比例	定量指标	逐步提升
10	医疗质量	病案首页24小时完成率	定量指标	逐步提升
11	医疗质量	病案归档质量	定量指标	逐步提升
12	医疗质量	CMI	定量指标	逐步提升
13	医疗质量	院感质控考核	定量指标定	监测比较
14	医疗质量	门诊量增长率	定量指标	逐步提升
15	医疗质量	门诊预约率	定量指标	逐步提升
16	医疗质量	门诊CA签名使用率	定量指标	逐步提升
17	医疗质量	急诊抢救室患者收治人次	定量指标	监测比较

（续表）

序号	一级指标	二级指标	指标属性	指标导向
18	医疗质量	手术率	定量指标	监测比较
19	医疗质量	日间手术占择期手术比率	定量指标	监测比较
20	医疗质量	公共卫生项目上报率	定量指标	逐步提升
21	医疗质量	基本药物使用率	定量指标	监测比较
22	成本控制及运营效率	百元医疗收入消耗的可收费卫生材料费用占比	定量指标	逐步降低
23	成本控制及运营效率	每床日DRG权重增长率	定量指标	逐步提升
24	成本控制及运营效率	医疗服务收入占比	定量指标	逐步提升
25	成本控制及运营效率	患者均次费用增幅	定量指标	控制合理水平
26	满意度评价	满意度评价	定量指标	逐步提升

五、行政后勤及其他系列绩效测算

行政后勤及其他系列绩效相对较简单，因这一类岗位的工作量难以进行定量核算，主要是以医院整体绩效水平定量进行发放。该部分绩效发放的核心工作是岗位分档，确定不同科室岗位的风险难易程度，主要采用28因素法的同行评议。表6-24是该院行政科室同行评议结果。

表6-24　某医院行政部门岗位评分结果

序号	科室	得分
1	120急救中心	479
2	6s办公室	308
3	保卫科	329
4	被服洗涤供应科	224
5	病案科	340
6	财务科	402
7	防保科	319
8	工会办	234
9	护理部	566
10	基建科	321
11	科教办	374
12	老干办	195

（续表）

序号	科室	得分
13	临床药学室	327
14	收费处	258
15	门诊药房	314
16	器械科	354
17	人事科	334
18	视光中心门诊	280
19	扶贫办	248
20	体检科	296
21	投诉科	383
22	文明办	266
23	物价科	294
24	宣传科	272
25	药办	336
26	医保办	349
27	医务科	518
28	营养室	263
29	院办	394
30	院感科	455
31	中药房	274
32	行风办	232
33	住院药房	325
34	总务科	311
35	质控科	368
36	信息科	332
37	静配中心	322

　　根据得分结果，该院绩效管理小组按照分值情况，将所有行政岗位划分为了四个档位，在绩效预算上，一档＞二档＞三档＞四档，每档位绩效系数相差 10 个百分点。经实际测算，可以体现出不同行政岗位的绩效差异，实施效果满意。

第四节　医技系列科室绩效奖金测算举例

前面几节介绍了绩效分配的基本方法和原则,本节将根据某医院医技系列科室绩效奖金进行举例。涉及的具体方法如下:

①RBRVS:以资源为基础的相对价值比率,是以资源消耗为基础,以相对价值为尺度,支付医师劳务费用的方法。本法主要是根据医师在提供医疗服务过程中所消耗的资源成本来客观地测定其费用。②绩效单价制:Σ(RBRVS点值×诊疗项目点数)。③平衡计分卡(BSC):是从财务、客户、内部运营、学习与成长4个角度,将组织的战略落实为可操作的衡量指标和目标值的一种新型绩效管理体系。④关键绩效指标法(KPI)。

一、第一步分配,先从医院分配到所有医技系列

由医院绩效奖金分配委员会确立总体目标,一般总原则是:医技科室的分配总额除以医技科室的总人数,得到医技科室每月的平均奖金。医技科室的平均奖金应该不高于临床科室的平均奖金,具体差距由医院绩效奖金分配委员会确立。这样分配主要是为了在医院内部实现一定的平衡和激励导向。首先,平衡医院内部收入,确保医技科室和临床科室之间的收入差距不会过大,避免因收入不平衡引发内部矛盾和不公平感。其次,是突出临床价值,临床科室直接面对患者,承担着诊断、治疗和护理等核心任务,其工作的重要性和复杂性通常较高。限制医技科室平均奖金不高于临床科室,可以在一定程度上体现对临床工作的重视。第三,是促进资源合理分配,防止医技科室过度追求奖金而可能导致的资源浪费或不合理配置,引导医院资源更加合理地流向临床服务和患者需求。

本步骤需要:①准确统计医技科室和临床科室的总人数,确保数据的真实性和准确性。②建立动态调整机制,随着医院业务的发展和变化,医技科室和临床科室的工作内容和重要性可能会发生改变。因此,应建立动态调整机制,定期评估这一规定的合理性,并根据实际情况调整。例如,可以根据医院的发展战略、科室的业务增长情况、市场需求等因素,适时调整奖金分配比例。③加强沟通与解释,在实施这一分配制度之前,要充分与医技科室和临床科室的员工进行沟通,解释实行该分配制度的目的和意义,争取员工的理解和支持。

当然在具体实施时候,也不是医技科室平均奖金绝对要低于临床科室。还须听取反对的声音:各岗位医师、技师由于专业不同而工作性质也不同,不应有难易比较和区分;临床医师并不能从事医技医师的工作,在体力和脑力上也不亚于临床医师,如心脏超声诊断科、腹部超声诊断科、医学检验中心等部门的医师。这就要求结合当地情况,

做好调研工作。例如参考市场薪酬水平:了解同地区、同级别医院类似岗位的薪酬水平,以确保医院的岗位系数设置具有一定的市场竞争力和合理性。如果医技岗位在市场上的薪酬水平与临床岗位相当或接近,那么医院在设定奖金总额分配时可以参考这一情况。

假设某医院设有医技科室 6 个,总人数为 119 人,月分配总额为 75 万,人均 6 303 元。

1. 计算职称绩效

职称绩效(占 30%)=75 万×30%=22.5 万。按照表 6-20 医技系列职称绩效点数,计算职称绩效奖金总点数 132 点,每点为 1705 元。需要注意的是表 6-20 中,直接按职称分为正高级、副高级、中级、初级和无职称人员,只是一个笼统、初步的划分。在实际操作中要注意医师和技师在点数上的差别。在实践中,如有需要,可将医师和技师在职称系列绩效点数上进行区分。在区分中需要明确医师和技师的不同工作职责、任务难度、专业要求等。例如,医师需要进行复杂的病情诊断(影像、超声类),而技师则需要准确操作各种医疗设备进行检查和检测。同时,需要评估各自工作对患者治疗和医院运营的重要性。在某些关键的诊断环节中,医师的判断可能直接影响患者的治疗方向;而在某些检查项目中,技师的操作准确性也对诊断结果至关重要。一般情况下,医技科室医师职称绩效点数略高于技师同级别点数。

2. 计算工作量绩效

工作量绩效(占 50%)=75 万×50%=37.5 万。根据实验室信息系统(laboratory information system,LIS)现行的可收费项目,统计出 6 个医技科室对应后的 816 个项目,按照每个核算单元的专业特点,参照历史工作量、项目消耗时长、难度系数、风险系数,测算出各执行项目的工作量点值,充分体现不同医技核算单元技术和风险的差异,做到核算单元之间可以进行自我比较。

首先明确目标:通过对 816 个项目进行分析,测算出各执行项目的工作量点值,以体现不同医技核算单元的技术和风险差异,并实现核算单元之间的自我比较。考虑因素:历史工作量、项目消耗时长、难度系数、风险系数等都是影响工作量点值的重要因素,需要综合考虑这些因素以确定合理的点值。

工作量点值的显著优点是在医技绩效与医技人员的投入、产出之间建立直接联系,以激励医技人员努力完成医技项目,实现多劳多得,提高医院的整体效益和效率水平。在 RBRVS 工作量点值法的引导下,仅针对医技项目的数量、风险程度、技术难度部分核算绩效,与计价卫生材料费用、护理项目价格、护理单元所属医疗单元收入无关,为严控耗材费用和患者平均费用打下良好基础。

由于点数的制订是经过正确观察和科学测定得出的,而且医技工作量直接与 HIS 相关联,可实时从医院 HIS 报表中导出,包括项目名称、数量、点数、执行人等详细信息。为科室绩效二次分配到个人提供重要的工作量依据,真正做到多劳多得。因此,这种制度更加有利于充分发挥个人积极性,有利于提高劳动生产率。

其实施步骤为:①数据收集与整理。收集 LIS 现行可收费项目中 6 个医技科室对应的 816 个项目的详细信息,包括项目名称、收费标准、历史工作量数据(如检查人次、报告数量等)。确定每个项目的消耗时长,主要通过《全国医疗服务价格项目规范(2012 版)》获取。对于争议较大的项目,可以通过实际观察、员工反馈或历史记录等方式获取。例如肺通气项目,在实际操作中由于患者的配合,很少能在 15 分钟内完成的,甚至需要 1 小时方能完成。评估每个项目的难度系数和风险系数,主要通过《2012 版规范》获取,对于争议较大的项目可以组织相关专家、科室负责人进行评估,根据项目的技术难度、操作风险等因素进行打分。②确定权重。根据医院的实际情况和重点关注因素,确定历史工作量、项目消耗时长、难度系数、风险系数在工作量点值测算中的权重。例如,可以赋予历史工作量较高的权重,以体现实际工作需求。③计算工作量点值。对于每个项目,根据确定的权重和收集到的数据,进行工作量点值的计算。④验证与调整。对计算出的工作量点值进行验证,可以通过与实际情况进行对比、征求科室意见等方式,确保点值的合理性。根据验证结果,对不合理的点值进行调整,不断优化测算方法和权重设置。⑤实现自我比较。将计算出的工作量点值分配到各个医技核算单元,使每个单元都能明确自己所执行项目的点值情况。核算单元可以通过比较不同项目的点值,了解自身工作的技术和风险差异,以及在不同方面的工作重点和改进方向。通过以上步骤,可以较为科学地测算出各执行项目的工作量点值,充分体现不同医技核算单元的技术和风险差异,为医院的绩效评估和资源分配提供有力依据。

3. 计算业务能力绩效

业务能力绩效(占 20%)= 75 万 × 20% = 37.5 万。此部分分配可以加入质量与安全指标、成本控制系数、满意度等可以量化、打分的指标。例如由医务部确立质量与安全指标,制订月度考核办法,采用百分制。例如,成本控制系数:制订月度百分制考核办法,成本控制系数 = 各医技科室成本控制考核月得分 ÷ 100。用于鼓励医技科室节约材料。这是一个分数,如果科室与历史环比后节约了成本,则此系数 >1,体现对科室的奖励。

二、第二步分配,从所有医技系列分配到 6 个医技科室

1. 医技科室总职称绩效分配

医技科室总职称绩效(占 30%)= 75 万 × 30% = 22.5 万。

某医技单元职称绩效(占 30%)= 职称绩效总额 ÷ $\sum$(各医技单元职称绩效奖金点数)× $\sum$(该医技单元职称绩效奖金总点数)。

以检验科为例:合计总人数为 22 人,职称绩效奖金点数为 24 点,则检验科职称绩效(占 30%)= 1705 × 24 = 40 920 元。

本步骤可能存在的问题：

（1）岗位系数按职称划分。如果科室高级职称人员较多，分配额就高，不利于成立时间较短，低职称人员较多的科室，或建议允许低职高用。

（2）岗位系数应侧重考虑从事放射操作及在感染暴露的相关科室，体现职业风险。建议由放射防护委员会根据射线辐射程度进行人群的划分，例如介入类科室是近距离射线操作，接触的是放射源能高能射线；检验科则存在接触乙肝、艾滋病毒等传染性标本的风险。

（3）针对工作性质比较特殊的岗位：全人工操作耗时耗人，高度责任心确保零差错，在岗位系数上建议侧重考虑，例如病理科。

（4）超声类检查不需要技师，但一个医师需要同时做医师、技师的工作，既要进行操作，还要进行即时诊断，而且是独立完成，不同于影像类检查可在操作后诊断并且可以集体阅片。

2. 医技科室总工作量绩效分配

医技科室总工作量绩效（占 50%）= 75 万 × 50% = 37.5 万。

某医技单元工作量绩效（占 50%）= 工作量绩效总额 ÷ $\sum$（各医技单元工作量 × 工作量绩效点值）× $\sum$（该医技单元工作量 × 工作量绩效点值）

假如本月医技系列总工作量绩效点数为 178 870 点，则工作量绩效每点点值 = 37.5 万 ÷ 178 870 点 = 2.1 元/点。

部分医技科室部分执行项目工作量点值举例如表 6-25 所示。

表 6-25　部分医技科室部分执行项目工作量点值举例

执行科室	项目代码	项目名称	数量	技术难度	风险程度	执行项目工作量点值（元）
检验科	302974	血常规（全血细胞计数＋五分类）	424	10	10	0.194 96
检验科	303266	血清葡萄糖测定（各种酶法）	373	10	10	0.194 96
检验科	303016	尿液分析（尿十项检查）	192	10	10	0.194 96
检验科	303719	弓形体抗体 IgM 测定（免疫学方法）	34	10	10	0.180 71
检验科	303994	显微摄影术	17	90	76	9.074 6
检验科	303725	巨细胞病毒抗体 IgG 测定	18	10	10	0.180 71
检验科	321481	去病毒血浆	1 436	10	10	0.189 72
检验科	451870	去白细胞的冰冻血浆	995	10	10	0.189 72
检验科	321465	新鲜冰冻血浆	323	10	10	0.189 72

（续表）

执行科室	项目代码	项目名称	数量	技术难度	风险程度	执行项目工作量点值（元）
影像科	302746	螺旋CT单次多排扫描	84	35	56	5.237 32
影像科	411584	双源CT扫描加增强扫描	25	35	56	5.237 32
影像科	411586	双源CT三维重建	18	65	76	12.164 58
影像科	302619	数字化摄影（CR）	308	22	41	3.707 92
影像科	302618	数字化摄影（DR）	25	22	41	3.707 92
影像科	302857	双能量X线骨密度测定	9	25	37	2.846 83
影像科	302695	磁共振平扫（场强＞1T）	30	43	61	13.139 71
影像科	302706	脑功能成象（场强＞1T）	24	69	77	17.921 24
影像科	302696	磁共振平扫加增强扫描（场强＞1T）	6	43	61	13.139 71
介入中心	428508	经皮超选择性动脉造影术每增加1根血管加收	3	15.2	84	39.071 14
介入中心	305430	经皮超选择性动脉造影术	1	76	84	48.149 29
介入中心	305492	经股动脉插管全脑动脉造影术	1	18	4	28.878 84
介入中心	305472	冠状动脉造影术	7	68	70	17.950 08
介入中心	305478	经皮冠状动脉内支架置入术（STENT）	2	87	90	30.687 19
介入中心	304826	临时起搏器安置术	1	68	70	17.723 96
直线加速器	302934	适型调强放射治疗（IMRT）	64	70	70	8.554 34
直线加速器	302924	直线加速器适型治疗	5	65	65	8.211 29
直线加速器	302923	直线加速器放疗（特殊照射）	4	50	60	4.226 68

以检验科为例，按照表6-25所示点数计算出合计总工作量点数为15 915点，工作量绩效每点点值＝2.1元/点。检验科工作量绩效（占50%）＝2.1元/点×15 915点＝33 421.5元。

3. 医技系列总业务能力绩效分配

医技系列总业务能力绩效（占20%）＝75万×20%＝37.5万。

某医技单元业务能力绩效（占20%）＝业务能力绩效÷$\sum$（各医技单元分数）×$\sum$（该医技单元分数）

以检验科为例,医技单元分数每分分值为 62 元/分。业务能力绩效(占 20%)= 62 元 / 分 × 900 分 = 55 800 元。

4. 检验科绩效分配举例

以检验科为例,计算总的绩效。由上述可知:

检验科职称绩效(占 30%)= 1 705 × 24 = 40 920 元

检验科工作量绩效(占 50%)= 21 元 / 点 × 15 915 点 = 33 421.5 元

业务能力绩效(占 20%)= 62 元 / 分 × 900 分 = 55 800 元

检验科本月绩效奖金分配 = 职称绩效 + 工作量绩效 + 业务能力绩效 = 130 141.2 元

检验科合计总人数为 22 人,则月人均绩效为 = 130 141.2 元 ÷ 22 = 5 915.52 元。

三、第三步分配,从某医技科室分配到个人

1. 分析科室情况

(1)分析人员构成:了解科室成员的专业技能、工作经验、工作能力等方面的差异。对于经验丰富、能力较强的人员,从事难度较高和数量较大的指标任务,其职称点数可以相对高一些;对于新入职或能力相对较弱的人员,其职称点数可以相对低一些。科室有权利做出相应调整。例如,高年资医师按年资每年上调相关职称点数。从医师个人发展角度来看,随着年资的增长,医师在临床实践中积累了丰富的经验,专业技能不断提升。上调职称点数是对他们多年来努力和贡献的一种认可,能够激励他们在工作中持续发挥专业优势,不断追求更高的医疗水平。同时,这也为他们的职业发展提供了明确的上升通道,让他们看到自己的付出能够得到相应的回报,增强了职业成就感和归属感。对于医院整体而言,鼓励高年资医师能够稳定医疗队伍。高年资医师通常在科室中起到中流砥柱的作用,他们的经验和专业能力对年轻医师具有重要的指导意义。通过上调职称点数,可以吸引和留住优秀的高年资医师,避免人才流失,从而提升医院的整体医疗实力和竞争力。此外,这也有助于营造积极向上的工作氛围,激励年轻医师以高年资医师为榜样,努力提升自己,为医院的发展贡献力量。在实施这一政策时,需要建立科学合理的评估体系。要明确年资与职称点数上调的具体标准和幅度,确保公平、公正。同时,不能仅仅依靠年资这一单一因素,还应综合考虑医师的临床业绩、科研成果、教学贡献等多方面因素,以全面、客观地评价医师的工作表现。此外,要加强对职称点数上调后的监督和管理,确保高年资医师在获得更高职称点数的同时,能够继续履行好自己的职责,为患者提供更加优质的医疗服务。

(2)了解工作内容:分析科室不同岗位的工作内容和特点。例如,一些岗位可能需要更多的时间处理复杂的业务流程,那么其指标可以在数量上适当减少,但在质量要求上保持一定标准。

(3)参考历史业绩:查看科室成员过去的工作业绩表现,对业绩突出的人员给予更多挑战和更高的指标要求,以激励其继续发挥优势;对业绩有待提升的人员,设定可实

现的目标,帮助其逐步提高。

2. 确定分配原则

(1)公平原则:确保每个人都有合理的指标任务,避免出现分配不均的情况。可以根据人员的工作量、工作难度等因素进行平衡分配。

(2)激励原则:分配的指标应具有一定的挑战性,能够激发员工的工作积极性和创造力。同时,设置相应的奖励机制,对完成指标优秀的个人进行表彰和奖励。

(3)可衡量原则:指标应具体、明确、可衡量,以便对个人的工作进行评估和考核。

3. 具体分配方法

(1)工作量指标:参照医院的工作量点数进行。由于点数的制订是经过正确观察和科学测定得出的,而且医技工作量直接与 HIS 相关联,可实时从医院 HIS 报表中导出,包括项目名称、数量、点数、执行人等详细信息。这种制度更有利于充分发挥个人的积极性,有利于提高劳动生产率。同时科室可以按照实际情况微调。

(2)工作质量指标:包括诊断准确率、图像/数据质量和服务满意度。诊断准确率可通过与临床诊断的符合率等进行评估;图像/数据质量可通过对检查图像、检验数据的质量进行评价;服务满意度是患者和临床科室对医技科室服务的满意度调查结果。

(3)科研教学指标:包括科研项目参与度、学术论文发表情况和带教工作。科研项目参与度是指参与科研项目的级别和数量;学术论文发表情况包括发表论文的级别和数量;带教工作是指承担实习、进修人员的带教任务情况。

4. 特殊情况处理

(1)新入职员工:在试用期内,可根据其工作表现给予一定的绩效奖金,但不参与科室整体绩效分配。试用期结束后,按照正常分配办法执行。

(2)病事假员工:根据请假天数扣除相应的绩效奖金。

(3)违规违纪员工:视情节轻重扣减绩效奖金,严重者可暂停绩效分配直至解除劳动合同。

5. 绩效分配流程

首先每月由科室指定专人负责收集各项绩效指标数据,并进行统计汇总。其次科室绩效分配小组对数据进行审核、评估,计算个人绩效得分。再次公示个人绩效得分和绩效奖金分配结果,接受员工监督。如有异议,员工可在公示期内向绩效分配小组提出申诉,绩效分配小组应及时进行调查处理。最后经公示无异议后,将绩效奖金发放至员工个人。

6. 监督与评估

(1)医院绩效管理部门定期对医技科室绩效分配情况进行监督检查,确保分配过程合规、公正。

(2)科室定期对绩效分配办法进行评估和调整,以适应科室发展和医院管理的需要。

（3）激励医技科室发展,对于可能受到影响的医技科室员工,要提供合理的解释和职业发展规划,鼓励他们通过提高工作质量、参与科研教学等方式来提升自身价值和收入水平。

（彭理斌,王婷婷,曹琦,叶明刚）

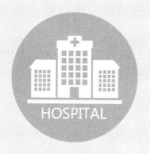

第七章
B医院绩效改革实践

　　B医院的绩效改革背景深受国家政策要求的推动。随着新医改的逐步深入，医院面临着更加严格的绩效管理和成本控制要求，尤其是在药品"两票制"和"零加成"改革基本完成的背景下，医保支付制度正在向按病种付费和疾病诊断相关分组/按病种分值付费（DRG/DIP）支付制度转型。此类改革进一步强调了以效率和质量提升为核心的绩效管理作为医院运营的重点内容之一。

第一节　绩效改革背景

一、政策要求

早在 2013 年 12 月,国家卫生计生委和国家中医药管理局发布了《加强医疗卫生行风建设"九不准"》(国卫办发〔2013〕49 号),明确要求医疗卫生人员的个人收入不得与药品和医学检查收入挂钩。随后,2015 年国务院办公厅出台的《关于城市公立医院综合改革试点的指导意见》(国办发〔2015〕38 号)进一步明确提出,医院应建立以公益性为导向的考核评价机制,强化医务人员的绩效考核,将岗位工作量、服务质量、行为规范、技术能力、医德医风和患者满意度等作为考核重点,并与医务人员的岗位聘用、职称晋升和个人薪酬挂钩。特别是,医务人员的薪酬不再与药品、耗材或大型医学检查的收入挂钩,旨在合理确定薪酬水平,逐步建立科学的绩效工资制度,做到"多劳多得,优绩优酬",并重点倾斜于临床一线、业务骨干和关键岗位的人员。

同年,国家卫生计生委、人力资源和社会保障部、财政部等多个部门联合发布了《关于加强公立医疗卫生机构绩效评价的指导意见》(国卫人发〔2015〕94 号),提出从社会效益、服务提供、综合管理和可持续发展四个维度对公立医院进行绩效评价,并将其与财政补助、医保基金支付、薪酬总体水平及医疗机构评审挂钩。

2018 年,国家卫生健康委员会再次发文强调要加强医务人员的待遇保障,并落实习近平总书记关于"两个允许"的重要指示。文件要求,允许医疗卫生机构突破现行事业单位工资调控水平,允许医疗服务收入扣除成本并按规定提取各项基金后用于人员奖励,逐步改变以创收为核心的收入分配机制,并通过完善绩效考核机制稳步提高医务人员薪酬水平,逐步建立以知识价值为导向的薪酬制度。2019 年 1 月,国务院办公厅发布了《关于加强三级公立医院绩效考核工作的意见》(国办发〔2019〕4 号),再次明确了坚持公益性导向的要求,推动公立医院提高医疗服务效率,并将绩效管理与医院运营机制相结合,实现社会效益和经济效益的平衡。文件指出,医院应在绩效管理中强调社会效益、创新能力与可持续发展的结合,全面推动预算与绩效管理一体化,提升医院的医疗服务水平和运营效率。

此外,2021 年 8 月,某地卫生健康委员会发布的《关于印发自治区进一步规范医疗行为促进合理医疗检查实施方案的通知》则进一步明确了医疗机构绩效分配制度的改革方向。该通知指出,各级医疗机构应建立以公益性为导向的绩效分配制度,避免设置过度检查和过度医疗的收入指标,并通过借鉴 DRG 和基资源的相对价值比率(RBRVS)等方法,将技术水平、疑难系数、工作质量、检查结果阳性率和患者满意度等作为关键绩效考核指标,确保医务人员的收入能够真正体现其劳动价值和技术价值,实现优绩优酬的原则。

总之,随着国家相关政策文件的陆续出台,医院绩效管理改革的方向变得更加清晰。医院绩效管理模式的转型不再仅仅依赖于经济效益的考核,而是逐渐过渡到以公益性为核心,强调服务质量、社会效益和医务人员的技术能力。这为医院提升整体运营效率、推动绩效改革与新医改政策的有效衔接提供了方向和依据。

二、医院概况

1. 医院简介

B医院始建于1954年,作为国家三级甲等、全国百佳医院,承担着本市及周边地区各族群众的医疗、预防、保健和康复任务。该院拥有专业医护团队,科室齐全,涵盖多个专业领域,拥有先进的医疗设备。该院也是多所医学院校的教学实习和继续医学教育的定点医院,具有较强的科研实力,与多地的大医院建立业务指导和协作关系。医院坚持以患者为中心,不断提升医疗技术水平和服务质量,在各项工作中表现出色,获得诸多荣誉。

2. 绩效困境

绩效改革前医院绩效分配方式基于收支结余,即:

绩效奖金预算 ＝（收入 － 支出）× 奖金比例

医疗科室绩效 ＝［（核算收入 － 核算支出）× 分配比例／核算科室人数 × 分段提成 × 医疗任务分 × 核算科室人数 ± 单项奖扣］× 综合考评分(核算科室人数 ＝ 科主任 ＋ 100％ 医疗人员)

医技科室绩效 ＝［（核算收入 － 核算支出）× 分配比例／核算科室人数 × 分段提成系数 × 医疗任务分 × 核算科室人数 ± 单项奖扣］× 医疗任务分 × 质量控制考核分(核算科室人数为科主任和100％ 医疗人数)

护理系统绩效总额 ＝ 医院月度绩效总额预算的38％±2％

行政人均绩效 ＝ 医技人均×(80％ ～ 90％)

其中收入为医疗总收入,支出包含人员经费、医疗风险金、办公、水电费、差旅费、设备科支出、房屋折旧及各科转支等。

当前绩效评价指标主要为科室收入和科室直接成本,涉及医院战略发展及体现医务人员劳务价值的指标不明显,评价指标较为单一。且医务人员奖金直接与收入挂钩,存在激励创收的情况,这不符合"严禁将医疗卫生人员奖金、工资等收入与药品、医学检查等业务收入挂钩"的政策要求。综上所述,以收支结余为基础的绩效评价方式既与国家有关政策不符,也不符合现代医院精细化管理的要求,存在诸多弊端。

（1）医务人员价值在以收入为导向的考评体系中无法体现。医院的医疗收入基于医疗服务项目价格,然而当前我国的医疗服务价格体系较为偏重资本投入,医务人员的劳动价值未能得到充分体现。高技术含量和高风险的项目定价与医务人员的付出不成正比,各类项目价格与技术难度和劳动强度的关联度较低,并且难以区分劳动价值、资本价值以及补偿医院经营成本的价值。采用收减支的核算方式会导致项目定价高的科室收入高、奖金也高,而项目定价低的科室收入低、奖金也低。在这种情况下,医务人员的劳动价值难以正常体现,未能做到"多劳多得,优绩优酬"。

（2）医院发展导向不明确,发展方向缺乏价值驱动。当前的绩效管理模式,在对鼓励医师开展有技术含量的项目、提高服务效率、诊治疑难危重患者、体现三级公立医院功能定位上不够明确,绩效激励也不清晰。同时,对于重点学科、优先发展学科、扶持学科的绩效分配导向不明确。若科室医疗项目偏少且定价偏低,则科室收入随之偏低,尽管科室劳动强度很大,但绩效奖金却一直处于较低水平,将不利于科室的健康发展。

（3）现代医院管理制度难以落地。绩效评价指标较为单一,医院绩效管理被简化为计算奖金的方式,其作为实现医院发展目标的激励手段明显弱化。在这种情况下,对医疗质量、药占比、耗材占比、医保控费、患者满意度评价等国家对三级公立医院绩效考核的关键管理指标缺乏有力的管控。

（4）收入-支出模式的绩效评价办法无法进行。B 医院所在地区于 2017 年 8 月 31 日起实施城市公立医院综合改革,取消了药品加成,降低了大型医疗检查费用,调高了治疗类、手术类项目收费标准,医院及科室收入结构发生明显变化。在这次改革中,因项目收费标准调整造成每个科室收入增减幅度不一,甚至有的科室在同原来劳动量相同的情况下,因政策性原因导致收入变化。如果绩效评价办法不改变,还用原来的收减支模式,科室绩效奖金必然不再科学合理。

三、基于 RBRVS 的绩效管理

从"粗放型的规模扩张"向"内涵质量效益成本管控"的医院发展模式转变,既是深化医改的要求,也是医院实现可持续发展的必经之路。绩效管理是推动医院发展转型的关键环节,引入 RBRVS 作为医疗项目权重,建立动态绩效评价指标体系,强化运营管理考核。

RBRVS 由哈佛大学华裔教授萧庆伦领衔的专家团队开发。它是以资源消耗为基础,以相对价值为尺度支付医师劳务费的方法,用于评估医疗服务价值的方法体系。它通过衡量医师在提供医疗服务过程中所投入的各类资源,包括医师的工作时间、脑力和体力付出、专业知识和技能要求、医疗风险等,来确定不同医疗服务项目的相对价值。RBRVS 点值表在美国已应用 20 余年,美国的老年医保、失业人员医保及绝大部分健康维护组织、保险行业组织依据 RBRVS 点值向医院和医师支付相应诊疗费,其公正性与可操作性已得到实践检验。除日、韩、中国台湾地区以外,欧洲、北美以及中国香港、马来西亚等华语地区的医疗保险在与中国医院结算时也使用了这一体系,证明该体系在中国医院具备执行和使用的基础与条件。近年来,国内开始借鉴 RBRVS 的理念和方法,用于医院内部绩效管理,以评价科室和个人工作量。因此,B 医院在绩效改革中引入 RBRVS 作为医疗项目权重,合理评价医务人员劳动价值并给予绩效激励引导。

第二节　绩效改革实践

一、改革目标

本次改革以国家新医改政策、医保支付制度改革以及国家对三级公立医院绩效考核和经济管理年活动的有关文件精神为指引,以绩效管理作为关键抓手,逐步推动医院从粗放式管理向质量效益精细化管理转变,进而建立现代医院管理制度。借助绩效改革方案的实施,激励科室管理者和一线医务人员与医院发展战略、医保支付政策导向保持一致,将医院的导向目标通过绩效考核分解至每一位职工,构建起上下联动、全面协调的发展格局。鼓励医师开展具有技术含量的项目,提升服务效率,诊治疑难危重症患者,彰显三级公立医院的功能定位。加快调整收入结构,降低患者费用,满足患者的就诊需求,维持医院财务收支平衡,促使医院实现又好、又快发展。

改革构建基于RBRVS的绩效评价体系,以医院的战略目标为导向,以工作数量、劳动强度、技术含量、风险程度以及工作质量评价为基础,全面统筹质量、效率与成本的绩效管理体系,确保实现"多劳多得,优绩优酬"。

二、基本原则

1. 公正、公开原则

绩效考核必须做到客观、科学和透明。要求在绩效综合系数方案的制订、绩效指标和标准的确认、绩效沟通、绩效评估、绩效反馈等方面坚持实事求是,真实反映实际绩效,不夸大或者缩小员工的绩效水平。对如何评估对象有可比较的评估标准和评估程序,同时员工在绩效指标和绩效标准制订、绩效结果确认等方面广泛参与。

2. 过程与结果并重的原则

在绩效管理过程中,既要坚持结果导向原则,又要坚持对工作过程的评估,将结果导向和过程导向结合在一起。在强调结果的同时,肯定人们的工作投入和行为及其态度的重要性。

3. 坚持综合目标绩效考核原则

根据医院发展规划,将医院战略目标分解为科室目标,强化对医院的核心指标和关键指标的考核,激发员工自身实现目标的自主性、自觉性,促进医院医疗、管理等各项工作的全面发展。

4. 动态调整原则

在实际绩效管理中,对员工考核结果进行中长期、连续的评估,以反映出绩效的全貌,使组织的绩效管理系统与组织内部不断变化的环境相适应。

5. 持续改进原则

医院综合管理是循序渐进、持续改进的过程,需要在学习国内外优秀医院管理经验的基础上,根据医院总体发展目标,设计出科学合理的综合管理方法。

6. 适宜性原则

医院综合管理控制要遵循适宜性原则。医院在进行综合管理控制时,要结合自身的特点,如业务结构、经济收入、未来发展方向等。现阶段,随着我国社会经济的不断发展,医疗行业内部之间的竞争越来越大,进行医院综合管理虽然可有效提升自身的行业竞争力,但还是要考虑自身性原则。只有建立适合医院内部实情和未来发展的全面绩效考核体系,才能把医院绩效管理的作用发挥到最大化。

三、实施准备

1. 组织保障

首先,成立绩效改革领导小组,院长担任组长,分管院长担任副组长,由经营管理办公室牵头,财务部、医务部、护理部、人事部、信息中心等多部门协同。其次,成立由科室主任、护士长、工会负责人、部分职工代表共同参与的绩效管理小组。最后,方案经过医院职代会、办公会及党委会审议后颁布实施。

2. 摸底调研

以访谈形式对医院领导调研,明确医院发展战略目标,并收集结合近三年的历史数据进行统计分析,测算各系列、科室绩效目标。同时,以问卷形式对全院各系列各层级员工进行调研,广泛征集意见。

调查旨在了解医疗机构内部员工对于绩效管理、薪酬福利以及工作环境等方面的看法和需求,以便为医院管理部门提供改进建议和参考。通过对问卷调查结果的分析,可以更全面地了解员工对于绩效考核、薪酬待遇、工作环境等方面的满意度和期望,为医院管理决策提供数据支持。

调查涉及到员工的岗位类别、职称、学历、性别等基本信息,以及对绩效考核、薪酬福利、工作环境等方面的态度和看法。通过分析问卷调查结果,将能够了解员工对于目前绩效管理制度的认知程度、对工作环境和个人发展的需求,以及对医院管理部门的建议和期望。

(1)员工激励措施:大多数填写者认为应采取有效的管理及激励机制来激励员工,占比 54.08%。

(2)绩效考核清晰度:超过 70% 的填写者表示对于绩效分配模式了解不够清楚或完全不清楚。

(3)绩效二次分配:58.67% 的填写者表示其科室有绩效二次分配模式,但对该模式的了解清晰度不高。

(4)工作问题:最大的工作问题主要集中在自我发展空间小、工作没有成就感和工作环境较差等方面。

（5）领导帮助：大部分填写者认为上级领导能够给予一定正面帮助，但也有一部分表示不确定或有负面影响。

（6）绩效评价指标：在绩效评价指标的重要性排序中，工作中承担的责任和风险、工作强度和工作复杂程度排名靠前。

（7）薪酬满意度：大部分填写者对历史绩效方案、绩效核算透明性和公平性感到满意或基本满意，但对个人劳动付出与绩效所得的满意度较为分散。

（8）薪酬比较：大部分填写者认为医院薪酬水平低于其他医院，与其他同事相比处于相同水平。

综上所述，在激励机制、绩效考核的透明度和员工的职业发展方面需要重点关注，需要更加清晰和有针对性地制订激励策略，加强绩效评价的公平性和透明度，同时关注员工的职业发展需求，提升整体员工满意度和工作积极性。

四、绩效方案

1. 绩效预算

当年绩效预算总额不超过收入总额的15％。总收入＝医疗总收入＋站点合同收入＋体检收入。

B医院绩效预览如表7-1所示。

表7-1　B医院绩效预算一览表

20××年×月 总收入（元）	医疗总收入	站点	体检	合计	绩效提取比例	绩效总预算
	10 142 404	892 045	2 682 434	13 716 882	12.00％	1 646 026

2. 各系列绩效比例

参考历史数据及国内其他医院绩效管理经验，设计各系列绩效占比。医：技：护：行政＝1：0.7：0.65：0.5。B医院某月各系列提取比例与总额如表7-2所示。

表7-2　B医院某月各系列提取比例与总额

分类	人数	系列比	绩效占比	绩效总额（元）	最终绩效占比
临床	84	1	45％	735 909	45％
护理	90	0.65	31％	512 508	31％
医技	24	0.7	9％	147 182	9％
行政	57.17	0.5	15％	250 428	15％
合计	255.17		100％	1 646 026	100％

3. 医疗服务项目字典库

基于RBRVS方法，将绩效与工作量进行关连，不再与收支结余挂钩，充分考虑员工在提供医疗服务中投入的技术难度、工作时长、人力消耗及风险系数。利用《全国医疗服务价格项目规范（2012版）》（简称《2012版规范》）这一根据中国国情及临床操作的特点，针对公立医院的资源消耗进行相对值研究的指导性文件，编制骨科中心医疗项目字典库（表7-3）。

表7-3　医疗服务项目字典库

国家代码	国家项目	地区代码	科室项目	人力/时间消耗	人力积分	时间积分	难度	风险	工作量点数
ACAC0001	Ⅰ级护理	120100003	Ⅰ级护理	护1~2	60	60	d80	d80	280
ACAB0001	Ⅱ级护理	120100004	Ⅱ级护理	护1~2	60	60	d50	d50	220
ACAA0001	Ⅲ级护理	120100005	Ⅲ级护理	护1~2	60	60	d20	d20	160
CAMA1000	ABO血型鉴定（正定型）	260000002	ABO血型鉴定	技2/1小时	140	15	0	0	155
LABZX007	呼吸门控	210200009	MRI使用心电或呼吸门控设备加收	技2/20~30分钟	140	25	e65	e65	295
HYT65301	甲板拔出术	311400022	拔甲治疗	医2护2/100~150分钟	320	125	a9	a32	486
HXH70301	髌骨骨折切开复位内固定术	331505019	髌骨骨折切开复位内固定术	医3护2/1小时	420	60	a24	a21	525
PBBA0512	髌骨脱位手法整复术	331506010	髌骨脱位成形术	医2/30~40分钟	200	35	m49	m10	294
EDCTA002	经腹部妇科彩色多普勒超声检查	220301001e	彩色多普勒超声妇科常规检查	医1技1/20分钟	170	20	c65	c64	319

医院医疗服务项目工作量点数计算公式：工作量点数＝（项目风险点数＋项目难度点数＋人力消耗积分＋时间消耗积分）÷7。

其中：人力消耗积分＝消耗医师积分＋消耗技师积分＋消耗护士积分＋消耗其他医务人员积分。1名医师积分＝100分；1名技师积分＝70分；1名护士积分＝60分；其他人员＝50分。

时间消耗积分＝项目操作消耗时长（按照分钟计算）。检验科所有项目人力计70分，时间计15分；加收项目、同一切口下另一手术：项目积分总额减半；麻醉项目：管理时长积分增加300分。

4. 医疗系列绩效

医疗系列绩效＝岗位绩效20％＋工作量绩效60％＋科室业务能力绩效20％±其他奖扣。

（1）岗位绩效：确定各核算单元医师人数，按照工作年限、职称、学历、岗位确定各类人员岗位，计算岗位绩效（表7-4～表7-8）。计算公式如下：

表7-4 医疗职称积分表

职称	积分
主任医师	1.4
副主任医师	1.2
主治医师	1
住院医师、医师	0.8
医士	0.6

表7-5 医疗工作年限积分表

工作年限	积分
≥20年	1.4
10～19年	1.2
5～10年	1
0～4年	0.8

表7-6 医疗学历积分表

学历	积分
博士	1.4
硕士	1.2
本科	1
大专	0.8
中专	0.6

表7-7 医疗工作档位积分表（以下积分待测算确定）

工作档位	积分
ICU	1.4
骨科、麻醉	1.2
综合康复	1
门诊、体检中心	0.8
其他（医技）	0.7

注：科室负责人（正职、副职）不计算科室个人岗位绩效。

表7-8 医疗系列岗位绩效一览表

姓名	工号	部门	系列	职称	职称积分	工作时间	工作年限	工作年限积分	学历	学历积分	工作档位	档位积分	医疗、医技岗位积分
×××	3911	××科	医疗	主治医师	1	2018/9/1	3	0.8	本科	1	骨科、麻醉	1.2	4
×××	137	×××科	医疗	主治医师	1	2014/7/1	7	1	硕士研究生	1.2	骨科、麻醉	1.2	4.4
×××	1736	××科	医疗	副主任医师	1.2	2006/7/1	15	1.2	大专	0.8	骨科、麻醉	1.2	4.4
×××	1752	××科	医疗	主治医师	1	2008/8/1	13	1.2	大专	0.8	骨科、麻醉	1.2	4.2
×××	3791	×××科	医疗	主治医师	1	2017/5/1	4	0.8	中专	0.6	骨科、麻醉	1.2	3.6
×××	1966	××科	医疗	主治医师	1	2012/1/1	10	1	中专	0.6	骨科、麻醉	1.2	3.8
×××	3529	××科	医疗	主治医师	1	2017/6/1	4	0.8	中专	0.6	骨科、麻醉	1.2	3.6
×××	4226	××科	医疗	医师	0.8	2020/11/1	2	0.8	本科	1	骨科、麻醉	1.2	3.8
×××	4224	××科	医疗	医师	0.8	2020/1/1	2	0.8	本科	1	骨科、麻醉	1.2	3.8
×××	1457	×××科	医疗	主任医师	1.4	1987/7/1	34	1.4	大专	0.8	骨科、麻醉	1.2	4.8
×××	1687	××科	医疗	主任医师	1.4	1997/1/1	25	1.4	大专	0.8	骨科、麻醉	1.2	4.8
×××	1462	×××科	医疗	副主任医师	1.2	1997/1/1	25	1.4	大专	0.8	骨科、麻醉	1.2	4.6
×××	1464	×××科	医疗	副主任医师	1.2	1999/1/1	23	1.4	大专	0.8	骨科、麻醉	1.2	4.6
×××	1466	×××科	医疗	主治医师	1	2006/3/1	16	1.2	大专	0.8	骨科、麻醉	1.2	4.2
×××	1468	××科	医疗	主治医师	1	2007/8/1	14	1.2	大专	0.8	骨科、麻醉	1.2	4.2

医疗岗位绩效总额 ＝ 医疗绩效预算总额×20％

医疗个人岗位绩效 ＝ 岗位绩效单价×个人岗位积分

个人岗位积分 ＝ 工作年积分＋职称积分＋学历积分＋岗位积分

岗位绩效单价 ＝ 医疗岗位绩效总额÷Σ医疗岗位积分

（2）工作量绩效：利用医疗服务项目字典库，分别对科室的开单工作量和执行工作量进行合并统计。依据预测绩效情况确定医疗服务项目RBRVS单价并转化为医师费（physician fee，PF）。

医疗工作绩效总和 ＝ 医疗绩效预算总额×60％ ＝ HIS工作量绩效总额（60％）＋手术量绩效总额（40％）＝（30％×开单点数＋100％×执行点数）×医疗工作点数单价＋手术工作量点数×手术工作量点数单价。

医疗工作量绩效单价 ＝ HIS工作量绩效总额÷（30％×开单点数合计＋100％×执行点数合计）。

手术工作量点数单价 ＝ 手术量绩效总额÷Σ手术工作量点数。

手术量采集，依据其他省份对手术或操作的级别划分给与不同手术级别手术不同积分，按照科室手术积分情况给与相应绩效。

依据年度绩效情况测算全院四级手术各级别手术积分，积分情况如表7-9～表7-11所示。

表7-9 骨科中心手术级别积分表（手术积分系数需测算）

手术级别	手术积分
一级手术	1
二级手术	2
三级手术	8
四级手术	16

表7-10 骨科中心手术积分分配表

分配比例	4人	3人	2人	1人
主刀	40％	50％	70％	100％
一助	20％	25％	30％	
二助	20％	25％		
三助	20％			

表 7-11 手术量绩效

申请科室	ICD名称	ICD手术等级	系数积分	主刀医师	主刀点数	第一助手	一助点数	第二助手	二助点数
×××科	颈椎间盘切除术	4	16	1727	8	1753	4	3156	4
×××科	腰椎骨折切开复位内固定术	4	16	1737	11.2	1739	4.8		
×××科	经皮椎体球囊扩张成形术	4	16	1753	11.2	3156	4.8		
×××科	颈椎间盘切除术	4	16	1727	8	1737	4	1739	4
×××科	颈椎前路小关节切除术	4	16	1727	8	1733	4	1755	4
×××科	椎间盘切除术	4	16	1727	8	1753	4	3156	4
×××科	椎间盘切除术	4	16	1735	11.2	1756	4.8		
×××科	椎间盘切除术	4	16	1735	11.2	1756	4.8		
×××科	椎管减压术	4	16	1735	11.2	1756	4.8		
×××科	颈椎间盘切除术	4	16	1727	8	1753	4	3156	4
×××科	椎间盘切除术	4	16	1735	11.2	1756	4.8		
×××科	颈椎间盘切除术	4	16	1735	11.2	1756	4.8		
×××科	经皮椎体球囊扩张成形术	4	16	1735	11.2	1756	4.8		
×××科	椎间盘切除术	4	16	1735	11.2	1756	4.8		

注：手术量绩效中 85% 为临床医师手术工作量,15% 为麻醉医师工作量。

（3）科室业务能力绩效:按照科室已分配绩效占比将业务能力绩效分配至各科室,对于该部分内容进行综合考评,可对考核内容及比例略微进行调整。

B 医院医疗系列科室业务能力绩效测算样表如表 7-12 所示。

5. 医技系列绩效

医技系列绩效 = 岗位绩效 20% + 工作量绩效 60% + 科室业务能力绩效 20% ± 其他奖扣

（1）岗位绩效:确定各核算单元医师人数,按照工作年限、职称、学历、岗位确定各类人员岗位绩效(表 7-13 ~ 表 7-16)。计算公式如下:

医技岗位绩效总额 = 医技绩效预算总额 × 20%

医技个人岗位绩效 = 岗位绩效单价 × 个人岗位积分

个人岗位积分 = 工作年积分 + 职称积分 + 学历积分 + 岗位积分

表7-12　医疗系列科室业务能力绩效测算样表

姓名	工号	科室	岗位绩效(20%)		工作量绩效(60%)													效益效率绩效(20%)			负责人实际绩效
			岗位积分	岗位积分绩效	开单点数	科室平均开单点数	开单合计(30%)	执行点数	科室平均执行点数	执行合计(100%)	工作量点数	工作量绩效	主刀点数	一助点数	二助点数	手术点数	手术绩效	岗位+工作量绩效	综合指标	合计	
××	1727	××科	0	0	2609	4022	1989	980	46135	47115	49104	2808	252.5	0	0	252.5	9747	12555	2679	15234	36021
××	1735	××科	0	0	14858	4022	5664	4134	46135	50269	55933	3199	456	0	2	458	17679	20878	2679	23557	42034
××	1733	××科	4.6	2524	7390	4022	3423	2111	46135	48246	51670	2955	56.5	64	8.25	128.75	4970	10449	2679	13129	
××	1737	××科	4.4	2415	11594	4022	4685	2624	46135	48759	53443	3057	22.9	22	0	44.9	1733	7204	2679	9884	
××	1738	××科	4.4	2415	2653	4022	2002	470	46135	46605	48607	2780	0	0	0	0	0	5195	2679	7874	
××	1732	××科	4.6	2524	37114	4022	12341	13483	46135	59618	71958	4115	0	0	0	0	0	6640	2679	9319	
××	1755	××科	4.4	2415	48020	4022	15613	821	46135	46956	62569	3578	0	16.25	72.25	88.5	3416	9409	2679	12089	
××	1756	××科	4	2195	229586	4022	70082	4999	46135	51134	121216	6933	0	196	2	198	7643	16771	2679	19450	
××	1754	××科	4.2	2305	323469	4022	98247	3860	46135	49995	148242	8478	24.5	28.25	28	80.75	3117	13900	2679	16580	
××	1753	××科	4.2	2305	104029	4022	32415	2669	46135	48804	81219	4645	58.8	50.9	4	113.7	4389	11339	2679	14018	
××	3156	××科	3.6	1976	75489	4022	23853	2259	46135	48394	72247	4132	0	10.8	32.5	43.3	1671	7779	2679	10458	
××	1739	××科	4.2	2305	123330	3901	38169	1508	44751	46259	84428	4829	0	9.6	22	31.6	1220	8353	2599	10952	
××	4351	××科	4	2195	33	804	251	33	9227	9260	9511	544	0	0	0	0	0	2739	536	3275	

（续表）

姓名	工号	科室	岗位绩效(20%)		工作量绩效(60%)													效益效率绩效(20%)			负责人实际绩效
			岗位积分	岗位积分绩效	开单点数	科室平均开单点数	开单合计(30%)	执行点数	科室平均执行点数	执行合计(100%)	工作量点数	工作量绩效	主刀点数	一助点数	二助点数	手术点数	手术绩效	岗位+工作量绩效	综合指标	合计	
××	1458	××科	0	0	5227	207	1630	3064	44202	47266	48896	2796	75.1	1	0	76.1	2937	5734	2389	8123	29264
××	1460	××科	4.8	2634	16414	207	4986	3920	44202	48122	53109	3037	0	0	0	0	0	5672	2389	8061	
××	1465	××科	4.4	2415	5104	207	1593	1484	44202	45687	47280	2704	58.1	2	1	61.1	2358	7477	2389	9866	
××	1467	××科	4	2195	8710	207	2675	2295	44202	46498	49173	2812	233.9	5	0	238.9	9222	14229	2389	16618	
××	1494	××科	4.2	2305	117373	207	35274	8464	44202	52666	87941	5030	75.1	27.6	5	107.7	4157	11492	2389	13881	
××	3677	××科	3.6	1976	101202	207	30423	5850	44202	50053	80475	4603	2.1	38	27	67.1	2590	9168	2389	11557	

岗位绩效单价＝医技岗位绩效总额÷Σ医技岗位积分

B医院医技系列岗位绩效实算表如表7-17所示。

表7-13 医技职称积分表

职称	积分
主任医师	1.4
副主任医师	1.2
主治医师	1
住院医师、医师	0.8
医士、技士	0.6

表7-14 医技工作年限积分表

工作年限	积分
≥20年	1.4
10~19年	1.2
5~10年	1
0~4年	0.8

表7-15 医技学历积分表

学历	积分
博士	1.4
硕士	1.2
本科	1
大专	0.8
中专	0.6

表7-16 医技工作档位积分表

工作档位	积分
ICU	1.4
骨科、麻醉	1.2
综合康复	1
门诊、体检中心	0.8
其他(医技)	0.7

注:科室负责人(正职、副职)不计算科室个人岗位绩效。

表 7-17　医技系列岗位绩效实算表

姓名	工号	部门	系列	职称	职称积分	工作时间	工作年限	工作年限积分	学历	学历积分	工作档位	档位积分	医疗、医技岗位积分
×××	4061	××科	医技	主管检验技师	1	1992/7/1	29	1.4	大专	0.8	医技	0.7	3.9
×××	4049	××科	医技	副主任检验技师	1.2	1992/12/1	29	1.4	本科	1	医技	0.7	4.3
×××	4108	××科	医技	检验技师	1	2019/7/1	2	0.8	大专	0.8	医技	0.7	3.3
×××	4104	××科	医技	检验技师	1	2019/7/1	2	0.8	大专	0.8	医技	0.7	3.3
×××	4122	××科	医技	检验技士	0.8	2019/7/1	2	0.8	本科	1	医技	0.7	3.3
×××	4031	××科	医技	主任医师	1.4	1992/7/1	29	1.4	本科	1	医技	0.7	4.5
×××	4033	××科	医技	副主任医师	1.2	1993/9/1	28	1.4	本科	1	医技	0.7	4.3
×××	4032	××科	医技	主治医师	1	1996/7/1	25	1.4	本科	1	医技	0.7	4.1
×××	4034	××科	医技	主治医师	1	1992/7/1	29	1.4	本科	1	医技	0.7	4.1
×××	1312	××科	医技	主任医师	1	1990/7/1	31	1.4	大专	0.8	医技	0.7	3.9
×××	3645	××科	医技	技士	0.8	2016/1/1	6	1	中专	0.6	医技	0.7	3.1
×××	1196	××科	医技	副主任医师	1.2	1998/9/1	23	1.4	大专	0.8	医技	0.7	4.1
×××	4063	××科	医技	医师	0.8	2006/7/1	15	1.2	中专	0.6	医技	0.7	3.3
×××	4084	××科	医技	主治医师	1	1992/9/1	29	1.4	中专	0.6	医技	0.7	3.7
×××	4064	××科	医技	医师	0.8	2009/2/1	13	1.2	中专	0.6	医技	0.7	3.3
×××	2123	××科	医技	主治医师	1	2004/12/1	17	1.2	中专	0.6	医技	0.7	3.5
×××	4085	××科	医技	主治医师	1	2005/8/1	16	1.2	中专	0.6	医技	0.7	3.5
×××	4060	××科	医技	主治医师	1	1992/9/1	29	1.4	本科	1	医技	0.7	4.1
×××	4086	××科	医技	医师	0.8	1995/5/1	26	1.4	中专	0.6	医技	0.7	3.5

（2）工作量绩效：利用医疗服务项目字典库，分别对科室的执行工作量进行合计统计。依据预测绩效情况确定医疗服务项目RBRVS单价并转化为医师费。

医技工作绩效总和＝医技绩效预算总额×60％＝HIS工作量绩效总额＝100％×执行点数×医技工作点数单价

医疗工作量绩效单价＝HIS工作量绩效总额÷100％×执行点数合计

（3）科室业务能力绩效：按照科室已分配绩效占比将业务能力绩效分配至各科室，对于该部分考核施行综合考评内容进行考核，可对考核内容及比例略微进行调整。

B医院医技科室业务能力绩效测算样表如表7-18所示。

表7-18　医技科室业务能力绩效测算样表

姓名	工号	科室	岗位绩效		工作量绩效					效率（20％）	测算人均	负责人绩效
			岗位积分	岗位积分绩效	个人执行点数	科室执行平均点数	总点数	工作量绩效	岗位＋工作量			
×××	4061	××科	0	0	7 893	104 204	112 097	5 617	5 617	1 659	7 276	19 206
×××	4049	××科	4.3	1 753	0	104 204	104 204	5 221	6 974	1 659	8 633	
×××	4087	××科	2.9	1 182	0	104 204	104 204	5 221	6 403	1 659	8 063	
×××	4108	××科	3.3	1 345	0	104 204	104 204	5 221	6 567	1 659	8 226	
×××	4104	××科	3.3	1 345	0	104 204	104 204	5 221	6 567	1 659	8 226	
×××	4122	××科	3.3	1 345	0	104 204	104 204	5 221	6 567	1 659	8 226	
×××	4031	××科	0	0	0	71 705	71 705	3 593	3 593	1 222	4 815	16 481
×××	4032	××科	0	0	0	71 705	71 705	3 593	3 593	1 222	4 815	15 185
×××	4033	××科	4.3	1 753	0	71 705	71 705	3 593	5 346	1 222	6 568	
×××	4034	××科	4.1	1 672	0	71 705	71 705	3 593	5 264	1 222	6 487	
×××	1312	××科	3.9	1 590	17 138	71 705	88 843	4 451	6 042	1 222	7 264	
×××	3645	××科	3.1	1 264	0	71 705	71 705	3 593	4 857	1 222	6 079	
×××	1196	××科	0	0	988	42 994	43 982	2 204	2 204	1 004	3 208	11 656
×××	4063	××科	3.3	1 345	7 544	42 994	50 538	2 532	3 878	1 004	4 882	
×××	4084	××科	3.7	1 509	3 641	42 994	46 635	2 337	3 845	1 004	4 849	
×××	4064	××科	3.3	1 345	5 775	42 994	48 769	2 444	3 789	1 004	4 793	
×××	2123	××科	3.5	1 427	66 857	42 994	109 851	5 504	6 931	1 004	7 935	
×××	4085	××科	3.5	1 427	4 865	42 994	47 859	2 398	3 825	1 004	4 829	
×××	4060	××科	4.1	1 672	5 130	42 994	48 124	2 411	4 083	1 004	5 087	
×××	4086	××科	3.5	1 427	0	42 994	42 994	2 154	3 581	1 004	4 585	

6. 护理系列绩效

护理绩效公式:护理绩效总额＝护理岗位绩效(20%)＋护理工作量绩效(60%)＋护理单元业务能力绩效(20%)。

(1) 岗位绩效:确定各核算单元护理人数,按照工作年限、能级、学历、岗位确定各类人员岗位绩效(表7-19～表7-22)

护理岗位绩效总额＝护理绩效预算总额×20%

护理个人岗位绩效＝岗位绩效单价×个人岗位积分

个人岗位积分＝工作年积分＋能级积分＋学历积分＋档位积分

岗位绩效单价＝护理岗位绩效总额÷∑护理岗位积分

B医院护理系列岗位绩效实算表如表7-23所示。

表 7-19　护理单元档位积分表

科室	档位	系数
外科、重症、手术室、麻醉科	1	1.6
综合康复科	2	1.3
其他护理人员	3	1.0

表 7-20　护理能级积分表

能级	系数
无能级	0.8
N0	1.0
N1	1.2
N2	1.4
N3	1.6

表 7-21　护理工作年限积分表

工作年限	积分
≥20 年	1.4
10～19 年	1.2
5～10 年	1
0～4 年	0.8

表 7 - 22　护理学历积分表

学历	积分
博士	1.4
硕士	1.2
本科	1
大专	0.8
中专	0.6

注:护士长不计算科室个人岗位绩效。因门诊现工作量较低,以增加岗位积分形式上调:个人岗位积分×3。

表 7 - 23　护理系列岗位绩效实算表

姓名	工号	部门	系列	工作时间	工作年限	工作年限积分	学历	学历积分	工作档位	档位积分	护理能级	能级积分	护理岗位积分
×××	1740	××部	护理	1986/8/1	35	1.4	大专	1	非临床	1	N3	1.6	5
×××	1730	××部	护理	2004/7/1	17	1.2	大专	1	临床一线	1.6	能级未知	1	4.8
×××	1746	××部	护理	2009/1/1	13	1.2	大专	1	临床一线	1.6	N2	1.4	5.2
×××	1768	××部	护理	2012/1/1	10	1	本科	1.2	临床一线	1.6	N2	1.4	5.2
×××	1751	××部	护理	2005/1/1	17	1.2	大专	1	临床一线	1.6	N2	1.4	5.2
×××	1750	××部	护理	2007/9/1	14	1.2	大专	1	临床一线	1.6	N2	1.4	5.2
×××	1762	××部	护理	2010/1/1	12	1.2	本科	1.2	临床一线	1.6	N2	1.4	5.4
×××	1765	××部	护理	2010/1/1	12	1.2	本科	1.2	临床一线	1.6	N2	1.4	5.4
×××	3438	××部	护理	2015/1/1	7	1	中专	0.8	临床一线	1.6	N1	1.2	4.6
×××	1763	××部	护理	2010/1/1	12	1.2	本科	1.2	临床一线	1.6	N2	1.4	5.4
×××	1743	××部	护理	2002/11/1	19	1.2	大专	1	临床一线	1.6	N2	1.4	5.2
×××	1747	××部	护理	2012/8/1	9	1	大专	1	临床一线	1.6	N2	1.4	5
×××	1745	××部	护理	2006/9/1	15	1.2	大专	1	临床一线	1.6	N3	1.6	5.4
×××	1741	××部	护理	1993/9/1	28	1.4	大专	1	临床一线	1.6	N3	1.6	5.6
×××	1749	××部	护理	2008/1/1	14	1.2	大专	1	临床一线	1.6	N2	1.4	5.2
×××	1761	××部	护理	2010/6/1	11	1.2	本科	1.2	临床一线	1.6	N2	1.4	5.4
×××	1766	××部	护理	2011/11/1	10	1	本科	1.2	临床一线	1.6	N2	1.4	5.2

（续表）

姓名	工号	部门	系列	工作时间	工作年限	工作年限积分	学历	学历积分	工作档位	档位积分	护理能级	能级积分	护理岗位积分
×××	1770	××部	护理	2011/4/1	10	1	中专	0.8	临床一线	1.6	N2	1.4	4.8
×××	3268	××部	护理	2014/8/1	7	1	中专	0.8	临床一线	1.6	N2	1.4	4.8
×××	3129	××部	护理	2014/3/1	7	1	中专	0.8	临床一线	1.6	N1	1.2	4.6
×××	3135	××部	护理	2013/12/1	8	1	中专	0.8	临床一线	1.6	N2	1.4	4.8

（2）工作量绩效：利用医疗服务项目字典库，分别对科室护理单元的执行工作量进行合并统计。依据预测绩效情况确定医疗服务项目 RBRVS 单价并转化为护理工作费。

护理工作绩效总和 ＝ 护理绩效预算总额×60％ ＝ HIS工作量绩效总额（85％）＋手术室护理绩效总额（15％）＝ 100％×执行点数×护理工作点数单价×手术室护理绩效总额

护理工作量绩效单价 ＝ HIS工作量绩效总额÷100％×执行点数合计×现手术室护理绩效为科室均分

若信息系统支持可改为：手术工作量点数单价 ＝ 手术量绩效÷Σ手术工作时长

注：康复科护理执行工作量点数×50％；麻醉室执行工作量点数×50％；医技科室护理执行工作量点数×30％。

（3）科室业务能力绩效：按照科室已分配绩效占比将业务能力绩效分配至各科室，对于该部分内容进行综合考评，可对考核内容及比例略微进行调整。

B 医院护理系列科室业务能力绩效测算如表 7-24 所示。

表 7-24　护理系列科室业务能力绩效测算

姓名	工号	科室	岗位绩效		工作量绩效					岗位+工作量绩效	效率（20％）	合计	负责人实际绩效
			岗位积分	岗位积分绩效	个人执行点数	科室执行平均点数	总点数	工作量绩效	手术绩效				
×××	1790	××科	0	0	86	63 100	31 593	2 917		2 917	972	3 889	11 196
×××	1697	××科	4.9	1 230	91	63 100	31 596	2 917		4 148	972	5 120	
×××	1744	××科	4.9	1 230	63	63 100	31 582	2 916		4 146	972	5 119	
×××	1479	××科	4.9	1 230	1 440	63 100	32 270	2 980		4 210	972	5 182	
×××	4257	××科	4.3	1 080	2 439	63 100	32 770	3 026		4 105	972	5 078	
×××	4107	××科	4.1	1 030	310	63 100	31 705	2 927		3 957	972	4 929	

（续表）

姓名	工号	科室	岗位绩效		工作量绩效			工作量绩效	手术绩效	岗位+工作量绩效	效率（20%）	合计	负责人实际绩效
			岗位积分	岗位积分绩效	个人执行点数	科室执行平均点数	总点数						
×××	4148	××科	4.3	1 080	0	44 170	22 085	2 039		3 119	681	3 800	
×××	1730	××科	0	0	897	44 973	45 870	4 235		4 235	1 368	5 604	15 587
×××	1746	××科	5.2	1 306	1 198	44 973	46 171	4 263		5 569	1 368	6 937	
×××	1768	××科	5.2	1 306	0	44 973	44 973	4 153		5 458	1 368	6 827	
×××	1751	××科	5.2	1 306	7 357	44 973	52 331	4 832		6 138	1 368	7 506	
×××	1750	××科	5.2	1 306	1 676	44 973	46 649	4 307		5 613	1 368	6 981	
×××	1762	××科	5.4	1 356	1 843	44 973	46 816	4 323		5 679	1 368	7 047	
×××	1765	××科	5.4	1 356	1 895	44 973	46 868	4 327		5 683	1 368	7 052	
×××	3438	××科	4.6	1 155	2 499	44 973	47 472	4 383		5 538	1 368	6 907	
×××	4112	××科	4.4	1 105	0	44 973	44 973	4 153		5 257	1 368	6 626	
×××	1763	××科	5.4	1 356	2 422	44 973	47 395	4 376		5 732	1 368	7 100	
×××	1743	××科	5.2	1 306	3 262	44 973	48 235	4 454		5 759	1 368	7 128	
×××	1747	××科	5	1 256	237	14 841	15 079	1 392		2 648	452	3 099	

7. 行政绩效

为区分不同行政科室岗位间岗位工作难度、强度及理想状态绩效水平，采用因素法对行政科室从责任因素、知识技能因素、工作性质因素和工作环境因素四个维度进行同行评议。

（1）岗位评价因素：岗位评价设定了责任因素、知识技能因素、努力程度因素、工作环境因素四大部分，比例为 440∶280∶210∶70，总分为 1 000 分。岗位评价因素定义与分级如表 7-25 所示。

表 7-25　岗位评价因素定义与分级表

因素	分层	因素定义与分级
责任因素（440 分）	1. 风险危害因素（40 分）	定义：指在不确定的条件（非人为）下，出现影响医院正常经营、管理、医疗服务等工作的情况所造成的损失。 （1）有极大风险：一旦发生问题，对造成的影响不仅不可挽回，而且会致使医院产生很大的危机（40 分） （2）有较大的风险：一旦发生问题，会给医院带来较严重的损害（30 分） （3）有一定的风险：一旦发生问题，给医院造成的影响能明显感觉到（20 分） （4）仅有一些小的风险：一旦发生问题，不会给医院造成多大影响（10 分） （5）无风险（5 分）

因素	分层	因素定义与分级
	2. 风险控制因素（40分）	**定义**：指在不确定的条件（非人为）下，出现影响医院正常经营、管理、医疗服务等相关工作的情况的概率。 （1）有很高概率：经常发生（40分） （2）有较高概率：时常发生（30分） （3）有一定的概率：偶尔发生（20分） （4）概率较小：很少发生（10分） （5）概率几乎为零（5分）
	3. 经营损失责任（直接成本/费用控制）（70分）	**定义**：指在正常工作状态下，因工作疏忽而可能造成的成本、费用、利息等额外损失方面所承担的责任，其责任大小由可能造成损失的多少作为判断基准，以年平均值为计量单位。 （1）损失金额≥1 000 000元（70分） （2）损失金额100 000～999 999元（50分） （3）损失金额在10 000～99 999元（35分） （4）损失金额在1 000～9 999元（20分） （5）损失金额在100～999元（10分） （6）损失金额＜100元（5分）
	4. 工作结果责任（70分）	**定义**：指在个人可控范围内对工作结果承担多大的直接责任，以工作结果对影响的大小作为判断责任大小的基准。 （1）对整个医院的工作结果负责（70分） （2）对医院的多个科室工作结果负责（50分） （3）对整个科室的工作结果负责（35分） （4）只对自己和直接领导的职工的工作结果负责（20分） （5）只对自己的工作结果负责（5分）
	5. 领导管理责任（60分）	**定义**：指在正常权力范围内所拥有的正式领导管理职责，其职责大小根据所领导管理人员的层级进行判断。基层管理人员指各科室内部的组长，中层管理人员指职能科室或业务科室的负责人，高层管理人员指医院副院长级以上人员。 （1）领导管理的岗位中有高层管理人员（60分） （2）领导管理的岗位中有职能科室或业务科室的主任（45分） （3）领导管理的岗位中有副主任/副主任医师/副主任技师/副主任研究员（30分） （4）领导管理的岗位中有基层管理人员（15分） （5）领导管理一般人员（5分） （6）不监督指导任何人，只对自己负责（0分）
	6. 组织人事责任（40分）	**定义**：指在正常工作中，对人员的选拔、任用、考核、工作分配、激励等具有的权力，并承担相应的责任。其责任的大小视所负责人员的层次而定。 （1）对医院高层领导具有组织人事的责任（40分） （2）对职能科室或业务科室负责人具有组织人事的责任（30分） （3）对副主任/副主任医师/副主任技师具有组织人事的责任（21分） （4）对基层管理人员具有组织人事的责任（13分） （5）仅对一般员工有具有组织人事的责任（7分） （6）不负有组织人事的责任（0分）

（续表）

因素	分层	因素定义与分级
7. 外部协调责任（30分）	定义：指在正常工作中需对外维持密切工作关系所负有的责任。其责任大小以联系的频率和重要性对医院影响程度作为判断标准。 (1) 需要与上级或其他主管科室的负责人保持密切联系，频繁沟通，联系的原因往往涉及医院重大问题或影响决策，对医院的形象有重大影响（30分） (2) 需要与外界发生特别性联系，联系的结果对医院的形象有较大的影响（20分） (3) 需要与外界保持日常性、常规性联系，联系的结果对医院的形象有一定的影响（12分） (4) 不需要与外界保持密切联系；如有，也仅限于一般人员，且属偶然性（5分）
	8. 内部协调责任（30分）	定义：指在正常工作中，需要与内部单位协调，共同开展业务活动所需要承担的责任，其协调责任的大小以协调结果对医院的影响程度作为判断基准。 (1) 与各科室负责人有密切的工作联系，在工作中需要保持随时联系和沟通，协调不力对医院有重大影响（30分） (2) 几乎与医院所有一般员工均有密切工作联系，或与其他部分科室中层有工作协调的必要，协调不力对医院有较大的影响（20分） (3) 与本科室和其他科室员工有密切的工作联系，协调不力会影响双方的工作（13分） (4) 仅与本科室员工进行工作协调，偶尔与其他科室进行一些个人协调，协调不力一般不影响自己和他人的正常工作（7分） (5) 不需要与任何人进行协调；若有，也只是偶尔与本科室一般员工协调（2分）
	9. 决策的层次（30分）	定义：指在正常的工作中需要参与决策，其责任大小根据所参与决策的层次高低作为判断基准。 (1) 工作中需要经常参加医院最高层次决策（30分） (2) 工作中需要做一些大的决策，但必须与其他科室主任共同协商方可（20分） (3) 工作中需要做一些对所属人员有影响的决策（15分） (4) 工作中需要做一些小的决定，只影响与自己有工作关系的部分一般职工（10分） (5) 工作中常做一些小的决定，一般不影响他人（5分）
	10. 法律上的责任（30分）	定义：指在正常工作中需要拟定和签署具有法律效力的合同，并对合同的结果负有相应的责任。其责任的大小视签约、拟定合同的重要性及后果的严重性作为判断基准。 (1) 工作经常需要以法人资格签署各种有关合同，并对其结果负有全部责任（30分） (2) 工作经常需要审核各种业务或其他具有法律效力的合同，并对合同的结果负有部分责任（20分） (3) 工作经常需要拟定合同和签约，领导只做原则审核，个人承担部分责任（13分） (4) 工作需要偶尔拟定具有法律效力的合同条文，其条文最终受上级审核方可签约（6分） (5) 不参与有关法律合同的制订和签约（0分）

(续表)

因素	分层	因素定义与分级
知识技能因素（280分）	1. 专业技术知识技能（60分）	定义：指为了顺利履行工作职责，应具备的专业技术、知识、素质和能力的要求。 （1）工作需要深入的专业技术知识和熟练的技能，该知识需很长时间学习积累才可掌握（60分） （2）工作需要较深入专业技术知识和一般技能，该知识需较长时间学习积累才可掌握（40分） （3）工作需要一般的专业技术知识和简单技能（25分） （4）工作需要较初浅的专业技术知识和较简单技能（15分） （5）基本不需要专业技术知识（5分）
	2. 管理知识技能（50分）	定义：指为了顺利完成工作目标，组织协调相关人员进行工作所需要的素质和能力。判断基准：工作中进行组织协调的程度和组织协调工作的影响。 （1）需要非常强的管理能力和判断能力，该工作影响正常运作、研发及经营（50分） （2）需要较丰富的管理知识和较强的管理技能以协调各方面关系（35分） （3）工作需要基本的管理知识与技能（20分） （4）工作需要初浅的管理知识和决断能力（10分） （5）工作简单，基本不需要管理知识与技能（0分）
	3. 胜任工作时间（30分）	定义：指达到最低资格条件的毕业生需多长时间的工作经验（同职能领域）才可能基本胜任本职工作。 （1）工作年限≥15年（30分） （2）工作年限10～15年（22分） （3）工作年限6～9年（15分） （4）工作年限3～5年（9分） （5）工作年限1～2年（5分） （6）工作年限<1年（2分）
	4. 综合能力（30分）	定义：指为顺利履行工作职责所应达到的多种知识素质、经验和能力的总体效能要求。 （1）非常规性工作，需在复杂多变的环境中处理事务，需要高度综合能力（30分） （2）工作多样化灵活处理问题要求高，需综合使用多种知识和技能（20分） （3）工作规范化、程序化，仅需某方面的专业知识和技能（12分） （4）工作单一、简单、无需特殊技能和能力（5分）
	5. 知识多样性（30分）	定义：指在顺利履行工作职能时需要使用多种学科、专业领域的知识。判断基准在于广博不在精深。 （1）需要2门以上跨专业领域知识的支持（30分） （2）需要2门跨专业领域知识的支持（20分） （3）需要相近知识领域的支持（12分） （4）基本不需要使用其他知识领域的知识（5分）

（续表）

因素	分层	因素定义与分级
	6. 最低学历要求（20分）	定义:指顺利履行工作职责所要求的最低学历要求,其判断基准按正规教育水平判断。 (1) 硕士及以上学历(20分) (2) 大学本科(14分) (3) 大学专科(10分) (4) 中专(7分) (5) 高中(5分) (6) 高中以下(3分)
	7. 沟通能力（20分）	定义:指工作交流中表达自身信息与获取对方信息的能力,主要从沟通的频繁与难度考虑。 (1) 沟通内容复杂,需要引导说服别人,在专业上提出主体思路,需要有很强的沟通技巧(20分) (2) 沟通的对象较多,沟通内容需要和别人进行探讨,理解别人的意图,但不需要提出主体思路,不需要引导别人的思路,需要有较强的沟通技巧(13分) (3) 沟通的对象较多,内容非常简单,一般是信息传递,需要有一定的沟通技巧(8分) (4) 沟通的对象限定几个,基本不出部门,内容上也非常简单(4分)
	8. 文字应用要求（20分）	定义:指正常工作中所要求实际运用的语言文字知识的能力。 (1) 能非常熟练运用语言文字知识,编写综合性研究、论证报告,重点突出,条理清晰(20分) (2) 能熟练运用语言文字知识,编写医院文件或一般研究、论证报告(15分) (3) 能较熟练的运用语言文字知识,编写汇报文件,总结(非个人)(10分) (4) 能运用语言文字知识,编写一般信函、简报、便条、备忘录和通知(5分)
	9. 计算机知识(20分)	定义:指工作所要求的实际计算机操作水平。判断以常规工作中使用的最低程度为基准。 (1) 能使用计算机开发工具软件(20分) (2) 需要具备熟练的计算机操作能力(15分) (3) 需要具备简单计算机操作能力(8分) (4) 不需要具备计算机操作能力(0分)
工作性质因素（210分）	1. 工作复杂性(40分)	定义:指在工作中履行职责的复杂程度。判断基准根据所需的判断分析、计划等水平而定。 (1) 工作要求高度的判断力和计划性。要求积极地适应不断变化的环境或问题(40分) (2) 工作时需要运用多种专业技能,经常做独立判断和计划,要有相当高的解决问题的能力(30分) (3) 需进行专门训练才可胜任工作,但大部分时候只需一种专业技能,偶尔需要进行独立判断或计划(20分) (4) 只需简单的提示即可完成工作,不需计划和独立判断(10分) (5) 简单的、独自的工作(4分)

因素	分层	因素定义与分级
	2. 工作紧张程度（40分）	定义：指工作的节奏、时限、工作量和工作所需对细节的重视所引起的工作紧迫感。 (1) 为完成每日工作需要加快工作节奏，持续保持注意力的高度集中（40分） (2) 工作的节奏、结果自己无法控制，明显感到工作紧张（20分） (3) 大部分时间的工作节奏、时限自己掌握，有时比较紧张，但时间持续不长（10分） (4) 工作的节奏、时限自己掌握，没有紧迫感（5分）
	3. 开拓与创新（30分）	定义：指顺利开展工作所必需的开拓与创新的精神和能力的要求。 (1) 工作性质本身即为开拓和创新的（30分） (2) 工作时常需要开拓和创新（18分） (3) 工作基本规范化，偶尔需要开拓和创新（10分） (4) 全部工作为程序化、规范化，无须开拓和创新（5分）
	4. 脑力辛苦程度（30分）	定义：指在工作时所需注意力集中程度的要求。根据集中精力的时间、频率等进行判断。 (1) 工作时间都必须高度集中精力，从事高强度脑力劳动（30分） (2) 一般工作时间必须高度集中精力，从事高强度脑力劳动（20分） (3) 少数工作时间必须高度集中精力，从事较高强度脑力劳动（12分） (4) 工作时只从事一般强度脑力劳动（8分） (5) 工作时以体力为主（4分）
	5. 工作压力（30分）	定义：指工作本身给任职人员带来的压力。根据决策迅速性、工作常规性、任务多样性、工作流动性及工作是否被时常打断进行判断。 (1) 工作中的压力很大：工作中经常迅速做出决定，任务多样化，工作时间很紧张，工作变动性较强，很难坐下来安静地处理问题（30分） (2) 工作中的压力较大：要求经常迅速作出决定，任务多样化，手头工作经常被打断，工作流动性很强（20分） (3) 工作中的压力一般：工作中时常迅速作出决定，手头工作时常被打断，工作变动性较强（12分） (4) 工作中的压力较小：很少迅速作出决定，工作速度没有特定要求，手头工作有时被打断（5分） (5) 工作中的压力很小：极少迅速作出决定，工作常规化，工作很少被打断或干扰（3分）
	6. 工作均衡性（20分）	定义：指每天工作忙闲不均的程度。 (1) 工作经常忙闲不均，没有明显的规律，且忙的时间持续很长（20分） (2) 经常有忙闲不均的现象，且没有明显的规律（15分） (3) 有时忙闲不均，但有规律性（10分） (4) 一般没有忙闲不均的现象（5分）
	7. 工作的灵活性（20分）	定义：指工作需要灵活处理事情的程度。判断基准取决于工作职责要求。 (1) 工作非常规，需要在复杂多变的环境中灵活地处理重大的偶然性问题（20分） (2) 工作中大部分属于非常规性的，主要靠自己灵活地按具体情况进行妥善处理（16分）

（续表）

因素	分层	因素定义与分级
		（3）工作中属于一般常规性的,经常需要在工作程序化之外灵活应变处理工作中所出现的问题（11分） （4）工作中大部分属于常规性的,偶尔需要灵活应变处理工作程序化之外的一些一般性问题（6分） （5）属于常规性工作,基本按程序办事（3分）
工作环境因素（70分）	1. 工作地点稳定性（20分）	定义:指工作时是否经常变换工作地点,主要根据到其他科室的频繁程度进行判断。 （1）频繁进出其他科室或不同办公地点（20分） （2）经常需要去其他科室或不同办公地点（15分） （3）偶尔需要去其他科室或不同办公地点（10分） （4）基本不需要去其他科室或不同办公地点（5分）
	2. 危险性（30分）	定义:指工作本身可能对任职者和健康所造成的危害（放射线、传染病等）。 （1）每天在临床、医技科室工作,与患者直接接触或工作中可能造成很严重的人身的损害（30分） （2）频繁去临床、医技科室,不与患者直接接触或工作中可能造成较重的人身的损害（20分） （3）经常去临床、医技科室,不与患者直接接触或工作中可能造成人身和健康的轻度损害（12分） （4）偶尔去临床、医技科室或工作中没有可能对人身和健康造成损害（5分）
	3. 工作时间特征（20分）	定义:指工作要求的特定起止时间。 （1）上下班时间根据工作具体情况而定,且无规律可循,自己无法控制、安排（20分） （2）上下班时间按照工作具体情况而定,但有一定规律,自己可以控制、安排,长期倒班（14分） （3）按正常时间上下班,经常需要加班（9分） （4）基本按正常时间上下班,偶尔需要加班（4分） （5）按正常时间上下班（0分）

同行评议结果示例如表7-26所示,行政科室档位系数示例如表7-27所示。

表7-26 骨科中心行政科室同行评议结果

岗位名称	科室名称	平均分	岗位系数
综合办公室主任	××科	659.27	1.1
综合管理岗	××科	424.09	0.9
消供岗	××科	359.41	0.9
人事岗	××科	416.77	0.9
党政岗	××科	396.73	0.9
二级库岗	××科	350.59	0.9

（续表）

岗位名称	科室名称	平均分	岗位系数
财务负责人	××科	553.55	1.1
医保物价负责人	××科	465.68	1
前线收费合算岗	××科	343.64	0.9
合同结算岗	××科	348.14	0.9
收费岗	××科	341.23	0.9
总务负责人	××科	592.55	1.1
总务办公室科员	××科	363.95	0.9
医务负责人	××科	536.91	1
医务岗	××科	381.14	0.9
院感岗	××科	412.95	0.9
质控岗	××科	379.41	0.9
护理部负责人	××科	637.68	1.1
护理部科员	××科	379.27	0.9
门诊负责人	××科	543.50	1.1
前线负责人	××科	500.36	1
前线行政岗	××科	353.14	0.9
	××科	超编	0.5
药剂科	××科	最高系数	1.1
前线岗	××科		1

表 7-27　行政科室档位系数

档位	系数
1	1.2
2	1.1
3	1
4	0.9

除前线及超编人员按照实际人数外，其他科室按照编制人数确定各岗位系数积分。计算公式如下：

系数积分＝档位系数×编制人数

岗位绩效＝岗位系数积分÷Σ岗位系数积分×行政系列绩效总额

行政科室绩效测算样表如表7－28所示。

表7－28 行政科室绩效测算样表

岗位名称	科室名称	姓名	岗位平均分	岗位系数	编制人数（在岗人数）	系数积分	绩效占比	岗位绩效总额	岗位平均绩效
综合管理岗	××科	×××	659.27	1.1	1	1.1	2%	4 625	4 625
综合管理岗	××科	×××	424.09	0.9	1	0.9	2%	3 784	3 784
消供岗	××科	×××	359.41	0.9	1	0.9	2%	3 784	3 784
人事岗	××科	×××	416.77	0.9	1	0.9	2%	3 784	3 784
党政岗	××科	×××	396.73	0.9	1	0.9	2%	3 784	3 784
二级库岗	××科	×××	350.59	0.9	1	0.9	2%	3 784	3 784
财务负责人	××科	×××	553.55	1.1	1	1.1	2%	4 625	4 625
医保物价负责人	××科	×××	465.68	1	1	1	2%	4 205	4 205
前线收费合算岗	××科	×××	343.64	0.9	1	0.9	2%	3 784	3 784
合同结算岗	××科	×××	348.14	0.9	1	0.9	2%	3 784	3 784
收费岗	××科	×××	341.23	0.9	8	7.2	12%	30 273	3 784
总务负责人	××科	×××	592.55	1.1	1	1.1	2%	4 625	4 625
总务办公室科员	××科	×××	363.95	0.9	1	0.9	2%	3 784	3 784
医务负责人	××科	×××	536.91	1	1	1	2%	4 205	4 205
医务岗	××科	×××	381.14	0.9	1	0.9	2%	3 784	3 784
院感岗	××科	×××	412.95	0.9	1	0.9	2%	3 784	3 784

（2）负责人及护士长绩效：如表7－29所示。

表7－29 科室负责人、护士长及院领导绩效系数

岗位	系数
医疗、医技科室负责人（正职）	1.8
医疗、医技科室负责人（副职）	1.6
护士长	1.5
院长、书记	1.8
副院长	1.6

注：行政科室负责人在岗位评估时已高于其他行政人员，暂定不额外增加绩效系数。

（3）出勤计算：以当月人事上报的个人考勤记录表中当月出勤比例确定系列人数。例如：某员工（医疗）当月在前线出勤 15 天，××科出勤 7 天，则该员工在行政系列人数为 15/当月实际天数，在医疗系列人数为 7/当月实际天数。

第三节 绩效改革成效

B 医院的绩效改革取得了显著成效，成功解决了医院发展中的瓶颈问题，实现了绩效改革方案与医院总体战略目标的高度一致，促进了医院战略目标的顺利达成。此次改革不仅简化了绩效计算方式，还在制度层面做了多方面的创新，构建了一套科学合理的绩效改革整体流程思路，为医院未来的绩效改革工作提供了规范化的模板，具有较强的推广价值。通过改革，医院不仅实现了运营管理的提效增质，还在医疗资源的优化配置和人力成本的合理控制方面取得了突破性进展。

改革前，医院的绩效考核模式以科室为整体进行考核，考核标准过于笼统，无法精准反映每位医师的工作量，导致科室内个体间的多劳多得、优劳优得的激励机制不够明显。这一模式虽然在制度上比较完善，且科室已经熟悉，但其局限性逐渐暴露，特别是在考核透明性、数据准确性以及分配公平性方面存在诸多不足，甚至造成部分科室出现"吃大锅饭"的现象，挫伤了医师的工作积极性。与此同时，现有的分段提成标准与医疗任务分已无法满足医院不断变化的绩效需求，手工填报数据也增加了误差风险，进一步削弱了绩效考核的公平性。

为了应对上述问题，医院引入了一套更加简化和精细化的绩效计算方式。新模式下，员工的绩效由岗位绩效、医师费绩效和科室效率效益绩效三部分组成，分别占 20%、60% 和 20% 的权重。这种设计不仅简化了计算方式，还明确了考核目标，使得考核更加精准、高效。岗位绩效的引入尤其重要，确保了医师个人的工作表现能够得到体现，有效激励了员工更加积极主动地参与工作。医师费绩效通过数据系统自动提取和分析，减少了人为干预的可能性，大幅提升了绩效考核的透明度和公正性。

在此次绩效改革中，医院还成功建立了与改革相关的沟通协商机制，确保了绩效方案的修订能够与时俱进，适应医院发展需求的变化，并避免改革偏离医院的整体发展目标。这一机制不仅有助于保持绩效改革的持续改进，还为医院未来的进一步改革提供了保障，推动各系列绩效总体方案的形成。这种机制的建立，尤其在绩效方案的透明度和执行力度方面，增强了医务人员的信任感和参与感。

从具体数据来看，B 医院的关键运营指标从 2019—2021 年都有显著的变化。虽然 2020 年由于疫情等因素导致部分数据下滑，但在 2021 年表现出了强劲的反弹。门诊人次在 2020 年下跌至 20 119，但在 2021 年回升至 22 915，同比增长 2%。手术例数在 2020 年为 1 581 例，然而在 2021 年大幅增长至 2 334 例，增长幅度达 27%。这表明医院的手术效率有了显著提升,医疗服务能力和医疗质量也进一步改善。

收入方面,医院在 2021 年的总收入达到了 84 343 142 元,较 2020 年增长了 24%,这一成就证明了绩效改革在提升收入方面的显著效果。这种收入的增加不仅源于医疗服务数量的提升,还与医院在财务管理和资源配置上的优化密不可分。与此同时,平均住院天数从 2019 年的 9.58 天逐步下降至 2021 年的 8.38 天,减少了 1.20 天,显示出医院在加快患者周转、提升床位使用效率方面的显著进展。2020 年床位使用率曾短暂下降至 77%,但 2021 年已回升至 105%,这也表明医院通过改革优化了资源配置和服务效率。

改革后的绩效管理方式还改变了以往以收支结余为基础的绩效考核模式,使得财务考核与医院整体战略更加契合。通过这一转变,医院在保持财务健康增长的同时,进一步强化了绩效分配的公平性与合理性。在控制科室人力成本无序增加的方面,医院也取得了显著成效,避免了人力资源的浪费,确保了科室内部的成本控制与效率提升。

为了保障绩效改革的顺利推进,医院还引入了绩效痕迹管理制度,确保绩效改革的每个环节都有记录可循。这一制度不仅提高了改革执行的规范性,也为今后进一步的调整和优化提供了数据支持和参考依据。此外,测算数据采集机制的建立,保证了数据采集的公正性与透明度,确保绩效考核的结果准确无误。通过这些制度建设,医院的绩效管理逐步走向系统化、标准化和科学化。

总体来看,B 医院的绩效改革在提升医院整体效率、优化资源配置、提高财务收益、简化工作流程等方面取得了长足的进步。然而,改革仍处于初期阶段,部分深层次问题如科室间资源分配的平衡性、数据系统依赖过度等仍须进一步观察和调整。未来,医院可以在个人绩效与科室绩效的细化关联、数据管理流程的优化,以及考核机制的进一步完善上继续发力,以确保绩效考核的公平性和医院的可持续发展。具体改革成效如图 7-1 和表 7-30 所示。

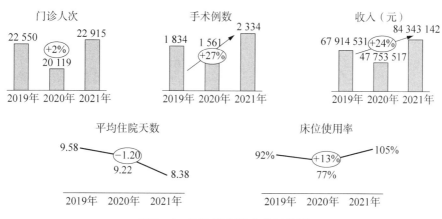

图 7-1　B医院改革成效对比图

表 7‑30 改革成效比较一览表

项目	改革前	改革后
医疗科室绩效计算方式	医疗科室绩效＝[（核算收入－核算支出）×分配比例／核算科室人数×分段提成×医疗任务分×核算科室人数±单项奖扣]×综合考评分（核算科室人数＝科主任＋100％医疗人员）	员工绩效＝岗位绩效（20％）＋医师费绩效（60％）＋科室效率效益绩效（20％）±单项奖励
优势	基本制度已经建立，考核指标体系健全，科室习惯度好	（1）计算方式简洁，考核目标精准 （2）聚焦核心工作，引导员工积极主动工作 （3）综合医疗质量对科室负责人进行考核，强调负责人在科室管理职责 （4）系统提取，充分体现绩效公平性、公正性
劣势	1. 以科室作为整体进行考核，不能体现每位医师的工作量 2. 绩效总额由科室内部进行二次分配，不能有效反映多劳多得与优劳优得的原则，部分科室存在吃大锅饭问题 3. 现行人均分段提成中的分段标准及医疗任务分设定时间较久，已经不能满足实际绩效问题 4. 综合考评分由全科室共同承担，扣罚力度较大 5. 部分数据为手工填报，存在差错风险 6. 各科室绩效提成比例不同，影响绩效公平性	（1）依靠系统调取数据，查阅权限影响绩效测算进度 （2）绩效改革周期较短，方案通过后还须持续观察改进

（王婷婷，姜丽英，彭理斌，王丽）

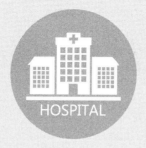

附　　录

附录一　绩效改革基层医务人员访谈提纲

1. 个人信息和背景

（1）您的姓名和职务是什么？

（2）您在基层医疗机构工作了多长时间？

2. 工作任务和职责

（1）您的主要工作任务和职责是什么？

（2）您的工作是否包括紧急医疗救援和日常医疗服务？请描述一下您的工作范围。

3. 患者护理

（1）您对患者的护理和治疗方面有哪些具体职责？

（2）您如何确保患者的安全和舒适？

（3）请分享一些成功的患者案例，您是如何帮助他们的？

4. 团队合作和沟通

（1）您与其他医务人员（如护士、药师、医师等）如何协作？

（2）您如何处理与同事之间的冲突或合作问题？

（3）您如何与患者及其家人进行有效的沟通？

5. 工作质量和效率

（1）您如何确保提供高质量的医疗服务？

（2）有什么方法可以提高您工作的效率和生产力？

（3）您是否参与了医院或诊所的质量改进项目？

6. 应急情况和危机处理

（1）您是否曾经面临过紧急情况或危机情况？请分享一下您的经验。

（2）您如何处理医疗紧急情况，以确保及时救治？

7. 继续学习和职业发展

（1）您是否持续学习和提升自己的医疗知识和技能？

（2）您是否参与了职业培训或继续教育课程？

（3）您对未来的职业发展有什么计划或目标？

8. 工作满意度和挑战

（1）您对目前的工作满意吗？请解释原因。

（2）您认为工作中最大的挑战是什么？您是如何应对的？

（3）您是否有任何关于工作环境或工作条件的改进建议？

9. 改进和发展

（1）您认为基层医务人员的绩效可以在哪些方面改进？

（2）您是否有任何关于提高医疗服务质量的建议？

（3）您认为管理层可以如何更好地支持基层医务人员？

附录二 护理绩效改革满意度调查问卷

亲爱的护士兄弟姐妹：

我院护理绩效改革已进入持续推进改革阶段，为保证绩效方案的公平公正，现请您敞开思路，根据近几个月以来您对护理绩效改革过程中的感受填写您真实的体验。本问卷调查采用不记名方式，不会对被调查者产生任何不利的影响，真诚地感谢您的合作。本问卷是封闭式的问卷，请在选项上打"√"。

一、基本信息

1. 所在的科室_____

2. 职称：① 护士　② 护理师　③ 主管护师　④ 副主任护师　⑤主任护师

3. 职务：① 科护士长　② 护士长　③ 护士

4. 学历：① 中专　② 大专　③ 本科　④ 研究生

5. 性别：① 男　② 女

6. 民族：① 汉族　② 维吾尔族　③ 哈萨克族　④ 回族　⑤其他

7. 工作年限（截至 2023 年 1 月）_____年

8. 护理能级：① N0　② N1　③ N2　④ N3　⑤ N4　⑥ 其他

二、历史绩效方案认知度与满意度

认知度：① 非常了解　② 了解　③ 基本了解　④ 不了解　⑤ 非常不了解

满意度：① 非常不满意　② 不满意　③ 一般满意　④ 非常满意

9. 您对医院历史护理绩效分配方案是否了解？_____

10. 您对历史护理绩效方案满意吗？_____

11. 您对历史绩效分配中科室二次分配方案满意吗？_____

12. 您对医院、科室成本控制现状满意吗？_____

13. 您对历史绩效方案体现多劳多得、优劳优得原则满意吗？_____

14. 和其他科室（同类）比较，您对历史个人收入满意吗？_____

15. 您对历史奖金核算的透明性满意吗？_____

16. 您对历史奖金核算的公平性满意吗？_____

17. 您对您的劳动付出与绩效所得是否满意？_____

三、新绩效方案认知度与满意度

认知度：① 非常了解　② 了解　③ 基本了解　④ 不了解　⑤非常不了解

满意度：① 非常不满意　② 不满意　③ 一般满意　④ 非常满意

18. 您对医院新绩效分配方案是否了解？_____

19. 您对新绩效分配方案满意吗？　_____

20. 您对科室二次分配方案满意吗？　_____

21. 您对医院、科室成本控制现状满意吗？　_____

22. 您对新绩效方案体现多劳多得、优劳优得原则满意吗？　_____

23. 和其他科室比较您对个人收入满意吗？　_____

24. 您对新奖金核算的透明度满意吗？　_____

25. 您对新奖金核算的公平度满意吗？　_____

26. 您的劳动付出与绩效所得是否满意？　_____

四、个人薪酬满意度

请根据您个人的实际感受,选择对下列各项的满意程度。

(参照您的工作投入填写满意度序号)

满意度:① 非常不满意　② 不满意　③ 一般满意　④ 非常满意

27. 您对您获得的岗位工资(基本工资):_____

28. 您对您获得的绩效工资(劳务费):_____

29. 您对您获得的福利:_____

30. 您对您获得的晋升机会:_____

31. 您对您获得的能力提升机会(如职业培训、进修、交流学习等):_____

32. 您对您获得的精神奖励:_____

五、对绩效工资(劳务费)的期望

请据实在相应的序号上打"√",如选"其他",请说明原因。

33. 请您为以下劳务费评价的指标重要性进行排序,重要的选项排序靠前。

① 最重要　② 较重要　③ 必须　④ 需要考虑　⑤ 可能需要考虑,以此类推。

(　　)绩效考评结果　(　　)学历　(　　)工作强度

(　　)在医院服务年限　(　　)职务　(　　)职称

(　　)工作中承担的责任和风险　(　　)专业

(　　)工作复杂程度　(　　)其他_____

34. 您认为劳务费间隔多久调整一次合适_____

① 3 个月　② 6 个月　③ 1 年　④ 2 年　⑤ ＞2 年

⑥ 其他(请说明)_____

35. 您认为同一系统的科室间人均劳务费最高和最低的差距多少合适_____

① ＜0.5 倍　② 0.5～1 倍　③ 1.1～1.5 倍　④ 1.6～2 倍

⑤ 其他(请说明)_____

36. 您认为相同岗位不同学历之间的劳务费差距多少合适_____

① <0.5 倍　② 0.5～1 倍　③ 1.1～1.5 倍　④ 1.6～2 倍

⑤ 其他(请说明)＿＿＿＿＿＿＿

37. 您认为科室内相同岗位不同职称(高/中/初级)的员工劳务费差距多少合适＿＿＿＿＿＿＿

① <0.5 倍　② 0.5～1 倍　③ 1.1～1.5 倍　④ 1.6～2 倍

⑤ 其他(请说明)＿＿＿＿＿＿＿

38. 您认为自己(护士长)与同科室主任间的劳务费差别多少合适(护士长填写)＿＿＿＿＿＿＿

① <0.5 倍　② 0.5～1 倍　③ 1.1～1.5 倍　④ 1.6～2 倍

⑤ 其他(请说明)＿＿＿＿＿＿＿

39. 您认为科室内相同职级的医师和护士之间的劳务费差别多少合适＿＿＿＿＿＿＿

① <0.5 倍　② 0.5～1 倍　③ 1.1～1.5 倍　④ 1.6～2 倍

⑤ 其他(请说明)＿＿＿＿＿＿＿

40. 您认为科室内相同职级的医师和医技人员之间的劳务费差别多少合适＿＿＿＿＿＿＿

① <0.5 倍　② 0.5～1 倍　③ 1.1～1.5 倍　④ 1.6～2 倍

⑤ 其他(请说明)＿＿＿＿＿＿＿

41. 您认为科室内同职级的医师和医疗辅助人员间的劳务费差别多少合适＿＿＿＿＿＿＿

① <0.5 倍　② 0.5～1 倍　③ 1.1～1.5 倍　④ 1.6～2 倍

⑤ 其他(请说明)＿＿＿＿＿＿＿

42. 您认为在劳务费中,工作量(浮动部分)占劳务费比重多少合适＿＿＿＿＿＿＿

① 40%　② 50%　③ 60%　④ 70%　⑤ 其他(请说明)＿＿＿＿＿＿＿

43. 您认为劳务费占月总收入(基本工资＋劳务费)比重多少合适＿＿＿＿＿＿＿

① 30%　② 40%　③ 50%　④ 60%　⑤ 其他(请说明)＿＿＿＿＿＿＿

44. 与当地的一般消费水平相比,您期望自己的月总收入水平(含工资、夜班费以及其他福利收入)是＿＿＿＿＿＿＿元

① 2 000 元　② 2 001～3 000 元　③ 3 001～4 000 元　④ 4 001～5 000 元

⑤ 5 001～6 000 元　⑥ >6 000 元

附录三　科室目标管理与科主任绩效评价调查表

　　为了解我院科室目标管理与科主任绩效评价管理现况,特设计此问卷调查,您的意见将会对医院调剂科室管理指标具有重要意义。我们将整理您的意见和建议,作为优化科室绩效管理体系的依据。请在选项上打"√"。

一、基本信息

1. 您的性别:① 男　② 女

2. 您的职称:① 未定职称　② 初级职称　③ 中级职称　④ 副高　⑤ 高级

3. 您的职务:① 科主任/副主任　② 护士长　③ 其他

4. 您所在部门:① 外科　② 内科　③ 医技　④ 行政职能　⑤ 后勤　⑥ 其他_____

5. 工作类别:① 医师　② 护士　③ 技师　④ 行政职能　⑤ 后勤　⑥ 其他_____

6. 您的学历水平:① 中专及以下　② 大专/高中　③ 本科　④ 硕士　⑤ 博士及以上

7. 您在我院的工作年限_____年

二、绩效管理与分配

1. 您了解医院的绩效管理方式吗?_____

① 非常了解　② 较了解　③ 不确定　④ 不够了解　⑤ 完全不了解

2. 您对您科室的绩效分配模式及内容清楚吗?_____

① 非常清楚　② 较清楚　③ 不确定　④ 不够清楚　⑤ 完全不清楚

3. 您对医院目前施行的科室目标管理公正性和公平性的评价是:_____

① 非常公正和公平　② 较公正和公平　③ 不确定　④ 不够公正和公平
⑤ 完全不够公正和公平

4. 你对医院目前施行的科室目标管理先进性的评价是:_____

① 具有非常好的先进性和远见性　② 有一定的先进性和远见性　③ 不确定
④ 有些过时　⑤ 非常过时

5. 您对科室目前绩效管理对您的激励性的评价是:_____

① 非常强烈　② 较强的激励　③ 不确定　④ 激励性不够　⑤ 非常差

6. 科室的绩效管理制度建立和修正:_____

① 在广泛调研分析的基础上进行,非常谨慎和科学　② 高级管理者凭经验决策并独立完成　③ 不确定　④ 有一定的控制手段,但科学性不强　⑤ 完全处于失

控状态

7. 科室对您进行绩效考核时您的感受是：_____

① 非常愉快 ② 比较开心 ③ 不确定 ④ 有些失落 ⑤ 心情非常糟糕

8. 有员工对科室绩效管理方面的事情提出不同意见和建议时,科室的态度是：_____

① 非常欢迎,积极采纳和接受 ② 基本上会有一些正面的改善,但比较被动

③ 不确定 ④ 听听而已,没什么改变 ⑤ 非常敏感,尽量压制

9. 您对您的业绩及绩效奖金是否满意：_____

① 非常满意 ② 基本满意 ③ 不确定 ④ 不太满意 ⑤ 非常不满意

10. 以下关于绩效管理的表述,哪个最接近你的观点：_____

① 科室制订了明确的工作目标,唯有努力才能完成 ② 科室制订了明确的工作目标,我非常轻松就能完成 ③ 科室制订了明确的工作目标,执行不好也没关系 ④ 我不太清楚自己有没有工作目标 ⑤ 完全没有目标

11. 在过去一年,你因为自己业绩好而获得的发展机会：_____

① 非常多的机会 ② 比较多的机会 ③ 不确定 ④ 较少 ⑤ 完全没有

12. 您认为科室绩效管理制度的执行：_____

① 非常严格 ② 比较严格 ③ 不确定 ④ 执行得比较差 ⑤ 管理制度形同虚设,完全没有人去遵守

13. 在过去一年,你对科室绩效管理的态度是：_____

① 非常支持和赞同 ② 基本支持 ③ 不确定 ④ 不太赞同 ⑤ 完全反对

14. 您认为您科室制订的绩效分配方案是否符合科室实际情况：_____

① 非常符合 ② 比较符合 ③ 不确定 ④ 不太符合 ⑤ 完全不符合

15. 您科室绩效考核的内容,其形成过程是：_____

① 由管理人员和员工共同事先商量确定的 ② 由员工自行提出,由管理人员确认 ③ 不确定 ④ 管理人员为科室拟定 ⑤ 员工自行拟定

16. 绩效成绩的反馈,科室的做法是：_____

① 每次都进行反馈 ② 有时进行反馈 ③ 不确定 ④ 基本不反馈 ⑤ 完全不反馈

17. 在科室绩效管理的影响下,你认为员工的成长及能力发挥：_____

① 非常有益于员工的成长及能力发挥 ② 有较大的正面帮助 ③ 不确定 ④ 有一定的负面影响 ⑤ 严重影响了员工的成长及能力发挥

18. 通过绩效管理,您的感觉是：_____

① 自己的工作很重要,并对医院的目标有贡献 ② 清楚自己的职责 ③ 不确定 ④ 自己没什么收获 ⑤ 完全没有任何价值

19. 在科室目标管理的影响下,你认为员工个人的工作目标与科室目标一致:

_____

① 完全一致　② 基本一致　③ 不确定　④ 不一致　⑤ 完全不一致

三、科主任绩效管理

1. 对科室目标管理的结果反馈,科主任的做法是:_____

① 每次都进行评估整改　② 有时进行评估整改　③ 不确定　④ 基本不整改

⑤ 完全不整改

2. 您认为科室目标考核能否顺利完成,科主任发挥的作用:_____

① 关键作用　② 基本有作用　③ 不确定　④ 没有太大作用　⑤ 完全没有作用

3. 您认为目前医院是否应该对科主任进行绩效考核? _____

① 非常有必要　② 基本有必要　③ 不确定　④ 没有太大必要　⑤ 没有必要

4. 您认为如果医院对科主任进行绩效考核,您希望考核内容:_____

① 增加员工评议比重　② 可增加　③ 不确定　④ 没有太大必要增加　⑤ 完全没有必要

5. 您认为科室主管能够纵观全局,根据管理目标领导下属工作,并有效进行工作分配:_____

① 很不满意　② 不满意　③ 一般　④ 满意　⑤ 很满意

6. 您认为科主任防范医疗事故和医疗纠纷的意识如何? _____

① 非常重视　② 比较重视　③ 不确定　④ 不太重视　⑤ 从不过问

7. 您认为科主任的绩效评价指标是(多选,请依重要程度依次排序):_____

① 科研能力　② 临床技能　③ 教学能力　④ 管理能力　⑤ 个人能力

四、薪酬与福利

1. 您认为医院薪酬在社会各行业所处水平如何:_____

① 处于较低水平　② 处于适中水平　③ 处于较高水平　④ 不关注

2. 医院薪酬与其他医院相比所处水平:_____

① 低于其他医院　② 与其他医院相当　③ 高于其他医院　④ 不关注

3. 您的薪酬与本院其他同事相比所处水平:_____

① 低于其他同事　② 与其他同事相当　③ 高于其他同事　④ 不关注

4. 医院节假日等法定福利措施是否齐全:_____

① 较齐全　② 一般　③ 缺乏　④ 不关注

五、您对医院科室目标管理与科主任绩效评价有什么好的建议?

_____

_____

附录四　医院绩效评价体系调查问卷

1. 您所在的科室名称(填空题)：＿＿＿＿＿＿＿

2. 您的岗位类别(单选题)：＿＿＿＿＿＿＿

① 医疗　② 护理　③ 医技　④ 行政后勤　⑤ 其他

3. 您的职称(单选题)：＿＿＿＿＿＿＿

① 正高　② 副高　③ 中级　④ 初级　⑤ 无

4. 您的职务(多选题)：＿＿＿＿＿＿＿

① 院领导　② 职能科室主任　③ 职能科室副主任　④ 科主任　⑤ 科室副主任　⑥ 护士长　⑦ 片区护士长　⑧ 无

5. 您的学历(单选题)：＿＿＿＿＿＿＿

① 中专　② 大专　③ 本科　④ 硕士　⑤ 博士及以上

6. 您的性别(单选题)：＿＿＿＿＿＿＿

① 男　② 女

7. 在本院工作年限(填空题)：＿＿＿＿＿＿＿

8. 您认为医院应该采取什么措施激励员工(单选题)：＿＿＿＿＿＿＿

① 有针对性的、质量高的业务培训　② 定期的医院文化教育活动　③ 有效的管理及激励机制　④ 严格的综合性绩效考核机制　⑤ 外出学习、进修的机会

9. 您对医院的绩效分配模式及内容清楚吗(单选题)：＿＿＿＿＿＿＿

① 非常清楚　② 较清楚　③ 不确定　④ 不够清楚　⑤ 完全不清楚

10. 您对您科室的绩效二次分配模式及内容清楚吗(单选题)：＿＿＿＿＿＿＿

① 非常清楚　② 较清楚　③ 不确定　④ 不够清楚　⑤ 完全不清楚

11. 您认为医院在绩效监管方面(工作量的审核)起到作用了吗(单选题)：＿＿＿＿＿＿＿

① 完全没有监管　② 起到有效的监管作用　③ 有监管但惩罚力度不大　④ 部分工作方面有监管但没有惩罚　⑤ 不清楚有没有监管

12. 你认为你目前工作面临的最大问题是(多选题)：＿＿＿＿＿＿＿

① 没有提高自己能力的机会　② 自我发展空间小　③ 人际关系不太和谐　④ 工作没有成就感　⑤ 工作环境较差

13. 您认为自己的能力是否得到发挥(单选题)：＿＿＿＿＿＿＿

① 已尽我所能　② 未能完全发挥　③ 有些被埋没　④ 没有施展的机会　⑤ 不清楚

14. 您认为平均绩效工资由高到低排序,应该是(单选题):＿＿＿＿＿
① 医师>医技>护理>行政>后勤　② 医师>护理>医技>行政>后勤
③ 护理>医师>医技>行政>后勤　④ 行政>医师>医技>护理>后勤

15. 在过去一年,你因为自己业绩好而获得的发展机会(单选题):＿＿＿＿＿
① 非常多的机会　② 比较多的机会　③ 不确定　④ 较少　⑤ 完全没有

16. 上级领导能够有效帮助我提升个人能力和业绩(单选题):＿＿＿＿＿
① 给予很大正面帮助　② 有较大的正面帮助　③ 不确定　④ 有一定的负面影响　⑤ 严重影响了员工的成长及能力发挥

17. 您认为医院的医务部和质控部职责清晰吗(单选题):＿＿＿＿＿
① 非常清楚　② 有重复监控点又有监管空白处　③ 不清楚医务部和质控办的职责是什么　④ 没有感受到医务部或者质控办的监管　⑤ 医务部和质控办与我的工作岗位无关

18. 您认为医院的医疗质控体系对您的工作提供了意见和帮助吗(单选题):
＿＿＿＿＿
① 没有感受到医院质控体系发挥作用　② 感受到,但作用小,意义不大
③ 起到了一定的帮助作用　④ 非常能够帮助我们工作　⑤ 我的工作岗位与医疗质控体系无关

19. 您认为医院有必要进行定期目标考核,并将考核结果反馈给各科室吗(单选题):＿＿＿＿＿
① 非常有必要　② 有必要　③ 没必要　④ 不一致　⑤ 完全不一致

20. 对于您所承担的工作,您认为您每月领取多少绩效较为合适(含工资、夜班费以及其他福利收入)(单选题):＿＿＿＿＿
① 1000～3000元　② 3001～5000元　③ 5001～7000元　④ 7001～9000元　⑤ 9001元以上

21. 以下关于科室绩效管理的表述,哪个最接近您的观点(单选题):＿＿＿＿＿
① 科室制订了明确的工作目标,唯有努力才能完成　② 科室制订了明确的工作目标,我非常轻松就能完成　③ 科室制订了明确的工作目标,执行不好也没关系　④ 我不太清楚自己有没有工作目标　⑤ 完全没有目标

22. 行政职能部门对科室开展绩效考核的结果反馈,科主任的做法是(单选题):＿＿＿＿＿
① 每次都进行评估整改　② 有时进行评估整改　③ 不确定有没有进行整改　④ 基本不整改　⑤ 行政职能部门就没有开展绩效考核工作

23. 您认为科室目标能否顺利完成,科主任发挥的作用(单选题):＿＿＿＿＿
① 关键作用　② 基本有作用　③ 不确定　④ 没有太大作用　⑤ 完全没有作用

24. 您认为目前医院是否应该对科主任进行绩效考核（单选题）：_____
① 非常有必要　② 基本有必要　③ 不确定有没有必要　④ 没有太大必要
⑤ 完全没必要

25. 您认为您科室的科主任当前以哪项工作为主（单选题）：_____
① 管理工作　② 科室业务工作　③ 科研工作　④ 教学工作　⑤ 不清楚

26. 您认为科室主任能够纵观全局，并有效进行工作分配（单选题）：_____
① 很不满意　② 不满意　③ 一般　④ 满意　⑤ 很满意

27. 您认为对科主任的绩效评价指标的重要性应该是（单选题）：_____
① 临床技能＞科研能力＞教学能力＞管理能力＞个人能力
② 管理能力＞临床能力＞科研能力＞教学能力＞个人能力
③ 教学能力＞临床能力＞科研能力＞管理能力＞个人能力
④ 管理能力＞科研能力＞教学能力＞临床能力＞个人能力
⑤ 个人能力＞管理能力＞临床能力＞科研能力＞教学能力

28. 您对医院历史绩效分配方案是否了解（单选题）：_____
① 非常了解　② 了解　③ 基本了解　④ 不了解　⑤ 非常不了解

29. 您对历史绩效方案满意吗（单选题）：_____
① 非常满意　② 满意　③ 基本满意　④ 不满意　⑤ 非常不满意

30. 您对历史绩效分配中科室二次分配方案满意吗（单选题）：_____
① 非常满意　② 满意　③ 基本满意　④ 不满意　⑤ 非常不满意

31. 您对医院、科室成本控制现状满意吗（单选题）：_____
① 非常满意　② 满意　③ 基本满意　④ 不满意　⑤ 非常不满意

32. 您对历史绩效方案体现多劳多得、优劳优得原则满意吗（单选题）：_____
① 非常满意　② 满意　③ 基本满意　④ 不满意　⑤ 非常不满意

33. 和其他同等级医院相同科室比较您对历史个人收入满意吗（单选题）：_____
① 非常满意　② 满意　③ 基本满意　④ 不满意　⑤ 非常不满意

34. 您对历史奖金核算的透明性满意吗（单选题）：_____
① 非常满意　② 满意　③ 基本满意　④ 不满意　⑤ 非常不满意

35. 您对历史奖金核算的公平性满意吗（单选题）：_____
① 非常满意　② 满意　③ 基本满意　④ 不满意　⑤ 非常不满意

36. 您对您的劳动付出与绩效所得是否满意（单选题）：_____
① 非常满意　② 满意　③ 基本满意　④ 不满意　⑤ 非常不满意

37. 请您为以下劳务费评价的指标重要性进行排序，重要的选项排序靠前（排序题）：_____

① 工作强度　② 工作中承担的责任和风险　③ 工作复杂程度　④ 绩效考评结果　⑤ 在医院服务年限　⑥ 专业　⑦ 职称　⑧ 职务　⑨ 学历

38. 您认为劳务费间隔多久调整一次合适（单选题）：_____
① 半年　② 1年　③ 2年　④ 2年以上

39. 您认为同一系统的科室间人均劳务费最高和最低的差距多少合适（单选题）：_____

① <0.5倍　② 0.5~1倍　③ 1.1~1.5倍　④ 1.6~2倍

40. 您认为相同岗位不同学历之间的劳务费差距多少合适（单选题）：_____
① <0.5倍　② 0.5~1倍　③ 1.1~1.5倍　④ 1.6~2倍

41. 您认为科室内相同岗位不同职称（高/中/初级）的员工劳务费差距多少合适（单选题）：_____

① <0.5倍　② 0.5~1倍　③ 1.1~1.5倍　④ 1.6~2倍

42. 您认为本科室护士长与科室主任间的劳务费差距多少合适（单选题）：_____

① <0.5倍　② 0.5~1倍　③ 1.1~1.5倍　④ 1.6~2倍

43. 您认为科室内相同职级的医师和护士之间的劳务费差距多少合适（单选题）：_____

① <0.5倍　② 0.5~1倍　③ 1.1~1.5倍　④ 1.6~2倍

44. 您认为科室内相同职级的医师和医技人员之间的劳务费差距多少合适（单选题）：_____

① <0.5倍　② 0.5~1倍　③ 1.1~1.5倍　④ 1.6~2倍

45. 您认为科室内同职级的医师和医疗辅助人员间的劳务费差距多少合适（单选题）：_____

① <0.5倍　② 0.5~1倍　③ 1.1~1.5倍　④ 1.6~2倍

46. 您认为在劳务费中，工作量绩效部分占总绩效比重多少合适（单选题）：_____

① 40%　② 50%　③ 60%　④ 70%

47. 您认为劳务费占月总收入比重多少合适（单选题）：_____
① 30%　② 40%　③ 50%　④ 60%

48. 医院薪酬与其他医院相比所处水平（单选题）：_____
① 低于其他医院　② 与其他医院相当　③ 高于其他医院　④ 不关注

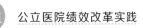

49. 您认为本医院薪酬在社会各行业所处水平如何（单选题）：_____
① 处于较低水平　② 处于适中水平　③ 处于较高水平　④ 不关注

50. 您的薪酬与本院其他同事相比所处水平（单选题）：_____
① 低于其他同事　② 与其他同事相当　③ 高于其他同事　④ 不关注

参 考 文 献

［1］ 丁士祥,杨谱芸,马骁,等.四川省就业流动人口城镇职工医疗保险参保现状及影响因素[J].中国卫生资源,2017,20(4):313-317.

［2］ 于卫华,黄竞竞,李志菊,等.360度反馈法在医院护理人员绩效考核中的应用[J].护理研究,2008,(7):636-637.

［3］ 王玉廷,周小兰,李浩瑞,等.基于DRGs的医院综合绩效考核指标体系的建立研究[J].重庆医学,2020,49(7):1042-1046,1052.

［4］ 王正刚.医院非物质激励措施研究[M].北京:社会科学文献出版社,2019:52-54.

［5］ 王吉庆.医院组织结构优化[M].广州:中山大学出版社,2021:123-125.

［6］ 王宇.资金筹集与服务提供:医疗卫生模式的国际比较[J].经济研究参考,2018,(54):25-27.

［7］ 王玮婧,张国军.基于POCT的"流动乡村医疗车"医疗服务新模式初探[J].首都食品与医药,2018,25(1):50-52.

［8］ 王梦媛.新时期医保制度改革下的药品市场价格形成机制研究[J].中国医疗保险,2020,(6):44-50.

［9］ 王密诗,徐家骅,黄国英.基于BSC和KPI的医院内部绩效考核实践与思考[J].现代医院管理,2019,17(5):68-71.

［10］ 中共中央.关于卫生改革与发展的决定[M].北京:人民出版社,1997.

［11］ 方洁.县域一体化对推进农村三级医疗服务体系整合作用和影响的探讨[J].中国初级卫生保健,2018,32(7):16-18.

［12］ 尹上岗,王晨歌,马志飞,等.中国流动人口医疗保险参保空间格局及其影响因素:基于全国流动人口动态监测调查数据的分析[J].地域研究与开发,2019,38(1):155-161.

［13］ 邓海音,苏慧.医院自助医疗系统在数字化门诊中的应用探讨[J].中国医学装备,2018,15(8):90-93.

［14］ 左玮,孙雯娟,唐筱婉,等.WHO和我国基本药物目录中神经系统用药收录情况的比较研究[J].中国药房,2020,31(4):397-401.

［15］ 左根永.基本药物供应保障"三步走":解析基层医疗机构基本药物供应保障体系的演变及特征[J].医院领导决策参考,2012,(16):26-29.

［16］ 田晓光.数字化管理在医疗档案管理中的应用[J].城建档案,2020,(2):38-39.

［17］ 田登攀.合肥市公立医院人事制度改革研究[D].合肥:安徽大学,2012.

［18］ 冯凤莲,魏晨曦,王慧森.完善分级诊疗,推进医改深化:基于石家庄市社区卫生服务机构就诊人群的调查[J].中国医学伦理学,2019,32(7):899-903.

［19］ 西门子.西门子物联网技术赋能数字医疗服务[J].电气技术,2020,21(3):前插3.

［20］ 任宇飞,奈存剑,庹兵兵,等.我国数字化医疗技术体系基本框架研究[J].中国医院管理,2018,38(11):59-60,63.

［21］ 刘振晶.高校科技创新平台评估指标体系研究:基于平衡计分卡[J].时代金融,2020,(12):

137－138.

[22] 刘晓珊,张欣雨,然娜·阿哈提,等.新医改前后我国中医类医院医疗卫生资源配置变化研究[J].中国卫生经济,2020,39(4):49－53.

[23] 刘超,李霞,刘卓慧.基于DRGs的城市公立医院医疗服务质量评价研究[J].宏观质量研究,2020,8(2):42－54.

[24] 刘雯卓.试论我国农村医疗卫生服务体系的完善[J].健康大视野,2018,(10):260.

[25] 刘晶晶,吴群红,梁超,等.医保整合与未整合地区居民卫生服务利用满意度状况比较研究[J].医学与社会,2019,32(10):115－118.

[26] 纪珅.公立医院绩效考核评价[D].保定:河北大学,2014.

[27] 孙培山.行政组织绩效评估方法研究[D].沈阳:东北大学,2011.

[28] 杨九龙,孟庆跃,董海东,等.农村诊所实施乡村一体化管理利弊谈[J].中国卫生事业管理,1998,(6):324－327.

[29] 杨春菊.加强私立医院内部控制的若干建议[J].环渤海经济瞭望,2019,(12):98－99.

[30] 杨俊峰,李彬,黄扬.民族地区远程医疗发展中资金短缺问题探讨[J].管理观察,2019,(12):70－71,74.

[31] 杨添安,侯飞,郭义娜,等.私立医院医务人员挑战性、阻碍性工作压力与职业倦怠的关系研究[J].中国卫生事业管理,2017,34(5):384－387.

[32] 杨群辉,关昶妍,李奕华.基于价值树分解的医院院科两级关键绩效指标构建研究[J].会计师,2019,(15):67－68.

[33] 李冬冬,郭威,郭轶斌,等.居住地距最近医疗机构的距离对居民就医行为的影响[J].中国卫生统计,2020,37(2):269－271,275.

[34] 李争华,胡秀英,许瑞华.360度反馈在我国护理绩效管理中的应用进展[J].中国实用护理杂志,2018,34(18):1437－1440.

[35] 李和平.医院绩效考核与管理[M].北京:科学出版社,2022:67－70.

[36] 李和伟,付宇,王启帆.私立医院人才队伍现状问题及对策分析[J].养生保健指南,2018,(15):164.

[37] 李怡明.基于平衡计分卡的医院绩效管理[J].会计师,2020,(1):85－86.

[38] 李宝祥,袁小红,秦大伟,等.基于以资源消耗为基础的相对价值表和关键绩效指标的PDCA医院绩效管理研究与应用[J].中国当代医药,2019,26(2):213－217,254.

[39] 李姗,侯铭,张秀敏,李萍.DRGs与RBRVS应用于护理绩效管理方案的探讨[J].卫生软科学,2020,34(3):59－63,69.

[40] 李敏强.关键绩效指标在医院绩效评估中应用:以上海××医院为例[J].新会计,2018,(9):25－27.

[41] 李新华.医院绩效管理实践[M].北京:人民卫生出版社,2020:45－48.

[42] 李潇漪,滕宏飞,杜宁,等.波特五力下的中国私立医院市场分析[J].中国医院,2018,22(9):68－70.

[43] 吴小平.医院绩效管理持续改进[M].杭州:浙江大学出版社,2022:91－93.

[44] 吴梓妍.大数据时代:数字化医疗发展机遇与挑战[J].产业创新研究,2018,(12):35－36.

[45] 吴勤德.我国分级诊疗制度的研究热点与演化历程分析[J].中国全科医学,2020,23(10):1229－1238.

[46] 辛丹,王庆松,刘美颖.某社区卫生服务机构处方点评与不合理案例分析[J].当代医学,2020,26(15):45－46.

[47] 宋芳,刘江,曹伟灵,等.某三甲医院基本药物目录分析与优化对策[J].中国药师,2019,22(8):1500－1502.

[48] 宋静,熊海鸥.基于BARS的高校教务人员绩效考核研究[J].广州航海学院学报,2015,23(4):62－64.

[49] 宋磊,鲁友明.加强农村和乡镇医疗体系建设[J].湖北政协,2018,(3):28.

[50] 张立雪,郭丽华.医院职能科室360度绩效考核体系的设计与应用:以潍坊市三级甲等精神专科医院为例[J].中国市场,2020,(15):100－101.

［51］张发.预算管理视角下的医疗卫生资金配置研究[J].重庆行政(公共论坛),2019,20(5):42-45.

［52］张旭,许欣悦,唐佳骥,等.北京市某三级医院落实国家药品集中采购改革数据分析[J].中国医药导报,2020,17(7):172-175.

［53］张金德.医疗大数据环境下医院数字化病案室的建设[J].中国保健营养,2020,30(21):324.

［54］陈帅,石文杰,甄天民,等.基于《国家基本药物目录》的山东省基本药物使用分析[J].中华医学图书情报杂志,2019,28(12):35-39.

［55］陈春素.运用360度测评法提高医院职能部门管理人员绩效考核效率:以A公立医院为例[J].财经界(学术版),2019,(11):158-159.

［56］陈素平,郝智慧.住院病案首页对DRGs医保付费的影响[J].内蒙古科技与经济,2020,(2):76-77.

［57］陈晓红.医院管理与绩效考核[M].上海:复旦大学出版社,2019:89-92.

［58］邵泽国,相玉红,王莉.智慧医疗背景下临床信息系统课程改革[J].医学信息学杂志,2019,40(11):86-89,93.

［59］林淑周.新医改以来新型农村合作医疗制度发展的成效、存在的问题及政策建议[J].时代经贸,2018,(29):72-73.

［60］罗玉英,段占祺,张雪莉,等.四川省三甲综合医院住院医疗服务DRGs绩效评价[J].卫生软科学,2020,34(1):73-77.

［61］周明.医院绩效反馈与改进[M].重庆:重庆大学出版社,2021:78-80.

［62］周彬,蔡敏芳,庄伟,等.大型医院门诊数字医疗服务持续改进的实践[J].中国医院管理,2019,39(6):46-47.

［63］郑功成,桂琰.中国特色医疗保障制度改革与高质量发展[J].学术研究,2020,(4):79-86.

［64］赵庆华.医院薪酬管理与激励[M].南京:南京大学出版社,202034-36.

［65］赵茜,陈华东,伍佳,等.我国基层医疗体系的发展与展望[J].中华全科医学,2020,18(3):341-346.

［66］赵海强.公立医院人事制度改革问题研究[D].济南:山东大学,2009.

［67］胡善联.2019年版世界卫生组织基本药物目录的创新及特点[J].卫生经济研究,2019,36(9):3-6.

［68］闻翔军.数字医疗拐点来临优质数据将成为公司分水岭[J].电脑知识与技术-经验技巧,2019,(8):114.

［69］姚超.平衡计分卡在企业绩效管理中的应用研究[J].中国管理信息化,2020,23(1):117-118.

［70］骆文最,王林.基于社区卫生服务机构的患者体验影响因素分析[J].南京医科大学学报(社会科学版),2019,19(3):193-196.

［71］莫佳佳,韦萍.RBRVS方法在公立医院医务人员绩效评价中的应用[J].纳税,2019,13(35):283.

［72］健伟.40年,医改一直在前行的路上:回首农村卫生事业的发展变化[J].中国农村卫生,2018,(21):5-7.

［73］徐月凤,金正强.BARS在绩效考评中的应用[J].上海企业,2001,(6):26-28.

［74］徐玉菲,武镝,何倩.以资源为基础的相对价值比率在公立中医医院中药饮片使用绩效考核中的应用分析[J].江苏卫生事业管理,2020,31(5):562-565,571.

［75］高阳.医疗档案数字化建设存在的问题及对策研究[J].卷宗,2019,9(31):111.

［76］高靖宇,洪学智,赵西卜,等.公立医院资产减值信息披露对财政预算资金审批决策行为的影响:基于医疗设备减值的实验研究证据[J].会计研究,2019,(10):85-92.

［77］唐立健,李欣怡,乜金茹.分级诊疗制度下居民就诊意向及相关因素分析[J].现代医药卫生,2020,36(2):195-197,202.

［78］唐程翔,张昱成,陈烈平,等.中国私立医院及其卫生人力增长:与公立医院比较[J].广州公共管理评论,2018,(1):29-48.

［79］常晓琳,高晨光.私立医院信息安全管理[J].中国市场,2018,(5):206-207.

［80］麻劲岩.基于行为锚定等级评价法的K矿业公司绩效考核研究[D].北京:北京化工大学,2016.

［81］雷咸胜.全民医保的实现路径反思:基于70年医保发展历程的视角[J].兰州学刊,2019,(9):126-135.

［82］ 黎明. 社区卫生服务机构与医院实施双向转诊的价值[J]. 中西医结合心血管病电子杂志, 2020, 8 (11):15.

［83］ 魏韬. 当前医改背景下研究公立医院财务管理的意义[J]. 经济研究导刊, 2020, (9):108, 134.

［84］ Antonioni D. Designing an effective 360-degree appraisal feedback process [J]. Organ Dyn, 1996, 25 (2):24-38.

［85］ Armstrong M. Performance management: key strategies and practical guidelines [M]. London: Kogan Page Publishers, 2006.

［86］ Baker G R, Pink G H. A balanced scorecard for Canadian hospitals[J]. Healthc Manage Forum, 1995, 8(4):7-13.

［87］ Barber S L, Gertler P J, Harimurti P. The contrition of human resources for health to the quality of care in Indonesia [J]. Health Aff (Millwood), 2007, 26(3):w367-w379.

［88］ Beaussier A L, Demeritt D, Griffiths A, et al. Steering by their own lights: why regulators across Europe use different indicators to measure healthcare quality [J]. Health Policy, 2020, 124(5): 501-510.

［89］ Buchner T W. Performance management theory: a look from the performer's perspective with implications for HRD [J]. Hum Resour Dev Int, 2007, 10(1):59-73.

［90］ Chiang B. Advances in Management Accounting [M]. England: Emerald Publishing, 2008.

［91］ Cook A, Averett S. Do hospitals respond to changing incentive structures? Evidence from medicare's 2007 DRG restructuring [J]. J Health Econ, 2020, 102319.

［92］ Elhadjamor E M, Ghannouchi S A. Analyze in depth health care business process and key performance indicators using process mining [J]. Procedia Comput Sci, 2019, 164:610-617.

［93］ Fang Q W. Research on evaluation index system of management effectiveness on hospital human resource based on balanced scorecard [J]. Procedia Environ Sci, 2012, 12(Part B):1040-1044.

［94］ Grigoroudis E, Orfanoudaki E, Zopounidis C. Strategic performance measurement in a healthcare organisation: a multiple criteria approach based on balanced scorecard [J]. Omega, 2012, 40(1): 104-119.

［95］ Halifa M, Khalid P. Developing atrategic health care key performance indicators: a case study on a tertiary care hospital [J]. Procedia Comput Sci, 2015, 63:459-466.

［96］ Harvey H B, Sotardi S T. Key performance indicators and the balanced scorecard [J]. J Am Coll Radiol, 2018, 15(7):1000-1001.

［97］ Kaplan R S, Norton D P. The strategy-focused organization [M]. New York: Harvard Business Review Press, 2001.

［98］ Landry M, Rickety T, Vernier M. The precarious supply of physical therapists across Canada: exploring national trends in health human resources (1991 to 2005) [J]. Hum Resour Health, 2007, 5:23.

［99］ Laugesen M J. The resource-based relative value scale and physician reimbursement policy [J]. Chest, 2014, 146(5):1413-1419.

［100］ Lawler E E. Treat people right! How organizations and individuals can propel each other into a virtuous spiral of success [M]. America: Jossey-Bass, 2003.

［101］ Malik A T, Phillips F M, Yu E, et al. Are current DRG-based bundled payment models for lumbar fusions risk-adjusting adequately? An analysis of medicare beneficiaries, [J]. Spine J, 2020, 20(1): 32-40.

［102］ Meng Z L, Hui W, Cai Y Y, et al. The effects of DRGs-based payment compared with cost-based payment on inpatient healthcare utilization: a systematic review and meta-analysis [J]. Health Policy, 2020, 124(4):359-367.

［103］ Miller Jr. G E. RBRVS report: activities of the ad hoc committee for physicians' reimbursement

[J]. Ann Thorac Surg, 1991,52(2):397 - 402.

[104] Mintzberg H. Structure in fives: designing effective organizations [M]. America: Prentice Hall, 1992.

[105] Mostajabi P. EPA - 0367 - 360-degree feedback of consultant psychiatrists: impact on professional performance [J]. Eur Psychiat, 2014,29(Suppl1):1.

[106] Nurudeen S M, Kwakye G, Berry W R, et al. Can 360-degree reviews help surgeons? Evaluation of multisource feedback for surgeons in a multi-institutional quality improvement project [J]. J Am Coll Surg, 2015,221(4):837 - 844.

[107] Phillips Jr rR L, Dodoo M, Jaén C R, et al. COGME's 16th report to congress: too many physicians could be worse than wasted [J]. Ann Fam Med, 2005,3(3):268 - 270.

[108] Pink D H. Drive: the surprising truth about what motivates us [M]. Canada: Riverhead Books, 2009.

[109] Porter M E. What is Strategy [J]. Harv Bus Rev, 1996,74(6),61 - 78.

[110] Weiss A, Downar J. Ontario hospitals are not using palliative care performance indicators in their balanced scorecards [J]. J Pain Symptom Manage, 46(2):e1 - e5.

[111] Williams T R. A geologic survey of the medicare RBRVS system [J]. J Am Coll Radiol, 2004,1 (3):192 - 198.

后　记

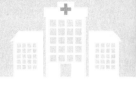

　　本书对我国医院绩效改革的前因后果做了系统的历史介绍,并对绩效管理中的一些常用方法做了说明,同时以某三甲医院绩效改革的实际情况,创新性地提出了绩效改革"十步法"。在绩效测算过程中,RBRVS中国标准的建立是一个仁者见仁、智者见智的过程,但大家通过学习国外RBRVS体系的建立不难发现,RBRVS的核心依然是建立在资源消耗上的,而资源消耗在国内可以对应的标准就是各省(自治区、直辖市)实施的医疗服务价格。虽然,医疗服务价格体系尚存在不少问题,但在缺乏更好、更全面的标准的情况下,现行的医疗服务价格不啻是一个好的选择。即便是这样,每家医院均需对医疗项目的RBRVS标准进行修订和重新赋予RBRVS点值,并不能完全照搬本书中的方案和内容直接用于自己医院的绩效改革。

　　"管理是一门艺术",这表明管理不仅是一门科学,还是一门需要创造力、直觉和灵感的艺术。这个观点强调管理不仅仅是遵循一套规则和流程,还需要管理者在复杂、不确定的环境中做出判断和决策,以实现组织的目标。这表现在以下几个方面:

　　管理的复杂性:管理涉及多种要素,包括人员、资源、策略、市场、竞争等。管理者需要综合考虑这些要素,并做出决策,这就需要一种综合性的判断和洞察力,也可以被视为一种艺术。

　　创新和判断:管理者通常需要在日常运营中面临不同的情况和挑战。他们需要具备创新能力,以应对变化和找到新的解决方案。这种创新和判断力也可以被视为一种艺术。

　　人际关系和领导力:管理涉及与人合作、激励团队、解决冲突等方面的技能。成功的管理者通常具备出色的人际关系技能和领导力,这些技能在很大程度上依赖于个人的直觉和情感智慧,这也是一门管理的艺术。

　　决策和风险:管理者常常需要在信息不完备的情况下做出重要决策。他们需要权衡风险和回报,并在不确定性的情况下做出最佳选择。这种决策能力也可以看作是一种管理的艺术。

　　然而,管理也有其科学性,其中包括使用数据分析、制订战略计划、监控绩效等方面的方法。因此,管理既是一门艺术,又是一门科学。管理者通常需要在两者之间取得平衡,以在不断变化的环境中取得成功。这种综合性的角色使得管理成为一项挑战性且多样化的职业。

绩效管理作为一个组织的指挥棒,更兼具了管理艺术和科学的典型特点。

本书精心选取了具有代表性的公立医院绩效改革案例,旨在通过具体的实践展示,为广大读者提供直观的操作体验与深刻的经验启示,为各家公立医院绩效改革提供一定的参考与借鉴。

编者

二〇二三年十二月